歯科医師のための睡眠医学
その実践的概要

Sleep Medicine for Dentists
A Practical Overview

クインテッセンス出版の書籍・雑誌は、歯学書専用通販サイト『歯学書.COM』にてご購入いただけます。

PCからのアクセスは…
歯学書 検索

携帯電話からのアクセスは…
QRコードからモバイルサイトへ

歯科医師のための睡眠医学
その実践的概要

Sleep Medicine for Dentists
A Practical Overview

編集

Gilles J. Lavigne, DMD, MSc, PhD, FRCD(C)

Professor of Oral Medicine and Canada Research Chair in Pain, Sleep and Trauma
Dean, Faculty of Dental Medicine
University of Montreal

Sleep and Biological Rhythm Center and Department of Surgery
Montreal Sacré-Coeur Hospital
Montreal, Quebec, Canada

Peter A. Cistulli, MBBS, PhD, MBA, FRACP

Professor of Respiratory Medicine
Head, Discipline of Sleep Medicine
University of Sydney

Research Leader, Woolcock Institute of Medical Research

Director, Centre for Sleep Health and Research
Royal North Shore Hospital
Sydney, New South Wales, Australia

Michael T. Smith, PhD, CBSM

Associate Professor of Psychiatry and Behavioral Sciences
Director, Behavioral Sleep Medicine Program
Johns Hopkins University School of Medicine
Baltimore, Maryland

監訳

古谷野　潔

九州大学大学院歯学研究院口腔機能修復学講座インプラント・義歯補綴学分野 教授

クインテッセンス出版株式会社　2010

Tokyo, Berlin, Chicago, London, Paris, Barcelona, Istanbul, Milano, São Paulo, Moscow, Prague, Warsaw, New Delhi, Beijing, and Bukarest

© 2009 by Quintessence Publishing Co, Inc

Quintessence Publishing Co, Inc
4350 Chandler Drive
Hanover Park, IL 60133
www.quintpub.com

All rights reserved. This book or any part thereof may not be reproduced, stored in a retrieval system, or transmitted in any form or by any means, electronic, mechanical, photocopying, or otherwise, without prior written permission of the publisher.

目次

献辞　vii
刊行によせて　Colin E. Sullivan　viii
刊行によせて　George A. Zarb／Barry J. Sessle　ix
序文　x
原著者一覧　xii
監訳にあたって　古谷野　潔　xv
翻訳者一覧　xvii

第Ⅰ部　睡眠歯科医学の序論

第1章　睡眠の特徴　3
Gilles J. Lavigne, Charles M. Morin, Maria Clotilde Carra

第2章　睡眠の神経生物学　11
Florin Amzica, Gilles J. Lavigne

第3章　睡眠関連疾患の分類　21
Gilles J. Lavigne, Raphael C. Heinzer, Peter A. Cistulli, Michael T. Smith

第Ⅱ部　睡眠呼吸障害

第4章　睡眠関連呼吸障害　35
Andrew S. L. Chan, Richard W. W. Lee, Peter A. Cistulli

第5章　閉塞性睡眠時無呼吸（OSA）の病態生理学　41
Andrew S. L. Chan, Richard W. W. Lee, Gilles J. Lavigne, Peter A. Cistulli

第6章　閉塞性睡眠時無呼吸（OSA）の長期的帰結　47
Craig L. Phillips, Keith Wong

第7章　閉塞性睡眠時無呼吸（OSA）の診断に対する臨床的アプローチ　53
Richard W. W. Lee, Andrew S. L. Chan, Peter A. Cistulli

第8章　閉塞性睡眠時無呼吸（OSA）における上気道の画像検査　61
François-Louis Comyn, Richard J. Schwab

第9章　閉塞性睡眠時無呼吸（OSA）の治療概要　71
Peter R. Buchanan, Ronald R. Grunstein

第10章　オーラルアプライアンス　77
Marie Marklund, Peter A. Cistulli

第11章　歯・顔面整形　85
M. Ali Darendeliler, Lam L. Cheng, Paola Pirelli, Peter A. Cistulli

第Ⅲ部　睡眠時ブラキシズム(SB)と運動異常症

第12章　睡眠時ブラキシズム(SB)の定義，疫学，病因　*95*
Frank Lobbezoo, Ghizlane Aarab, Jacques van der Zaag

第13章　睡眠時の口腔顔面運動異常症　*101*
Takafumi Kato, Pierre J. Blanchet

第14章　睡眠時ブラキシズム(SB)診断への臨床的アプローチ　*109*
Kiyoshi Koyano, Yoshihiro Tsukiyama

第15章　睡眠時ブラキシズム(SB)の病態生理　*117*
Gilles J. Lavigne, Henri Tuomilehto, Guido Macaluso

第16章　小児の睡眠時ブラキシズム(SB)　*125*
Nelly Huynh, Christian Guilleminault

第17章　睡眠時ブラキシズム(SB)の管理　*133*
Ephraim Winocur

第Ⅳ部　睡眠と口腔顔面痛

第18章　慢性痛の病態生理の概念化　*145*
Claudia M. Campbell, Robert R. Edwards

第19章　睡眠不足と疼痛の相互作用のメカニズム　*155*
Monika Haack, Jennifer Scott-Sutherland, Navil Sethna, Janet M. Mullington

第20章　睡眠不足と疼痛の相互作用と，その臨床的意義　*161*
Monika Haack, Jennifer Scott-Sutherland, Navil Sethna, Janet M. Mullington

第21章　口腔顔面痛の状態と睡眠障害の関連　*167*
Peter Svensson, Lene Baad-Hansen, Taro Arima

第22章　睡眠の質と口腔顔面痛に対する一般的な顎関節症(TMD)随伴症の影響　*175*
Luis F. Buenaver, Edward G. Grace

第23章　睡眠－疼痛相互作用の薬理学的管理　*183*
Brian E. Cairns, Parisa Gazerani

第24章　不眠症および疼痛の非薬物管理　*191*
Nicole K.Y. Tang, Michael T. Smith

おわりに Alan A. Lowe　*203*
索引　*206*

学生諸君および睡眠歯科医学の発展に貢献した
共同研究者へ贈る

刊行によせて

健全な睡眠は，心身の健康のために必須である．にもかかわらず，睡眠プロセスと脳機能や身体機能の関連に対するわれわれの知識は比較的新しいものである．1950年代にレム睡眠(rapid eye movement：REM)が発見されるまで，睡眠は，医療のなかにおいてとくに重要ではない受動的な状態と考えられていた．今日では，睡眠は脳と身体の多くの機能を補助する能動的プロセスと認識されている．1989年，睡眠医学についての最初の本(The Principles and Practice of Sleep Medicine：睡眠医学の原則と臨床 Krygerら編)が出版され，このことによって，睡眠はそれ自体が1つの専門領域であることが宣言された．同様に，この新しい教科書は，臨床歯科医に対して睡眠臨床の発展の新たな段階を予告した．

　Bill Dementは，彼の歴史解説のなかで，呼吸器科医や耳鼻咽喉科医は睡眠のことを考えないため，睡眠時無呼吸は見過ごされてきたことを指摘している．一方で，ヒトの睡眠を研究している人達(ほとんどは，神経内科医か精神科医)は呼吸のことを考えないため，睡眠時無呼吸を見逃してきた．睡眠歯科医学の出現の皮肉な点は，多くの歯科医師が，障害のことを知らずに無数の睡眠障害患者の口腔内をのぞいていたことである．歯科医師が睡眠時無呼吸患者の口腔内をのぞく，最初のそして唯一の医療従事者であることを考えると，睡眠時無呼吸に関する知識を歯科医師の知識ベースに取り込むべきである．もう少し幅広い目で上述の歴史を考えると，学際的アプローチが重要であることがわかる．しかし内科医，外科医，歯科医が一緒に治療計画を立案するような体制がとられたセンターはほとんど見当たらない．

　本書は，睡眠障害を簡潔に紹介している．歯科医師は睡眠障害の発見と治療の両面において大きな役割を果たす可能性があるので，多数の章が睡眠呼吸障害に焦点をあてている．持続陽圧呼吸療法(continous positive airway pressure：CPAP)は依然として睡眠時無呼吸の治療の第1選択であるが，下顎前方保持装置にも重要な役割がある．ただし，この装置が効果を発揮するためには，適切な適合が得られ，十分な知識のある歯科医師によって治療されることが必要である．

　われわれは，歯科を受診した小児のなかから，睡眠時無呼吸を発症するリスクを持つ小児を見つけ出すべきである．ほとんど毎晩いびきをかく小児の約10％は，将来無呼吸を発症する傾向がある．上気道の成長を促進し，肥満を予防するようにデザインされた管理計画は，将来の無呼吸を予防できる可能性がある．こうしたことは，歯科医師がこの領域に積極的にかかわらないかぎり起こり得ない．

　本書の編者と共著者は，睡眠歯科医学の初めての総合的な教科書を出版した点で祝福されるべきである．

(古谷野　潔：訳)

Colin E Sullivan, AO MB BS, PhD, FRACP, FTSE, FAA
Professor of Respiratory Medisine
Department of Medicine
University of Sydney
Sydney, New south Wales, Australia

刊行によせて

　睡眠医療は，科学的意義と臨床的意義からみても，歯科医療が密接にかかわるべき分野である．睡眠は，日常生活のかなりの部分を占めており，睡眠時の生理的学的，行動学的状況は日常生活に重大な影響を与える．それゆえ，睡眠歯科医学は医療のなかでも急速に発展しているのである．睡眠関連障害の多くが，歯科治療とさまざまなかかわりを持っている．そのため，この分野を網羅した専門書が長い間待たれていた．この分野において，学問的にも臨床的にも十分な経験と資格を持った人々が，本書の編者，著者として名を連ねており，睡眠医学の多様なトピックとその歯科臨床への適用について，明快かつ適切に取りまとめて記述している．

　本書は，4つの部で構成されている．最初に睡眠と睡眠障害の総論的事項が記述され，つぎに睡眠呼吸障害，睡眠時ブラキシズム（Sleep bruxism：SB）および睡眠関連運動障害の各論的事項について記述されている．そして最後に，睡眠と口腔顔面痛の相互作用について記述されている．この分野に関連するすべてのトピックが網羅されており，偏りなく，理解しやすい書籍となっている．この分野と同様に，複雑で魅力的なほかの医療分野においても多数の著者が関わった書籍が出版されている．本書，とくに睡眠関連障害の管理に関するレビューは，それらの書籍と異なり，科学と常識そして実利的な考えがうまく統合されている．

　本書が歯科医学において後々まで影響力を持つ本となることは，疑いの余地がない．睡眠歯科医学が歯科大学のカリキュラムに不可欠な科目として追加されるべきであるが，本書はそのための触媒の役割を果たすことになるだろう．睡眠医学は歯科医療と歯学教育において，これまで軽視され，取り上げられずにきた．そうした新しい分野を理解する時代の幕を開け，先導役としての役割を果たした点で，本書の著者らは称賛に値する．歯，咀嚼機能およびそれらに関連した障害というのが，これまでの歯学教育や歯科の教科書ではお決まりの内容であった．いまやわれわれは，これまでの伝統的で歯科独特の先入観を取り払い，身体のもっと広範囲におよぶ生理学と行動学の知識を含んだ広い領域へと範囲を拡大していかねばならない．

（古谷野　潔：訳）

George A. Zarb, BChD, DDS, MS, MS, FRCD(C)
Professor Emeritus
Department of Prosthodontics
Faculty of Dentistry
University of Toronto
Toronto, Ontario, Canada

Barry J. Sessle, MDS, PhD, DSc(hc), FRSC, FCAHS
Professor and Canada Research Chair in
Craniofacial Pain and Sensorimotor Function
Faculties of Dentistry and Medicine
University of Toronto
Toronto, Ontario, Canada

序文

過去50年間にサーカディアン生物学と睡眠の神経生理学的研究が目覚ましく進歩した．生物学的リズムを制御する遺伝子が同定され，睡眠とそのほかのほぼすべての身体システム（例：呼吸，心血管，内分泌，神経など）との相互作用が研究の焦点となった．これらの研究の進展は，さまざまな研究分野（内科学，呼吸器科学，神経内科学，耳鼻咽喉科学，小児医学，神経医学，心理学，看護学など）によってもたらされた．これらの多くの専門領域が含まれていることが，睡眠と睡眠関連疾患が学際的領域であることを示している．そして歯科医学の領域からも重要な貢献が多々もたらされてきた．現在のところ，約100種の臨床的な睡眠関連疾患が認められている．睡眠時無呼吸，睡眠時ブラキシズム（Sleep bruxism：SB），慢性疼痛を含むサーカディアンリズム（概日リズム）障害は歯科臨床に直接かかわっているため，睡眠生物学（睡眠学）および睡眠病態学（睡眠医学）を理解することは歯科医師にとって有用かつ必要なことであり，これらの知識を歯科臨床医の基礎知識に加えねばならない．

睡眠関連疾患は睡眠の持続を妨げることで睡眠の質を低下させる．すなわち睡眠関連疾患は寝ている人を覚醒状態へと押しやるような生理反応を誘発する．寝ている本人は気づかなくても，その人の脳と自律神経系は一時的に覚醒状態となる．睡眠中に短い覚醒を観察することは正常なことであるが，もしそれが過度に頻繁に，あるいは長い時間見られる場合には，わずか数日で健康な人に気分の変容，記憶障害，動作障害などを生じさせうる．睡眠中の呼吸障害は患者の日中の活動性に重大な変化をもたらし，結果として交通事故や仕事上の事故のリスクを高める．睡眠時無呼吸が長期間にわたると，心不全や脳卒中などの重篤な心血管疾患をまねく可能性がある．いびきやグラインディング音は，その患者とスリープパートナー（睡眠同伴者）の睡眠を妨害し，夫婦間の揉め事の原因ともなりうる．

口腔顔面痛は，入眠の遅延や睡眠継続の障害と関連していると考えられる．また，口腔顔面痛は不眠症の主要な原因であり，不眠は患者の気分変化やうつ状態をまねく可能性がある．睡眠が障害されると疼痛プロセシングを害することが知られており，睡眠の障害は直接疼痛の増強に貢献する．したがって，睡眠障害の予防と治療は，口腔顔面痛の治療計画のなかにつねに組み込むべきである．

睡眠医学は公衆衛生のなかでしばしば見過ごされる分野である．多くの国々において，睡眠医療へのアクセスの確保が公衆衛生の大きな課題となっている．治療を受けることが可能な国では，睡眠障害を一次的な障害として治療するにしろ，ほかの医学的，精神学的あるいは歯科的疾患に併発した障害として治療するにしろ，睡眠障害を治療することは身体的・精神的疾患の改善や予防の重大な好機となる．また，睡眠障害を治療することは，睡眠障害の直接的あるいは間接的な帰結にかかわる莫大な費用を抑えることができる．たとえば，オーストラリアでは，2004年の睡眠障害の全体のコストは75億米ドル，交通事故に関連した間接的コストは8.08億米ドルと推定されている．

歯科医師は，年に1, 2回の定期的歯科受診時に，患者の睡眠呼吸障害のリスクを診察することによって，睡眠医療のなかで重要な役割を果たすことができる．いびき，眠気，朝の頭痛を訴える患者で，肥満，扁桃腺肥大，口腔領域の形成異常（例：顎後退症，口蓋が深い，舌が大きい）のいずれかが認められた場合には，歯科医師はその患者の主治医（耳鼻咽喉科医，呼吸器科医，内科医あるいは睡眠専門医）の診察を受けるように指導する必要がある．ブラキシズ

ムによって生じた音，歯の損傷，あるいは疼痛の治療には，オーラルアプライアンスが利用できるが，歯科医師は，装置が適応となる時期および使用に関連するリスクについて十分に理解しておく必要がある．外科手術が適応の場合，顎顔面外科医あるいは耳鼻咽喉科医が歯科医師と密接に協力して治療にあたる．

　患者が朝の頭痛と顎関節症（temporomandibular disorders：TMD）を訴える場合，睡眠医療専門医，呼吸器科医，神経内科医，精神科医，あるいは内科医と協力して呼吸障害を取り除くことはとても重要である．SBとTMDを持つ患者が，著しい不眠や睡眠の問題を訴えた場合には，たとえ睡眠時無呼吸のリスクファクターが認められなくても，歯科医師はポリソムノグラフィー検査を依頼すべきである．SBとTMDはどちらも，平均的体重の女性に多くみられるが，睡眠の呼吸障害のリスクが高いことが最近の研究によって示されている．

　慢性の口腔顔面痛（TMDなど）の患者を治療している歯科医師は，睡眠衛生の基本的原則を理解し，慢性で難治性の不眠症がある場合には，睡眠行動療法的評価をいつ依頼すべきかを知っておかねばならない．慢性の不眠症の行動療法は，薬物療法よりも優先して第1に選択される治療法である．慢性の口腔顔面痛患者のなかには，痛みと身体障害の原因にもなっている複雑な心理学的問題も同時に抱えている患者がいる．こうした患者は，睡眠心理学者が学際的なチームの一員として治療に参加することで，うまく対応することができる．

　本書，「歯科医師のための睡眠医学」の重要な目的は，学生，臨床歯科医および科学者に素早く調べられる実践的情報を提供することにある．第Ⅰ部では，睡眠歯科医学を紹介している．睡眠時無呼吸，SB，口腔顔面痛などの睡眠障害は，睡眠を妨げ，あるいは睡眠中に生じるもので，歯科臨床にきわめて重要である．第Ⅱ～Ⅳ部では，これらの睡眠障害をどのように理解し，認識し，治療するかについての概要を記述している．

　睡眠歯科医学は，急速に発展している予防医学の1分野である．しかし，よく訓練された睡眠歯科医学専門医は不足している．睡眠障害に苦しんでいる人は，人口の20％にも及ぶと推定されている．そうした人たちの健康と福祉を改善することはとても意義深いことである．また，睡眠歯科医学は急速に発展している領域であるため，複雑な睡眠障害を治療する新しい歯科医療を開発し，発展させる機会が充満している．睡眠歯科医学は，このように刺激的な学際領域であり，学ぶ価値があるものである．

（古谷野　潔：訳）

原著者一覧

Ghizlane Aarab, DDS
Assistant Professor Oral Kinesiology
Academic Centre for Dentistry Amsterdam
University of Amsterdam
Amsterdam, The Netherlands

Florin Amzica, PhD
Professor of Stomatology
Faculty of Dental Medicine
University of Montreal
Montreal, Quebec, Canada

Taro Arima, DDS, PhD
Assistant Professor of Oral Rehabilitation
Graduate School of Dental Medicine
University of Hokkaido
Sapporo, Japan

Lene Baad-Hansen, DDS, PhD
Associate Professor of Clinical and Oral Physiology
School of Dentistry
Faculty of Health Sciences
Aarhus University
Aarhus, Denmark

Pierre J. Blanchet, MD, FRCP(C), PhD
Associate Professor of Stomatology
Faculty of Dental Medicine
University of Montreal
Neurologist
University of Montreal Hospital Centre
Montreal, Quebec, Canada

Peter R. Buchanan, MD, FRACP
Senior Clinical Research Fellow
Woolcock Institute of Medical Research
University of Sydney
Senior Staff Specialist of Respiratory Medicine
Liverpool Hospital
Sydney, New South Wales, Australia

Luis F. Buenaver, PhD, CBSM
Assistant Professor of Psychiatry and Behavioral Sciences
Johns Hopkins University School of Medicine
Baltimore, Maryland

Brian E. Cairns, RPh, ACPR, PhD
Associate Professor and Canada Research Chair
  in Neuropharmacology
Faculty of Pharmaceutical Sciences
University of British Columbia
Vancouver, British Columbia, Canada

Claudia M. Campbell, PhD
Postdoctoral Fellow, Department of Psychiatry
  and Behavioral Sciences
Johns Hopkins University School of Medicine
Baltimore, Maryland

Maria Clotilde Carra, DMD
Research Fellow, Faculty of Dental Medicine
University of Montreal
Sleep and Biological Rhythm Centre
Montreal Sacré-Coeur Hospital
Montreal, Quebec, Canada

Andrew S. L. Chan, MBBS, FRACP
Clinical and Research Fellow, Centre for Sleep
  Health and Research
Department of Respiratory Medicine
Royal North Shore Hospital
Woolcock Institute of Medical Research
University of Sydney
Sydney, New South Wales, Australia

Lam L. Cheng, MDSc, MOrthRCSEd, MRACDS(Ortho)
Lecturer, Discipline of Orthodontics
Faculty of Dentistry
University of Sydney
Sydney Dental Hospital
Sydney, New South Wales, Australia

Peter A. Cistulli, MBBS, PhD, MBA, FRACP
Professor of Respiratory Medicine
Head, Discipline of Sleep Medicine
University of Sydney
Research Leader, Woolcock Institute of Medical Research
Director, Centre for Sleep Health and Research
Royal North Shore Hospital
Sydney, New South Wales, Australia

原著者一覧

François-Louis Comyn, DDS, MS
Resident of Orthodontics
School of Dental Medicine
University of Pennsylvania
Philadelphia, Pennsylvania

M. Ali Darendeliler, PhD, BDS, CertifOrth, DipOrth, PrivDoc
Professor of Orthodontics
Faculty of Dentistry
University of Sydney
Sydney, New South Wales, Australia

Robert R. Edwards, PhD
Assistant Professor of Anesthesiology, Perioperative and Pain Medicine
Brigham & Women's Hospital
Boston, Massachusetts

Adjunction Assistant Professor of Psychiatry and Behavioral Sciences
Johns Hopkins University School of Medicine
Baltimore, Maryland

Parisa Gazerani, PharmD, PhD
Postdoctoral Fellow, Faculty of Pharmaceutical Sciences
University of British Columbia
Vancouver, British Columbia, Canada

Edward G. Grace, DDS, MA, FACD
Associate Professor of Neural and Pain Sciences
University of Maryland Dental School
Baltimore, Maryland

Ronald R. Grunstein, MD, PhD, FRACP
Professor and Head, Sleep and Circadian Group
Woolcock Institute of Medical Research
University of Sydney

Department of Respiratory and Sleep Medicine
Royal Prince Alfred Hospital
Sydney, New South Wales, Australia

Christian Guilleminault, MD, BioID
Professor, Sleep Medicine Program
Department of Psychiatry and Behavioral Sciences
Stanford University School of Medicine
Stanford, California

Monika Haack, PhD
Instructor of Neurology
Beth Israel Deaconess Medical Center
Harvard Medical School
Boston, Massachusetts

Raphael C. Heinzer, MD, MPH
Associate Physician, Pulmonary Department
Center for Investigation and Research in Sleep
University of Lausanne
Lausanne, Switzerland

Nelly Huynh, PhD
Postdoctoral Fellow, Sleep Medicine Program
Department of Psychiatry and Behavioral Sciences
Stanford University School of Medicine
Stanford, California

Takafumi Kato, DDS, PhD
Associate Professor, Institute for Oral Science
Matsumoto Dental University

Chief, Dental Sleep Medicine Clinic
Matsumoto Dental University Hospital
Shiojiri, Japan

Kiyoshi Koyano, DDS, PhD
Professor and Chair of Oral Rehabilitation
Faculty of Dental Science
Kyushu University
Fukuoka, Japan

Gilles J. Lavigne, DMD, MSc, PhD, FRCD(C)
Professor of Oral Medicine and Canada Research Chair in Pain, Sleep and Trauma
Dean, Faculty of Dental Medicine
University of Montreal

Sleep and Biological Rhythm Center and Department of Surgery
Montreal Sacré-Coeur Hospital
Montreal, Quebec, Canada

Richard W. W. Lee, MBBS, FRACP
Clinical and Research Fellow, Centre for Sleep Health and Research
Department of Respiratory Medicine
Royal North Shore Hospital

Woolcock Institute of Medical Research
University of Sydney
Sydney, New South Wales, Australia

Frank Lobbezoo, DDS, PhD
Professor of Oral Kinesiology
Academic Centre for Dentistry Amsterdam
University of Amsterdam
Amsterdam, The Netherlands

Guido Macaluso, MD, DDS, MDS
Professor of Dentistry
Faculty of Medicine
University of Parma
Parma, Italy

Marie Marklund, PhD, DDS
Associate Professor of Orthodontics
Department of Odontology
Faculty of Medicine
Umeå University
Umeå, Sweden

xiii

原著者一覧

Charles M. Morin, PhD
Professor of Psychology and Canada Research Chair in Sleep Disorders
School of Psychology
Laval University
Director, Sleep Research Center
Robert-Giffard Research Center
Quebec City, Quebec, Canada

Janet M. Mullington, PhD
Associate Professor of Neurology
Harvard Medical School
Director, Human Sleep and Chronobiology Research Unit
Beth Israel Deaconess Medical Center
Boston, Massachusetts

Craig L. Phillips, PhD
Scientist, Department of Respiratory and Sleep Medicine
Royal North Shore Hospital
Research Fellow, Woolcock Institute of Medical Research
University of Sydney
Sydney, New South Wales, Australia

Paola Pirelli, DDS
Assistant Professor of Orthodontics
Department of Odontostomatological Sciences
Faculty of Medicine
University of Rome "Tor Vergata"
Rome, Italy

Richard J. Schwab, MD
Professor of Sleep Medicine
Pulmonary, Allergy and Critical Care Division
Center for Sleep and Respiratory Neurobiology
University of Pennsylvania Medical Center
Philadelphia, Pennsylvania

Jennifer Scott-Sutherland, PhD
Research Fellow, Department of Anesthesiology, Perioperative and Pain Medicine
Children's Hospital Boston
Boston, Massachusetts

Navil Sethna, MB, ChB, FAAP
Associate Professor of Anaesthesia
Harvard Medical School
Associate Director, Pain Treatment Service
Children's Hospital Boston
Boston, Massachusetts

Michael T. Smith, PhD, CBSM
Associate Professor of Psychiatry and Behavioral Sciences
Director, Behavioral Sleep Medicine Program
Johns Hopkins University School of Medicine
Baltimore, Maryland

Peter Svensson, DDS, PhD, DrOdont
Professor and Chairman of Clinical Oral Physiology
University of Aarhus
Department of Oral and Maxillofacial Surgery
Aarhus University Hospital
Aarhus, Denmark

Nicole K. Y. Tang, DPhil
Research Fellow, Department of Psychology
Institute of Psychiatry
King's College London
London, England

Yoshihiro Tsukiyama, DDS, PhD
Associate Professor of Oral Rehabilitation
Faculty of Dental Science
Kyushu University
Fukuoka, Japan

Henri Tuomilehto, MD, PhD
Postdoctoral Fellow, Sleep and Biological Rhythm Center
Faculty of Dental Medicine
University of Montreal
Department of Surgery
Montreal Sacré-Coeur Hospital
Montreal, Quebec, Canada

Jacques van der Zaag, DDS
Assistant Professor of Oral Kinesiology
Academic Centre for Dentistry Amsterdam
University of Amsterdam
Amsterdam, The Netherlands

Ephraim Winocur, DMD
Coordinator, Clinic for Orofacial Pain and TMD
Department of Oral Rehabilitation
The Maurice and Gabriela Goldschleger School of Dental Medicine
Tel Aviv University
Tel Aviv, Israel

Keith Wong, MBBS, PhD
Sleep Physician, Department of Respiratory and Sleep Medicine
Royal Prince Alfred Hospital
Research Fellow, Woolcock Institute of Medical Research
University of Sydney
Sydney, New South Wales, Australia

監訳にあたって

　睡眠時無呼吸は，列車の運転手が居眠りをしてオーバーランをした事例や突然死の原因となりうることなどから，近年社会に注目されるようになった．その治療にオーラルアプライアンスが有効であることから歯科医療との接点ができ，歯科領域でも注目されている．

　睡眠時ブラキシズム(Sleep bruxism：SB)は古くから歯科医療のなかで注目されてきたが，近年は，歯周治療や欠損補綴治療，とくにインプラント治療の予後に大きな影響を与えることから，咬合管理における力のコントロールの面でますます注目されている．

　顎関節症(temporomandibular disorders：TMD)は，第3の歯科疾患と言われるほどに歯科医師にとって身近な疾患であるが，近年は口腔顔面痛というより広い概念に発展している．こうした口腔顔面領域の慢性疼痛と睡眠の関連が近年明らかになってきた．口腔顔面痛は，入眠の遅延や睡眠継続の障害と関連している．また，睡眠が障害されると疼痛プロセシングが影響を受け，疼痛の増強につながる．

　これらの3つの問題は，いずれも睡眠というキーワードをバックグラウンドに持っていることから，歯科医師はこれらの問題に対処するために，睡眠学と睡眠医学についての基本的な知識を持っておく必要がある．

　本書(英語版：原題はSLEEP MEDICINE FOR DENTISTS — A PRACTICAL OVERVIEW—)は，そうしたことを背景に北米で2009年に出版された．歯科におけるはじめての睡眠医学に関する書籍であり，今後ますます注目されるであろう睡眠歯科医学の門戸を開く記念すべき書籍である．

　筆者は本書(英語版)の分担著者の1人でもあるが，この機会にぜひとも日本語に翻訳し，日本の歯科医師にも紹介すべきであると感じ，クインテッセンス出版の佐々木一高社長にご相談したところ，快くゴーサインをいただき，日本語版を出版することとなった．

　本書は，歯科学生，歯科医師に，睡眠歯科医学に関する実践的情報を素早く調べられる形で提供することを目的としている．第Ⅰ部では，睡眠と睡眠障害の総論的事項が記述され，第Ⅱ～Ⅳ部では，それぞれ睡眠呼吸障害，SBおよび睡眠関連運動障害，睡眠と口腔顔面痛の相互作用について記述されている．どこからでも興味のあるところから紐解いていただければ，有効に活用できるはずである．

　睡眠時無呼吸，SB，口腔顔面痛は，一見それぞれ別の分野のようにみえるが，「睡眠」という横糸を通すことによって，それらの分野，いわば縦糸が有機的に結びつき，歯科医療のなかに睡眠歯科医学という新たな領域を創ることとなる．睡眠障害に苦しんでいる人は，人口の20％にもおよぶと推定されている．そうした人たちの健康と福祉を改善することはきわめて意義深いことであり，睡眠歯科医学はそれに貢献できる．したがって，この新たな領域は，歯科医療と社会との結びつきをより広く深くし，ひいては歯科医療の幅を拡げ，価値を高めることに貢献できる領域となるものと信じている．

　なお翻訳にあたっては，睡眠歯科医学に関する最初の書籍であることから，用語についてかなりの注意を払った．

　しかし，睡眠関連領域の用語は，未だに用語，あるいは日本語訳が統一されていないものも

監訳にあたって

多いため，今後も修正されていくものであることに留意していただきたい．
　最後に，本書(英語版)の著者，そして日本語版の翻訳分担者，編集者をはじめ日本語版出版の実現にご尽力いただいたすべての方々に感謝の意を表したい．

2010年10月
古谷野　潔

翻訳者一覧 (掲載順)

第1章担当
古谷野　潔（九州大学大学院歯学研究院口腔機能修復学講座インプラント・義歯補綴学分野）

第2章担当
加藤隆史（大阪大学大学院歯学研究科統合機能口腔科学専攻高次脳口腔機能学講座口腔解剖学第二教室）

第3章担当
山口泰彦（北海道大学病院高次口腔医療センター顎関節治療部門）

第4章担当
鱒見進一（九州歯科大学歯学部歯学科口腔機能科学専攻口腔機能再建学講座顎口腔欠損再構築学分野）

第5章担当
山田史郎（愛知医科大学病院歯科口腔外科）

第6章担当
小川　匠（鶴見大学歯学部歯科補綴学第二講座）

第7章担当
楠川仁悟（久留米大学医学部歯科口腔医療センター）

第8章担当
小林　馨／小佐野貴識（鶴見大学歯学部歯科放射線学講座）

第9章担当
佐々木 啓一（東北大学大学院歯学研究科口腔機能形態学講座口腔システム補綴学分野）

第10章担当
覚道健治／後藤基宏（大阪歯科大学口腔外科学第二講座）

第11章担当
宮脇正一（鹿児島大学大学院医歯学総合研究科健康科学専攻発生発達成育学講座歯科矯正学分野）

第12章担当
桑鶴利香／古谷野　潔（九州大学大学院歯学研究院口腔機能修復学講座インプラント・義歯補綴学分野）

第13章担当
加藤隆史（大阪大学大学院歯学研究科統合機能口腔科学専攻高次脳口腔機能学講座口腔解剖学第二教室）／三上章良（大阪大学保健センター）

第14章担当
築山能大／古谷野　潔（九州大学大学院歯学研究院口腔機能修復学講座インプラント・義歯補綴学分野）

第15章担当
皆木省吾／兒玉直紀（岡山大学大学院医歯薬学総合研究科口腔・顎・顔面機能再生制御学講座咬合・有床義歯補綴学分野）

第16章担当
山﨑要一／稲田絵美（鹿児島大学大学院医歯学総合研究科健康科学専攻発生発達成育学講座小児歯科学分野）

第17章担当
馬場一美／菅沼岳史（昭和大学歯学部歯科補綴学講座）

翻訳者一覧

第18章担当
今村佳樹／野間　昇（日本大学歯学部口腔診断学教室）

第19章担当
矢谷博文（大阪大学大学院歯学研究科統合機能口腔科学専攻顎口腔機能再建学講座歯科補綴学第一教室）

第20章担当
和嶋浩一（慶應義塾大学医学部歯科口腔外科学教室）

第21章担当
有馬太郎（北海道大学大学院歯学研究科リハビリ補綴学教室）

第22章担当
柴田考典（北海道医療大学歯学部生体機能・病態学系組織再建口腔外科学分野）

第23章担当
杉崎正志（東京慈恵会医科大学付属病院歯科）

第24章担当
木野孔司（東京医科歯科大学歯学部附属病院顎関節治療部）

　本書においては，各章の冒頭に著者名に続き，学位などの略語が表記されているが，歯学分野以外の学位などもあるので，参考までにその意味をつぎに挙げておく．DMD：Doctor of Dental Medicine＝歯科医師，MSc：Master of Science＝修士，PhD：Doctor of Philosophy＝博士，FRCD(C)：Fellow of the Royal College of Dentists of Canada＝フェロー，カナダロイヤル歯科医学会，MBBS：Bachelor of Medicine and Bachelor of Science＝学士（医学・科学），MBA：Master of Business Administration＝経営学修士，FRACP：Fellow of the Royal Australasian College of Physicians＝フェロー，ロイヤルオーストラリア内科学会，CBSM：Certified, Behavioral Sleep Medicine＝認定医，行動睡眠医学．

第Ⅰ部

睡眠歯科医学の序論

第1章
睡眠の特徴

Gilles J. Lavigne, DMD, MSc, PhD, FRCD(C)
Charles M. Morin, PhD
Maria Clotilde Carra, DMD

　動物界において睡眠は，健康を維持し，回復するために必要不可欠で普遍的な生物学的プロセスである．睡眠は生理的にも行動的にも周囲の環境から部分的に分離された状態と定義されている．赤ん坊の泣き声，地震の振動，あるいは突然の疼痛などはすべて睡眠の継続を中断させる．つまり生命を保護するという目的に沿って生体組織を覚醒させるために，睡眠中も脳は見張り番の機能を維持している．

　通常，成人の睡眠時間は6～9時間である．また多くの成人は平均7.5時間睡眠するが，睡眠が短い(5.5時間未満)人や睡眠が長い(9.0時間以上)人も存在する．通常，良質な睡眠というのは，朝目覚めたときに1晩中睡眠が持続して十分に眠れた感じ，リフレッシュ感，すっきり目覚めた感じなどが得られるものである．睡眠の質に関する認識は主観的なものであり，個人差が大きい．ほとんどいつも自分の睡眠は満足いくものであると認識している人もいれば，いつも睡眠が不十分である(例：寝つきが悪い，途中で目覚める，起床時に爽快感を感じない，悪夢をみる)と訴える人もいる．一般に睡眠が不十分と訴える人は，睡眠時間を記録してみると，睡眠時間(睡眠が十分な人と同じ睡眠時間でも)を実際より短いと感じる傾向がある．

　睡眠歯科医学の領域に足を踏み入れようとする歯科医師にとって，不眠症，呼吸障害，運動障害などの睡眠関連疾患(例：いびき，閉塞性睡眠時無呼吸[obstructive sleep apnea：OSA]，ブラキシズム，胃食道逆流症[gastroesophageal reflux disease：GERD]など)および疼痛と睡眠の関連について理解することは必須である．オーストラリアにおける2004年の睡眠関連疾患による直接的，または間接的損失は75億米ドルと推定されている[1]．睡眠関連疾患の診断，予防，管理(例：幼年期からの呼吸障害の予防，日中傾眠を管理することによる交通事故の危険性の減少，高血圧と睡眠時無呼吸との関連性など)は，現在の公衆衛生のなかでも大きな関心事となっている．このような問題を管理する歯科医師にとって，睡眠の特質を理解することは必要不可欠である．第2章では睡眠の神経生物学について，また，歯科医学に関連しているさまざまな睡眠関連疾患の分類は第3章で提示する．

　疼痛の管理と同様に，睡眠関連疾患の診断と管理は学際的である．歯科医師は，医師(呼吸器科医，精神科医，神経内科医，および外科医を含む)，心理療法士，呼吸療法士，および理学療法士と協力することによって，睡眠関連疾患の管理を発展させることができる．

> **Box 1-1　睡眠時の機能**
>
> **疲労回復**
> ・睡眠は個々の回復と再活性化を可能にする
>
> **生化学的な回復**
> ・睡眠はシナプスの効率化，タンパク質合成，神経形成，代謝性(例：グリコーゲン)回復，成長(睡眠中は成長ホルモンの分泌が最大となる)を促進する
>
> **免疫機能**
> ・リセットあるいは保護
>
> **記憶**
> ・日中学習したことの記憶を固定するために睡眠が必要となる
> ・睡眠によって新たに得た情報の符号化を促進すると考えられる
>
> **心理的幸福**
> ・夢はどの睡眠段階でも発生，レム睡眠中の夢はより鮮明
> ・睡眠不足は抑うつ(うつ病)や気分の変調を引き起こす危険

睡眠と健康

睡眠には，身体的回復，生化学的回復(シナプスの機能など)，記憶固定，感情調節を含むいくつかの機能がある[2~6](Box1-1)．睡眠不足は睡眠剥奪として知られているが，これには，睡眠時間が短いこと，そして環境要因(雑音など)や病状(疼痛または糖尿病など)の影響で睡眠の一部を失うことの2つがある．普段8時間睡眠をとる若い被験者に対して，睡眠不足(3～4日間の4時間の睡眠)の影響をみたところ，気分の変容，社交性の障害，身体的疼痛を訴えるようになったという[7]．慢性的な睡眠時間の不足は，生理的機能へ累積的に何らかの影響を与え，心身両面の問題を引き起こす可能性がある．

さらには，短い睡眠時間，長い睡眠時間のどちらも，高い疾病リスクや死亡率と関連するといわれている．ライフスタイル，死亡リスク，睡眠時間の複雑な相互作用を理解する必要がある[8]．実際に(短すぎる，または長すぎる)睡眠時間と心血管疾患[Cardiovascular disease(CVD)](心筋梗塞やアテローム性動脈硬化症など)，糖尿病，肥満，うつ，さらには癌のリスクとの関連を示唆するエビデンスが報告されている[7~10]．これらのリスクはそう高くはないと見積もられているが，多くの研究が同様の結果を報告しており，蓄積された睡眠不足が健康に対して悪影響を与えることは否定できない．睡眠時間の短い女性と睡眠時間の長い女性のどちらにおいても心筋梗塞のリスクは高いと報告されている[9]．また，昼寝が長い人では心血管疾患やアテローム性動脈硬化症のリスクが高くなることが報告されている[10]．

多くの国では，歯科医師は人口の50％以上を毎年実施される歯科検診において診ることができる．このため歯科医師は，全身の健康のために良い睡眠習慣が大切であるというメッセージを伝える素晴らしい立場にあるともいえる．

睡眠－覚醒サイクル

成人の24時間は16時間の覚醒と8時間の睡眠に分けられる．生きていくためには睡眠－覚醒サイクルと摂食行動との同期と平衡が不可欠である．摂食意思と代謝活動の同期の不調和は摂食障

睡眠-覚醒サイクル

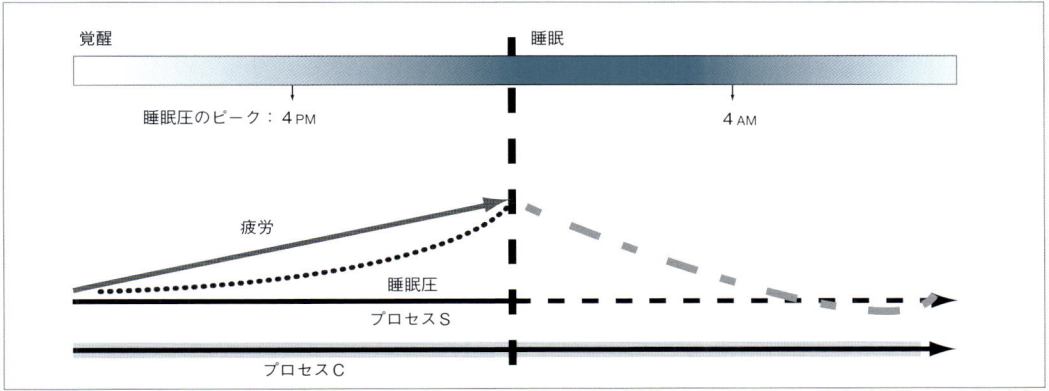

図1-1 24時間におけるサーカディアンリズム（概日リズム）の正常な周期（プロセスC・黒い矢印）およびプロセスS（実線とそれに続くダッシュ矢印）．覚醒期には睡眠圧（点線）が増加し，それと並行して疲労（灰色矢印）が増加した結果，24時間のサーカディアンリズム（概日リズム）のある時点で睡眠（波線と灰色の点線）が引き起こされる．

害に関連している[11]．前述のごとく，睡眠不足は健康上の問題を引き起こす場合があり，交通事故や業務上の事故，さらに死の危険を増加させることがある（第Ⅱ部参照）[1]．

恒常性のプロセス

睡眠傾向は，直前の覚醒の持続時間に直接依存している．覚醒時間が増加するにつれ，睡眠圧が蓄積し，臨界点へ達したときに睡眠が開始される．この睡眠圧は，日中時間とともに増加するが，サーカディアンリズム（概日リズム）からの覚醒シグナルが人を日中覚醒させておくことを手助けする．それゆえ，24時間のサーカディアンリズム（概日リズム）は，プロセスSとして知られる恒常性の過程と平行性を保っている（図1-1）．プロセスSとは，睡眠に落ちる前の覚醒期間に蓄積された睡眠圧に相当する．睡眠圧が増加すれば，その後の回復期における睡眠が比例してより長く，より深くなる．

徐波（デルタ波）である睡眠時脳波の周波数の変化は，脳波の電気信号の数学的変換やEEG活動量のスペクトル解析で評価することができる．睡眠の初期にみられるEEG活動の徐波の上昇あるいはリバウンドは，睡眠負債（sleep debt）のマーカーである[12]．これとは対照的に，徐波活動の減少が慢性痛の患者で観測される[13]．しかし，疲労や睡眠不足とこれらの生物学的信号の因果関係はわかっていない．日中の活動によるエネルギー消費の影響が蓄積され，それが疲労感につながっているのかもしれない．

24時間サイクルのうちに2回，すなわち午後4時と午前4時の±1～2時間（図1-1参照）に強い睡眠圧がみられる．そしてある時点に達すると，睡眠圧が非常に強くなり，どのような方法や戦略で覚醒し続けようとしても，眠りに落ちてしまう．

サーカディアンリズム（概日リズム）

ヒトは，約16時間の覚醒と連続した8時間の睡眠を交互に繰り返す傾向がある（図1-1参照）．ほとんどの哺乳動物が約24時間サイクルで眠るが，その24時間サイクルはサーカディアンリズム（概日リズム）（プロセスC）をコントロールする時計遺伝子によって制御されている．光によって網膜に生じた信号が視床下部の視交叉上核に送られることによって，太陽と月のサイクルとヒトのサーカディアンリズム（概日リズム）が同期される．視交叉上核は，脳細胞と遺伝子のネットワークであり，サーカディアンリズム（概日リズム）を

睡眠の特徴

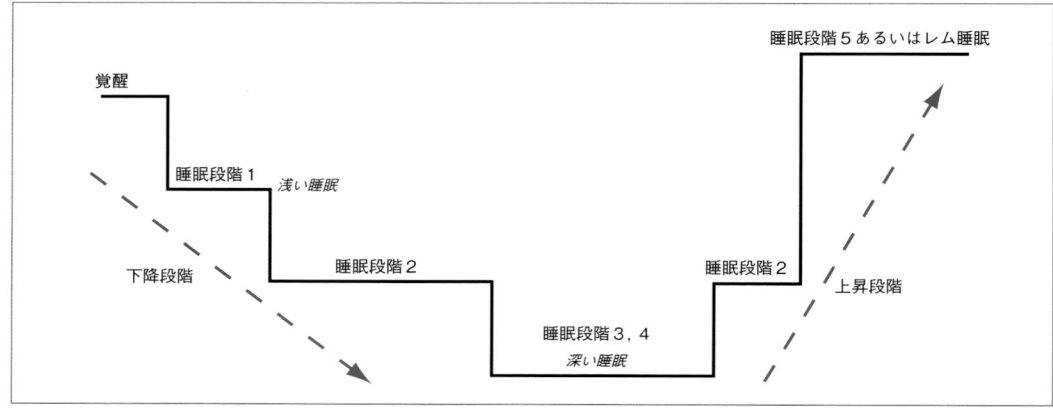

図1-2 ノンレム睡眠からレム睡眠までの1サイクル中の睡眠段階の例．この周期は，1回の睡眠中に70〜110分間ごとに，3〜5回発生する．

制御するためのペースメーカーでもある[14]．

睡眠－覚醒プロセスCの研究において，被験者のサーカディアンリズム（概日リズム）を評価するのに生物学的マーカーが使用される．体温のわずかな低下（1℃の100分の1），唾液中および血液中のメラトニンの上昇，成長ホルモン分泌などは，睡眠の初期，すなわち24時間サイクル中の真夜中付近でピークに達するため，プロセスCの頂点を示す重要な指標となる．興味深いことに，副腎皮質刺激ホルモン（副腎皮質刺激ホルモンとコルチゾール）は睡眠の最初の1時間の間に，もっとも低いレベルに達する[11, 15]．そして，プロセスCの後半に頂点に到達する．また，ホルモン放出と関連している体温を記録し，脳波，筋電図，心拍数を測定するポリグラフィーによっても，プロセスCを研究することができる．

ウルトラディアンリズム

睡眠と覚醒の24時間のプロセスCのなかにおける睡眠の開始と維持は，脳，筋肉，および自律神経，心臓，呼吸活動が変動する3〜5の期間からなるウルトラディアンリズムによって制御されている（図1-2，1-3）．これらのサイクルはレム（REM：rapid eye movement）睡眠（活動期）とノンレム睡眠（浅い睡眠段階〜深い睡眠段階）から成る．レム睡眠段階はヨーロッパでは逆説睡眠として知られている．

ヒトでは，覚醒から睡眠開始にかけて，脳波，筋活動そして心拍の明確な減少が観測される．この減少は，睡眠段階1に向かう睡眠と脳波の同期に関連している．睡眠段階1は覚醒と睡眠の移行期間である．その後，総睡眠時間の約50％から60％を占める睡眠段階2が開始する．睡眠段階2は2つの脳波信号，すなわちK複合（短く大きな振幅の脳波）と紡錘波（急速で，ぜんまいのような脳波）によって特徴づけられる．どちらの波形も睡眠の開始と維持をみるための要素として認識されている．睡眠段階1と2の睡眠深度は軽度〜中等度として分類される．

つぎに，睡眠は深い睡眠あるいは睡眠段階3，4といわれる静かな期間に移行する．これらの睡眠段階では，ゆっくりとした大きな振幅の脳波が特徴的である．睡眠段階の3と4は通常一緒にして記録され，徐波（デルタ波，=0.5-4.5H）が優勢なことが特徴的である．この睡眠段階は，いわゆる睡眠回復の過程である．

最後に，急速に睡眠段階が上昇し，浅い睡眠か

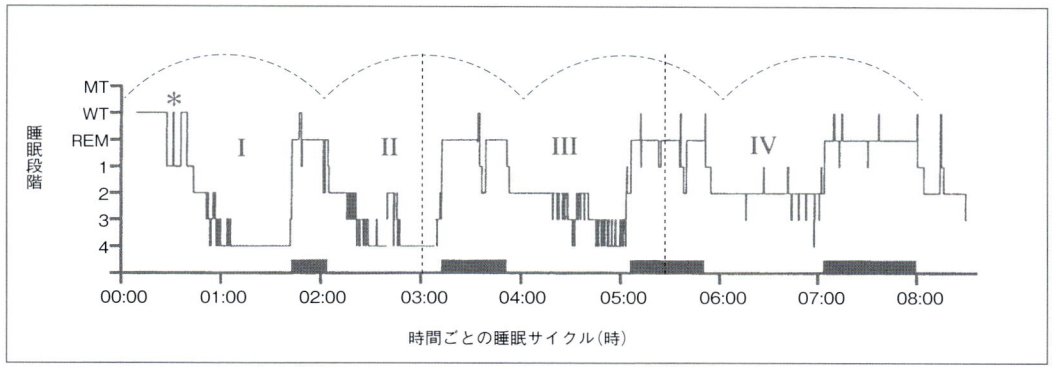

図1-3　ノンレム睡眠とレム睡眠（黒い横長のボックス）の睡眠周期（Ⅰ～Ⅳ）の連続波形．睡眠中の最初の3分の1までの間はゆっくりした波形（睡眠段階3，4）に支配され，後半の3分の1の時間ではレム睡眠がより長くなる．MT：体動時，WT：覚醒時（Lavigneら[16]の許可を得て改変）．

レム睡眠のどちらかに入る．レム睡眠とは，姿勢を維持する筋肉活動が減少し（文献には無緊張と記述されているがこれは不正確で，実際には筋緊張が決してゼロとはならないので，低緊張である），心拍数と脳活動が覚醒時のレベルを超えるほどにまで上昇する．ヒトはすべての睡眠段階で夢をみることができるが，レム睡眠の夢は空想的で創造的な内容をともなって，非常に鮮明な画像を含むこともある．レム睡眠の間は，通常身体が脱力した状態（筋肉の低緊張）となっている．しかしながら，激しい感情的な内容や運動活動をともなう夢をみた場合は，自分やスリープパートナー（睡眠同伴者）を傷つけるほどの体動を引き起こすかもしれない．

ウルトラディアンリズムの存在を理解することは重要である．なぜなら，以下に示す睡眠関連疾患を含む病的状態が睡眠中に起こるからである．

- 周期的な体動（足または手）やグラインディングなどの顎運動は睡眠段階2で観察され，レム睡眠ではみられることは少ない．
- 無呼吸低呼吸（呼吸の停止または減少）などの睡眠に関連した呼吸の問題は睡眠段階2とレム睡眠で観測される．
- 身体を傷つけるような危険をともなう活発な夢は，睡眠運動障害のレム睡眠行動障害と診断され，レム睡眠中に発生する（第3章参照）．

睡眠の記録と睡眠覚醒

眠っている患者の（携帯型システムによる自宅での，あるいは睡眠検査室での）ポリソムグラフィー記録を用いて睡眠段階をスコア化することは，睡眠の質を評価するうえで重要な要素である．患者が睡眠の質が低いと訴える場合，頻繁な覚醒，睡眠段階の頻繁な移行（深い睡眠から浅い睡眠段階への急激な移行），呼吸障害そして筋緊張などがみられる．体動はともなう場合もともなわない場合もある．これらの睡眠断片化の徴候は，睡眠の連続性を妨げ，睡眠構造を変化させる．

睡眠記録によって睡眠を評価する場合，睡眠効率も重要な要素である．睡眠障害の標準的な指数である睡眠効率は，ベッドに入っている時間に対して実際に眠っている時間の割合を指し，百分率

で表される．睡眠効率90%以上が良い睡眠の指標となる．

先に述べた睡眠のウルトラディアンリズムは，別の反復性の活動，すなわち睡眠に関連した覚醒を含んでいる．ノンレム睡眠中に，短時間（3～10秒）の覚醒が頻発（睡眠中1時間に6～14回）する．そのとき，脳，筋肉，心臓（心悸高進や心拍数増加）活動の上昇がみられるが，目覚めてはいない[17～19]．この覚醒は，睡眠運動，呼吸障害あるいは慢性痛がある場合には，より頻繁にみられる．睡眠覚醒は，睡眠中の（低覚醒状態にある）人が潜在的なリスク，たとえば戦闘に対して身体が反応できるように準備している状態とみることもできる．

睡眠覚醒は，周期性四肢運動や睡眠時ブラキシズム（Sleep bruxism：SB）（第Ⅲ部にて記述）と同時または先行して起こる．対照的に，睡眠時無呼吸と低呼吸（第Ⅱ部にて記述）は，睡眠覚醒の引き金となる呼吸障害のような状態である．運動（足や口部運動）の指標，呼吸障害，睡眠段階の移行の頻度は周期性四肢運動，ブラキシズム，いびき，睡眠時無呼吸低呼吸の存在を評価するために算出される（第3章を参照，第Ⅱ－Ⅳ部にさらに詳しい情報がある）．

睡眠断片化を評価するこれらの方法に加えて，睡眠の不安定性を評価するためにcyclic alternating pattern（CAP）を使用することができる．CAPとは，ノンレム睡眠の脳波に20～40秒というかなりゆっくりした周期で，睡眠維持システムおよび覚醒プレッシャーとが交互に出現する脳波パターンのことで，ノンレム睡眠と運動活動の賦活化の動的構成が関与する．心拍，筋活動，脳波の上昇する活動相（Phase A）と安定した静かな睡眠相（Phase B）が観察される[19～21]．CAPが評価するのは，この活動的な覚醒期の優位性である．活動相はさらに，A1；入眠し睡眠が維持される期間，A2；移行期間，A3；筋活動，心拍数，呼吸数の上昇が認められる最終相または覚醒期の3つに細分類される．SBの多くはA3相で観察される（第15章参照）．

ヒトの睡眠断片化に対する許容範囲は個人で異なるようである．この許容範囲は遺伝的に決定されるようである．睡眠不足や睡眠断片化の頻発は，累積的な睡眠負債をまねき，それが疲労感，記憶障害や気分障害そして身体の疼痛を増加させる．これらの因果関係については，まだ確認されていない．

睡眠－覚醒パターンの成長変化

ヒトの睡眠－覚醒パターンは生物学的な成熟および加齢によって変化する．生後6週までは，特定の睡眠段階が優位で，レム睡眠が睡眠時間の約50％を占める．生後6～9か月になると，覚醒と夜間の就寝のパターンは，食事や両親の睡眠スケジュールと同調してくる[22]．未就学児は，24時間サイクルのうち14時間ほど眠るが，3歳～5歳の間に昼寝をしなくなる．

前思春期には睡眠－覚醒時間帯が早くなり，中年成人よりも早く眠り，早く目覚めるようになる．16歳になると，24時間のうち約9時間（6.5～9.5時間）の睡眠をとるようになるが，両親や弟や妹よりも就寝時刻や起床時刻が遅くなる傾向にある．

成人は，平日約6～7時間眠り，週末にはより長時間の睡眠をとる．40歳ごろになると，成人の睡眠はより覚醒しやすくなり，一晩に数秒から数分間目覚めるようになる．高齢者になると，睡眠－覚醒パターンは幼児型の多相パターンに戻る．高齢者は，中年成人より早く寝つき，朝早く目覚め，日中に昼寝（うたたね）をしたりするようになる．

人間の体内時計は，ある一定の範囲内で睡眠不足および睡眠－覚醒パターンの変化に適応することができる．たとえば，時差ボケや夜間労働による睡眠剥奪にも，うまく適応できる人がいるが，ほとんどの人はそのような変化に適応するのは難しい．

臨床歯科医師にとって，こうした情報が重要であることは明確である．ある種の患者（ティーンエイジャーの多くは，午前11時まで眠る傾向がある）を早朝に治療することは，報いのある経験にはならないだろう．同様に，患者の昼寝の時間に治療を行うことは，結構たいへんな作業になるかもしれない．というのも患者はより不快感を感

じ，より多くの苦情を訴えるからである．さらには，疼痛感受性は午後の終わりから夜にかけて増大する[23,24]．それゆえ，患者がより敏感で，反応が良く，協力的であり，高い痛覚閾値を持っているときに治療を行うようスケジュールを調整するのが得策であろう．

結論

良質の睡眠は身体的回復，生化学的回復，記憶固定，そして感情調整の手段となりえる．睡眠の質を妨げる障害の診断，予防，治療は，今日の公衆衛生においても重大な関心事となっている．歯科医師は，彼らの患者のために，ほかの医療の専門家と協力して，睡眠関連疾患の治療をさらに進歩，向上させねばならない．光を浴びること，運動，一般的な睡眠衛生環境，リラックスできる状況，さらには薬物の使用など，睡眠－覚醒プロセスの効果を改善するための戦略は，次章以降に記述されている．

参考文献

1. Hillman DR, Murphy AS, Pezzullo L. The economic cost of sleep disorders. Sleep 2006;29:299-305.
2. Siegel JM. The REM sleep-memory consolidation hypothesis. Science 2001;294(5544):1058-1063.
3. Siegel JM. The stuff dreams are made of: Anatomical substrates of REM sleep. Nat Neurosci 2006;9:721-722.
4. Eidelman D. What is the purpose of sleep? Med Hypotheses 2002;58:120-122.
5. Saper CB, Cano G, Scammell TE. Homeostatic, circadian, and emotional regulation of sleep. J Comp Neurol 2005;493:92-98.
6. Tononi G, Cirelli C. Sleep function and synaptic homeostasis. Sleep Med Rev 2006;10:49-62.
7. Haack M, Mullington JM. Sustained sleep restriction reduces emotional and physical well-being. Pain 2005;119:56-64.
8. Hublin C, Partinen M, Koskenvuo M, Kaprio J. Sleep and mortality: A population-based 22-year follow-up study. Sleep 2007;30:1245-1253.
9. Meisinger C, Heier M, Löwel H, Schneider A, Döring A. Sleep duration and sleep complaints and risk of myocardial infarction in middle-aged men and women from the general population: The MONICA/KORA Augsburg cohort study. Sleep 2007;30:1121-1127.
10. Stang A, Dragano N, Poole C, et al. Daily siesta, cardiovascular risk factors, and measures of subclinical atherosclerosis: Results of the Heinz Nixdorf Recall Study. Sleep 2007;30:1111-1119.
11. Van Carter E. Endocrine physiology. In: Kryger MH, Roth T, Dement WC(eds). Principles and Practice of Sleep Medicine. Philadelphia: Elsevier Saunders, 2005:266-282.
12. Borbély AA, Achermann P. Sleep homeostasis and models of sleep regulation. In: Kryger MH, Roth T, Dement WC(eds). Principles and Practice of Sleep Medicine, ed 4. Philadelphia: Saunders, 2005:405-417.
13. Lavigne GJ, McMillan D, Zucconi M. Pain and sleep. In: Kryger MH, Roth T, Dement WC(eds). Philadelphia: Elsevier Saunders, 2005:1246-1255.
14. Moore RY. Suprachiasmatic nucleus in sleep-wake regulation. Sleep Med 2007;8:S27-S33.
15. Kluge M, Schüssler P, Künzel HE, Dresier M, Yassouridis A, Steiger A. Increased nocturnal secretion of ACTH and cortisol in obsessive compulsive disorder. J Psychiatr Res 2007;41:928-933.
16. Lavigne GJ, Kato T, Mayer P. Pain and sleep disturbances. In: Sessle BJ, Lavigne GJ, Lund JP, Dubner R(eds). Orofacial Pain: From Basic Science to Clinical Management, ed 2. Chicago: Quintessence, 2008:125-132.
17. EEG arousals: Scoring rules and examples. A preliminary report from the Sleep Disorders Atlas Task Force of the American Sleep Disorders Association. Sleep 1992;15:173-184.
18. Boselli M, Parrino L, Smerieri A, Terzano MG. Effect of age on EEG arousals in normal sleep. Sleep 1998;21:351-357.
19. Parrino L, Zucconi M, Terzano GM. Sleep fragmentation and arousal in the pain patient. In: Lavigne G, Sessle BJ, Choinière M, Soja PJ(eds). Sleep and Pain. Seattle: IASP Press, 2007:213-234.
20. Terzano MG, Parrino L. Origin and significance of the cyclic alternating pattern(CAP). Sleep Med Rev 2000;4:101-123.
21. Parrino L, Smerieri A, Spaggiari MC, Terzano GM. Cyclic alternating pattern(CAP)and epilepsy during sleep: How a physiological rhythm modulates a pathological event. Clin Neurophysiol 2000;111(suppl 1):S39-S46.
22. Iglowstein I, Jenni OG, Molinari L, Largo RH. Sleep duration from infancy to adolescence: Reference values and generational trends. Pediatrics 2003;111:302-307.

23. Bentley AJ. Pain perception during sleep and circadian influences: The experimental evidence. In: Lavigne G, Sessle BJ, Choinière M, Soja PJ(eds). Sleep and Pain. Seattle: IASP Press, 2007:123-136.

24. Kundermann B, Lautenbacher S. Effects of impaired sleep quality and sleep deprivation on diurnal pain perception. In: Lavigne G, Sessle BJ, Choinière M, Soja PJ(eds). Sleep and Pain. Seattle: IASP Press, 2007:137-152.

第2章
睡眠の神経生物学

Florin Amzica, PhD
Gilles J, Lavigne, DMD, MSc, PhD, FRCD(C)

睡眠は，生体が日中に消耗したエネルギーを回復するために必要な生理的状態である．睡眠の休息機能は古代から知られるところであるが，vigilance（覚醒状態・覚醒レベル）を調節するもっとも重要な器官である脳も同様に休息すると考えられてきた．しかし，長年の考え方とは逆に最近の数多くの研究結果から，睡眠中の脳が，少なくとも部分的にでも覚醒中の脳活動とは異なる多様で複雑な脳活動の主体をなすことが強調されるようになってきた．

ヒトは23％（老人）〜67％（新生児）の時間を睡眠に費やす．睡眠は2つの主要なまったく異なった状態から構成される．いわゆるノンレム（non-REM：non-rapid eye movement, 非急速眼球運動）睡眠もしくは静的睡眠という徐波睡眠と，レム睡眠もしくは動的睡眠という逆説睡眠である（第1章参照）．どの睡眠状態でも夢をみるが，レム睡眠の夢はより活動的で奇妙な内容とされる．

睡眠は行動学的な基準にもとづいて定義できる．たとえば，運動性の低下，外部刺激への反応性低下，閉眼，特徴的な姿勢（睡眠姿勢），可逆的な無意識状態，そして電気生理学的な指標などが基準となる．電気生理学的指標は脳・筋肉・眼球の電気的活動のことで，ポリソムノグラフィー上で脳電図，筋電図，眼電図を記録すると実際に観察できる．

睡眠についてつねになされる質問がいくつかある．

・睡眠やさまざまな覚醒状態を調節する主たる脳部位はどこか？
・睡眠中にどのような細胞過程が生じるのか？
・なぜ睡眠が必要か？

本章では，これらの疑問に対して，すでに明らかとなっていること，議論されているがまとまっていないこと，未解明であることについて解説する．

睡眠調節にかかわる脳部位

 20世紀初頭の臨床報告や実験的調査から，脳深部が覚醒状態の調節に関与することが次第にわかってきた．Von Ecomo(1916)は，脳幹に病変がある患者において嗜眠性脳炎や睡眠の質の低下が認められることを報告した．また，その後1935年に，ベルギーの神経生理学者，Bremerは四丘体部で脳を離断する(離断脳：cerveau isole preparation)ことによって，睡眠と似た脳波のパターンを示すこん睡状態を誘発できることを報告した．対照的に，Moruzziらのグループは，Bremerらの離断部位よりほんの数mm後方にあたる，橋中央部の三叉神経領域前方部で脳を離断すると，覚醒時と同等の脳波活動と眼球運動が生じることを報告した(1958)．つまり，四丘体と橋中央部の離断部位の間の狭い領域に，覚醒を維持する機構が存在すると結論せざるをえなかったのである．
 その後，脳幹のこの領域にはコリン作動性ニューロンを有する2つの神経核(脚橋被蓋核群と背外側被蓋核群)が存在することがわかった．この部位のコリン作動性ニューロンは視床に投射し，さらに視床で中継されたあと大脳皮質全体に広く軸索投射する[1]．図2-1では，覚醒中の大脳皮質や視床，脳幹と上行性脳幹-視床-大脳皮質賦活系を示す．これら脳部位にあるニューロンは覚醒時に高い活動性を示し，睡眠開始に先行して急激にその活動性が減少する．
 脳幹のコリン作動性ニューロン(伝達物質としてアセチルコリンを有する)は，視床の二部位をターゲットとして投射する．

1. 視床-大脳皮質ニューロンの活動性を高める．いわゆる中継ニューロンで，大脳皮質へ伝えられるさまざまな感覚情報を中継するニューロンである．これらのニューロンはグルタミン酸を放出する．
2. 視床の網様体ニューロンを抑制する．このニューロンは大脳皮質からグルタミン性入力を受け，網様体ニューロンが中継ニューロンに投射する．γアミノ酪酸(GABA)を放出して，視床-大脳皮質ニューロンの活動性を低下させる働きがある．

 覚醒時には，脳幹からのコリン作動性ニューロンによる投射が視床-大脳皮質ニューロンを興奮させ網様体ニューロンを抑制する．その結果，末梢から大脳皮質へ感覚情報伝達ができる．逆に，睡眠時には脳幹のコリン作動性ニューロン活動が停止するので，視床-大脳皮質ニューロンの活動性が低下し，視床の網様体ニューロンが脱抑制(抑制が解除される)される．その結果，視床-大脳皮質ニューロンの中継機能がさらに抑制される．最終的には，視床で中継される音などの感覚情報が阻止され，その求心路遮断によって脳は他の神経系から孤立した状態になる．
 興味深いことに，いくつかの視床核群(とくに正中核群と髄板内核群)も大脳皮質を活性化する働きがある．これは，興奮性のグルタミン作動性ニューロンが大脳皮質の広範囲に投射するからである．
 もう1つの賦活系(図2-1参照)も脳幹に起源があるが，視床を介さない系である．モノアミン作動性ニューロンを含む神経核から発する特異性の低い経路で，それぞれの核は固有の神経伝達物質を放出する．たとえば，青斑核(ノルアドレナリン)，縫線核(セロトニン)，結節乳頭体核(ヒスタミン)のすべてが覚醒時の大脳皮質活動の維持や活動亢進にかかわっており，これらの核のニューロン活動が低下すると睡眠が開始される．さらに，視床下部外側部のニューロンでメラトニン凝集ホルモンやオレキシンを放出するものと，大脳基底部のアセチルコリン作動性ニューロンは，覚醒中の覚醒状態や大脳皮質の自発性活動の増加に影響を与える．大脳基底部にあるこれらのニューロンは大脳皮質内での唯一のアセチルコリンの源である．
 徐波睡眠(ノンレム睡眠，とくに深い睡眠である第3，第4段階で優位，第1章参照)とレム睡眠では脳内のモノアミンの量が減少し，アセチルコリンの放出量は徐波睡眠で抑制され，レム睡眠中は覚醒時と同等の放出量である．
 ここで大きな疑問が生じる．つまり，何が睡眠を生み出すのか？　である．前述した脳部位の働

睡眠調節にかかわる脳部位

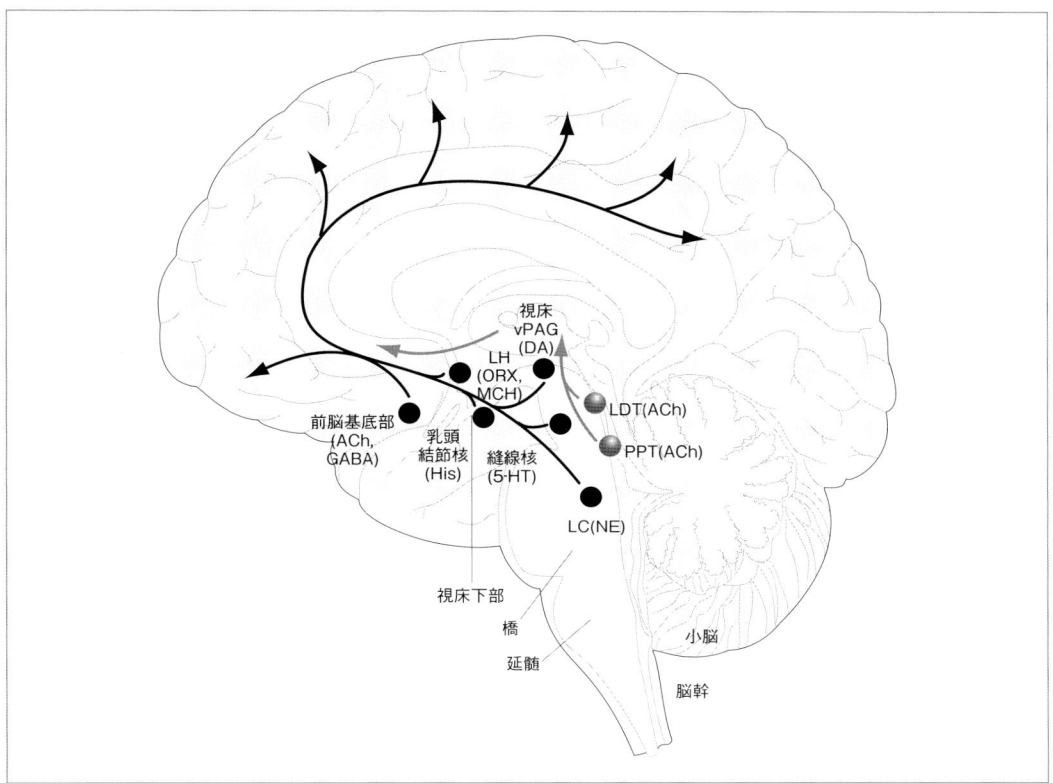

図2-1 上行性覚醒機構の主な構成要素．脳幹のアセチルコリン作動性賦活系は，脚橋被害核（PPT），背外側被害核（LDT）にある．モノアミンを含有し大脳皮質を直接賦活するニューロン群（TMN）として，ヒスタミン（His）を含む乳頭結節核，ドーパミン（DA）を含有するA10ニューロン群，セロトニン（5-HT）を含有する背側・中心縫線核ニューロン（LC），ノルエピネフリン（NE）を有する青斑核ニューロンがある．また，この経路はオレキシン（ORX）やメラトニンconcentratiing hormone（MCH）を含有する外側視床下部のペプチドニューロンや，GABA・アセチルコリンを含有する大脳基底部（BF）ニューロンからの入力がある．睡眠中，2つの賦活系の活動性は低下し，大脳皮質へ上行する感覚入力から大脳皮質を徐々に脱感作（deafferentation）する．そして，視床—皮質回路の同期活動が著明となることで，感覚情報の関門制御（gating）を行う．VPAG: ventrolateral periaqueductal gray matter．Saperら[2]から許可を得て転載．

きを考慮すると，大きな2つの概念を理解しやすい．最初の概念は（パッシブセオリーとも言われる），睡眠は被験者が睡眠に適した環境を求めると，感覚情報の脳への伝達が意図的に消退していく段階的な求心路遮断の結果生じるというものである．もう1つの概念は（アクティブセオリーとも言われる），腹外側視索前核（VLPO）（これらはGABAを放出する）から脳を賦活する視床下部や脳幹の主な神経核すべてに抑制性入力を加えるのではないかというものである[3]．そして，VLPOニューロンは睡眠中活動し，前述した覚醒を維持する脳部位を持続的に抑制するというもの

13

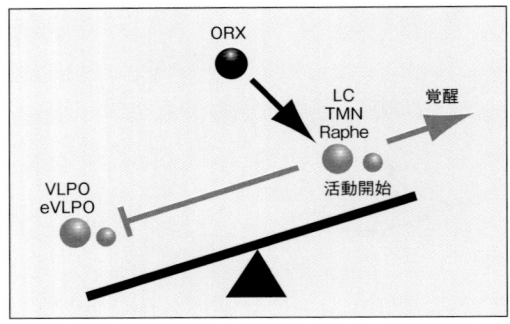
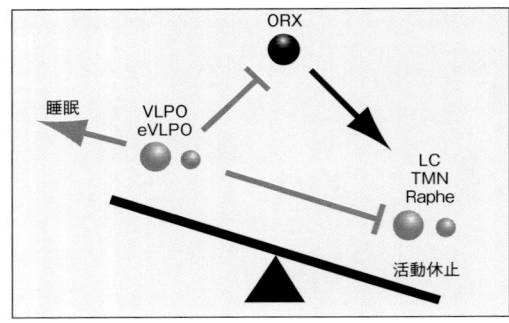

図2-2 フリップフロップスイッチモデル．覚醒時，モノアミン系ニューロンを有する神経核がVLPOを抑制する．それによって，オレキシンやモノアミン作動性ニューロンへの抑制を緩和している．VLPOニューロンはオレキシン受容体を持たないため，オレキシンニューロンは直接VLPOニューロンを抑制するよりもむしろ，モノアミン系の活動性を増強する役割を果たす．(b)睡眠時，VLPOニューロンはモノアミン系のニューロン群を抑制し，自らに対する抑制を解く．その結果，VLPOニューロンがオレキシンニューロンを抑制できるようになり，さらに睡眠を妨害するであろうモノアミン系の活動上昇を抑止する．eVLPO：拡大腹外側視索前野，LC：青斑核，TMN：結節乳頭体核(Saper[2]らより許可を得て転載)．

である．

　覚醒時のVLPOの活動は，縫線核や青斑核からモノアミン作動性ニューロンの投射と，結節乳頭体からのGABA作動性ニューロンの投射の双方によって，活動レベルが低い状態に保たれている．それゆえ，睡眠と覚醒の移行が起こる仕組みとして，フリップフロップスイッチモデルが提唱されている(図2-2)．つまり，覚醒時には，モノアミン系のニューロン群がVLPOニューロン活動を抑制し，それゆえVLPOニューロンからモノアミン，アセチルコリン，オレキシン含有ニューロンに対する抑制効果を減少させている．逆に，睡眠中はVLPOニューロンの活動の増加がモノアミン作動性ニューロン群を抑制するので，これらニューロンへの抑制が軽減しさらにオレキシンニューロンの活動を抑制する．このVLPOニューロンとモノアミン作動性ニューロン群との相互的な抑制が，不安定な睡眠覚醒間の移行もたらす可能性があるが，睡眠−覚醒時ともにオレキシンニューロンの作用によって安定している[2]．

睡眠の恒常性とサーカディアンリズム(概日リズム)制御

　ほかの生命機能維持にかかわる機能と同様に，睡眠は高度に調節されている．すくなくとも，2

つのメカニズムが提案されている（第1章参照）．つまり，睡眠圧（プロセスS）とサーカディアンリズム（概日リズム）（プロセスC）である[4]．睡眠を剥奪すると，睡眠を取る行動が増強されるというリバウンドをまねく．このような恒常性を保つ機能は，睡眠への欲求を規定する生理学的な指標があることを示唆している．アデノシンは，代謝産物であると同時に覚醒レベルの調節をする神経伝達物質で，これがその指標となっているとも提唱されてきた（カフェインの刺激効果がアデノシンの生体内機構を妨げるように）．実際は，覚醒時に，アデノシン3リン酸がつねにアデノシン2リン酸，さらにアデノシンへと分解され，これが大脳基底部などの脳部位に蓄積する．その結果，アデノシンは特定のシナプス前，シナプス後機構に特異的に作用して睡眠を促進することが証明された[5]．

サーカディアンリズム（概日リズム）による睡眠の調節は，視交叉上核のニューロンの同期活動に厳密に依存する（第1章参照）．この同期，つまり24時間周期の同期は，日中に網膜から受ける光刺激と，夜になって松果体から分泌されるメラトニンの量によってリセットされる．視交叉上核ニューロンの活動は，視床下部背内側核で中継され，VLOPや外側視床下部のオレキシンニューロンに達する．視床下部背内側核からVLPOへの投射は抑制性なので，これが活動すると覚醒を促進するが，外側視床下部への投射は興奮性であるため（主にグルタミン作動性であるので），オレキシンニューロンの活動を促進させることによって覚醒を促進する．

睡眠の電気生理学的要因

脳幹，前脳基底部，視床下部による調節作用は，視床－大脳皮質や辺縁系が交互に意識がある状態と意識がない状態で活動する生理的な枠組みを作り出す．そして，ニューロン活動が明確で特徴のないくつかのパターンを示し，最終的に脳の全体の電気的活動という形で表出される．

過去何十年にもわたって，さまざま意識レベルにおける脳波の活動パターンが同定されてきたが，その背後にある神経メカニズムはごく最近になって明らかになった．しかし，その知見のほとんどが，睡眠のモデルとして麻酔を用いた実験から得られたものである．麻酔実験が重要な進歩をもたらしたのは事実であるが，その結果の解釈が限定的であると同時に議論の余地がある．

覚醒状態

古くは脳電計の開発直後（1929年）に行われた脳波記録から，脳波の波形やその同期の様子とその覚醒レベルとの関係についてかなりの部分が判明した．覚醒では，不規則で速く（通常，15Hz以上のベータ・ガンマと呼ばれる），低振幅（20μV以下）の脳波を示すことが主な特徴である（図2-3）．持続的な筋緊張による筋電図信号も認められ，運動による大きな波形の振れが観察されることもある．ほとんどの被験者では，目を閉じてリラックスした覚醒（安静覚醒）になると，高い振幅（50μV程度）のアルファ波（10Hz程度の周期）が持続的に発生する．目を開くとアルファ波は消失して，普通の覚醒状態の脳波に戻る．

睡眠

RechtschaffenとKales[7]は，ヒトの睡眠を5段階に分けるということを提唱した．つまり，4段階を徐波睡眠（ノンレム睡眠），残りの1段階をレム睡眠，とする方法である．前出の静的睡眠とは通常，高振幅の遅い脳波がある睡眠を指す．

第1段階からレム睡眠への一連の過程が睡眠周期を形成する．睡眠周期は約90分で，睡眠前半の睡眠周期は後半の周期よりも短い．総睡眠時間によるが，大体一晩に4～6回の周期を繰り返す．最初の2つの睡眠周期では通常連続的に全睡眠段階が出現する．後半の2つの睡眠周期では第3・4段階が少なくなり，第2段階とレム睡眠を繰り返すようになる．レム睡眠の出現は，前半の睡眠周期では非常に短い（5分ほど）が，最後の睡眠周期では1時間にも及ぶことがある．

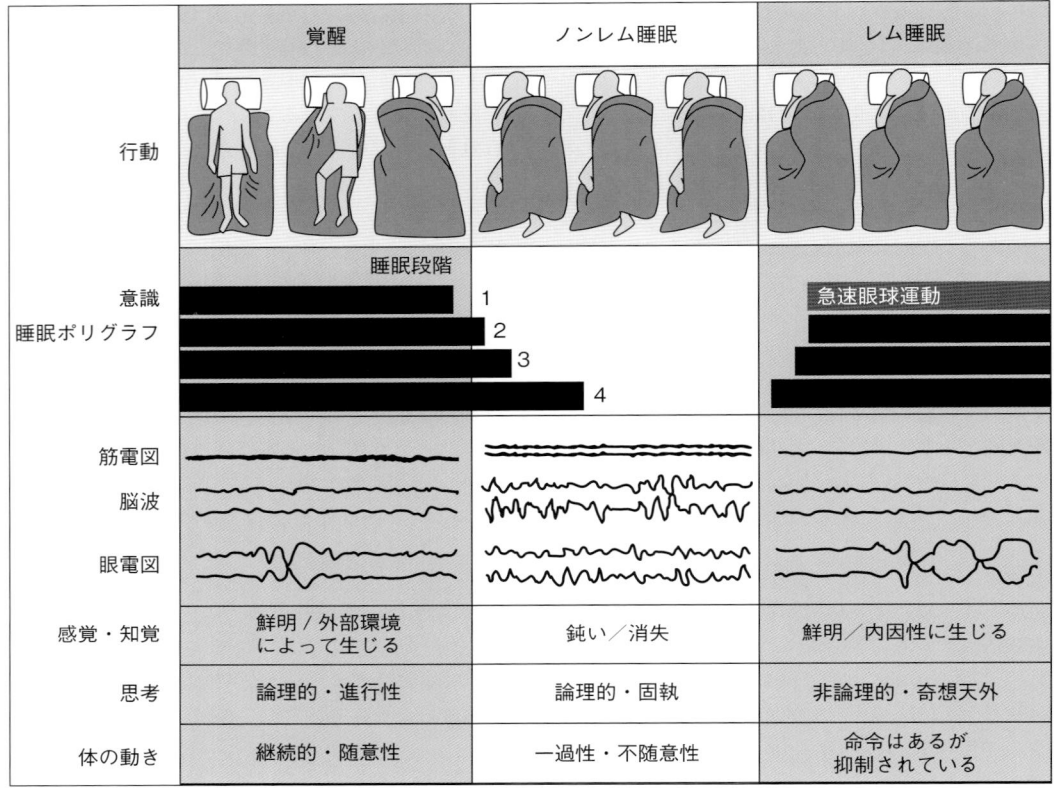

図2-3 覚醒,ノンレム睡眠,レム睡眠の状態と,そのときの行動学的特徴,ポリグラフ上の特徴,心理状態を示す.行動の欄では,覚醒時や睡眠周期の相の変化に応じて体位の変換が起きうることを示している.睡眠中の不動性は,ノンレム睡眠の第1〜第4段階での脱促通とレム睡眠での抑制の2つの機構で説明できる.夢をみている間,動いていると想像しているが実際はそうではない.状態を区別するのに使われる3つの指標(筋電図,脳波,眼電図)の例を示す.筋電図波形は覚醒時にもっとも大きいが,ノンレム睡眠では中間程度に減少し,レム睡眠では最低となる.脳波や眼電図は覚醒時に活動が上昇し,ノンレム睡眠では不活性化される.ここで示すそれぞれの波形は,約20秒間のものである.最後の3行では,そのほかの主観的・客観的な状態を示している(Hobson[6]らより許可を得て転載).

ノンレム睡眠

睡眠は1〜10分程度の移行期にあたる第1段階から始まる.この睡眠はわずかに脳波の振幅が増加し,頭頂波(頭頂部からもっとも記録できる)と呼ばれる三角形の波形が散在する.

第2段階へ睡眠が深くなるのは,脳波の振幅の増加からわかる.頭頂波はその振幅が増加し,いわゆるK複合と呼ばれるようになる.これらは一見リズムを持ち,しばしば睡眠紡錘をともなう(シグマ波とも言う.一般に10〜14Hz).

第3段階は深睡眠の開始とほぼ同じと考えて良い.脳波活動の20%〜30%を高振幅(50μV以上)の徐波(デルタ波:4Hz以下)が占める.頭頂波,K複合,デルタ波は,睡眠中の脳の活動が次第に同期していく現象の1つであるとも考えられてい

る(次の項参照)[8].

　第4段階ではデルタ波が脳波活動の50%以上を占める．デルタ波の振幅はもっとも高くなる(約100μV)．ノンレム睡眠では，筋トーヌスは若干低下するが，筋電図活動は残存する．眼筋・体軸筋は時折姿勢を調節するときに活動するが，ほぼ消失する．臨床の場では，通常第3・4段階をまとめて1つの睡眠段階として記録する．

レム睡眠への移行

　第4段階は浅い睡眠(第2・3段階)に戻ることで終了し，続いてレム睡眠へと移行する．レム睡眠と覚醒は脳波だけで区別することは難しい(図2-3)．しかし，レム睡眠では主に2つの特徴がある．(1)筋電図信号の極端な低下によって判定できる体軸筋の低緊張[9]と，(2)眼電図信号が大きく振れる急速な眼球運動である．

　この急速眼球運動は，活発で空想的な夢の間に仮想の標的を目で追跡していることを示すと一般には考えられている[8]．また，レム睡眠中やレム睡眠直後に被験者を眠りから起こすと夢の想起がたやすいが，ノンレム睡眠中に起こすとそうではない．しかし，徐波睡眠中でも非常に冷静(生活に関連し創造性に欠ける)な内容の夢を想起する[10].

睡眠中の神経細胞活動

　ここまで述べたすべての脳波活動パターンは，大脳皮質内のニューロンとグリア細胞の回路のなかで生じている．近年，過去に信じられていたのとは異なり，グリア細胞(とくに星状細胞と希突起膠細胞)が，脳波の同期パターンの生成時にニューロン間の情報交換に重要な役割を果たすと想定されている[11]．さらに，睡眠中の脳活動は皮質や皮質下を含めた大脳のさまざまな部位の間で生じる複雑な相互作用による結果生じるが，一般的に脳波は主に大脳皮質ニューロン群が生み出した電位を反映すると考えられている．つまり，皮質下の電位は脳波に寄与するとは考えられない．

　本章の目的を少し逸脱するが，血液脳関門も，脳波の電位変化の発生に何らかの役割を果たすかもしれない．しかし，その測定には，一般臨床でいまだ用いられていない特別な技術を要する．

　睡眠における主たるニューロン群の役割は，上行性賦活系の活動が減少した結果生じる視床－大脳皮質回路の機能的な脱求心路遮断である(前述)．視床や大脳皮質への持続的な感覚入力を遮断することが，定型的で同期発振の形成には好ましい状態をつくる[10].

　大脳皮質ニューロンとグリア細胞は1Hz程度の周期(デルタ波の周波数帯域にあたる)での同期活動を生成する．重要なのは，このときの周波数は厳密な数字ではないが，内因性の神経機構や神経回路網の調節下で生じるダイナミックな現象だということである．睡眠の初期は，同期化が完全とはいかないため，振幅が若干低くて比較的不規則な脳波が出現する．睡眠がより深くなると(第3・4段階)，同期化が強まり大脳皮質全域に及び，同時に視床などの皮質下構造にまで及ぶ．さらに，神経伝達物質の放出が変化しニューロンの膜特性を修飾するので，関連する脳波の波形が変化して，デルタ活動がより生じやすくなる．

　さらに，ゆっくりとした同期化が主たる発振源として働き，異なる同期化，たとえば睡眠紡錘波を定期的に引き起こす．睡眠紡錘波は，視床網様核で発生するが，これは網様核ニューロンに対する脳幹のニューロンによるコリン作動性の抑制入力が解除することになる．大脳皮質から視床への周期的な興奮性投射が，視床内で紡錘波を散発的に誘発し，その結果，視床大脳皮質経路が活性化し，視床から大脳皮質へ興奮性投射が戻ってくる．これが複雑な脳波パターンを発生する睡眠中のリズムを融合させる典型的な例である．

　面白いことに，緩徐な大脳皮質の同期化は，睡眠中の棘波状の脳波を示すてんかん発作の誘引因子の1つでもある．睡眠時の遅い同期化と突発的な放電は，大脳皮質のような同期化における共通の回路網や機構を共有している．抑制性の調節機構がうまく働かなくなると，すでに同期した睡眠中の発振現象が，異常に同期化したてんかん発作に変換されてしまうのであろう[12].

睡眠の機能的役割

 睡眠の調節機構への理解が深まってきたにもかかわらず，なぜヒトは眠るのかという疑問への答えはまだ出ていない（第1章参照）．致死性家族性不眠症の患者でわかるように，睡眠抜きに生きることは不可能である．ちなみに致死性家族性不眠症はプリオン病で，注意や覚醒レベルの低下に始まり，記憶障害や物事の時間的秩序の喪失や，錯乱状態，最終的には死にいたる疾患である[13]．

 睡眠は大脳皮質の神経ネットワークが絶えず活動を維持している状態である．同期現象の規則的なパターン（とその結果生じるエントロピーの減少）が，代謝要求を減少させるという議論もあるかもしれない．代謝要求の減少は，睡眠中のエネルギー消費量が若干低下する(15%)ことによって部分的に確認された．ノンレム睡眠中は脳血流量が減少するが，レム睡眠に入ると増加に転じる[14, 15]．さらに，睡眠は，フリーラジカルの生成を低下させ，そして酸化ストレスを減少させる役割を持つ可能性がある．最近では，睡眠が，記憶や学習のためのシナプスの可塑的変化を高める役割を果たすとも考えられている．また，睡眠はエネルギー消費を節約し，睡眠前の覚醒状態の間にシナプス機能へ加わった負荷を調節するという提案もなされている[16]．

 新生児が成人よりも長時間眠ることから，睡眠が成長や発達に重要であることが示唆される．これについては，成人の神経細胞新生が睡眠剥奪によって著しく低下する実験からも支持されており，同時にヒトの認知能力が睡眠の欠如によって障害される理由である可能性が考えられる．睡眠剥奪後の血中の細菌数レベルの増加は，免疫機能の低下を示すが，これは疾病に抵抗したり，予防する働きを睡眠が持っていることを示唆している[17, 18]．

結論

 睡眠の生物学的意義は未だ完全には解明されていないが，睡眠中の脳が多様で複雑な活動の主体を成すことがこれまでの研究から明らかとなっている．睡眠は脳波，筋電図，眼電図などの電気生理学的指標によって定義できる．これら電気的活動をポリグラフ記録や細胞内記録することによって，睡眠調節やさまざまな覚醒レベル間の変動に関与する脳部位を明らかにするうえで有益であったと言える．

参考文献

1. Steriade M, McCarley RW. Brainstem Control of Wake-fulness and Sleep. New York: Plenum, 1990.
2. Saper CB, Scammell TE, Lu J. Hypothalamic regulation of sleep and circadian rhythms. Nature 2005; 437:1257-1263.
3. Sherin JE, Shiromani PJ, McCarley RW, Saper CB. Activation of ventrolateral preoptic neurons during sleep. Science 1996;271:216-219.
4. Achermann P, Borbély AA. Mathematical models of sleep regulation. Front Biosci 2003;8:S683-S693.
5. Jones BE. Basic mechanisms of sleep-wake states. In: Kryger MH, Roth T, Dement WC(eds). Principles and Practice of Sleep Medicine. Philadelphia: Saunders, 2000:134-154.
6. Hobson JA. Sleep is of the brain, by the brain and for the brain. Nature 2005;437:1254-1256.
7. Rechtschaffen A, Kales A. A Manual of Standard Terminology: Techniques and Scoring System for Sleep Stages in Human Subjects. Institute of Health Publication No. 204. US Government Printing Office, 1968.
8. Amzica F, Steriade M. The K-complex: Its slow (<1-Hz) rhythmicity and relation to delta waves. Neurology 1997;49:952-959.
9. Okura K, Kato T, Montplaisir JY, Sessle BJ, Lavigne GJ. Quantitative analysis of surface EMG activity of cranial and leg muscles across sleep stages in human. Clin Neurophysiol 2006;117:269-278.
10. Steriade M. Grouping of brain rhythms in corticothalamic systems. Neuroscience 2006;137:1087-1106.
11. Amzica F, Massimini M, Manfridi A. Spatial buffering during slow and paroxysmal sleep oscillations in cortical networks of glial cells in vivo. J Neurosci 2002;22:1042-1053.
12. Steriade M, Amzica F. Dynamic coupling among neocortical neurons during evoked and spontaneous spike-wave seizure activity. J Neurophysiol 1994; 72:2051-2069.

13. Sforza E, Montagna P, Tinuper P, et al. Sleep-wake cycle abnormalities in fatal familial insomnia. Evidence of the role of the thalamus in sleep regulation. Electro-encephalogr Clin Neurophysiol 1995;94:398-405.
14. Maquet P, Dive D, Salmon E, et al. Cerebral glucose utilization during sleep-wake cycle in man determined by positron emission tomography and [18F] 2-fluoro-2-deoxy-D-glucose method. Brain Res 1990;513:136-143.
15. Madsen PL, Holm S, Vorstrup S, Friberg L, Lassen NA, Wildschiødtz G. Human regional cerebral blood flow during rapid-eye-movement sleep. J Cereb Blood Flow Metab 1991;11:502 − 507.
16. Tononi G, Cirelli C. Sleep function and synaptic homeostasis. Sleep Med Rev 2006;10:49-62.
17. Kryger MH, Fang J. Host defence. In: Kryger MH, Roth T, Dement WC (eds). Principles and Practice of Sleep Medicine. Philadelphia: Saunders, 2000:255-265.
18. Van Cauter E. Endocrine physiology. In: Kryger MH, Roth T, Dement WC (eds). Principles and Practice of Sleep Medicine. Philadelphia: Saunders, 2000:265-278.

第3章
睡眠関連疾患の分類

Gilles J.Lavigne, DMD, MSc, PhD, FRCD(C)
Raphael C. Heinzer, MD
Peter A. Cistulli, MBBS, PhD, MBA, FRACP
Michael T. Smith, PhD, CBSM

　本章の目的は，歯科医師が現行の非常に複雑な睡眠医学の疾患分類を理解し，睡眠関連疾患の診断に活用できるようサポートすることである．睡眠関連疾患の鑑別診断に精通することは，いびき，睡眠時無呼吸，睡眠時ブラキシズム(sleep bruxism：SB)，睡眠を侵害する口腔顔面疼痛状態の管理に携わる歯科医師にとって必要不可欠である．

睡眠関連疾患の鑑別診断

　多くの健康管理の専門家は睡眠関連疾患の診断と治療に携わる．医師は睡眠呼吸障害，不眠症，睡眠関連運動異常症を診断する責任を持っている．歯科医師はさまざまな睡眠関連疾患のスクリーニングやオーラルアプライアンスによるいびきや睡眠呼吸障害の治療を行い，医師に協力している．心理学者やほかの健康管理の専門家も不眠症，睡眠リズム関係の問題やそのほかの睡眠関連疾患の管理において価値ある役割を担っている．これらの疾患はまた，慢性痛や睡眠呼吸障害を有する患者において頻繁に併発している．呼吸器治療の専門家や睡眠専門の技師は，睡眠時無呼吸低呼吸症候群の治療のために最適な持続陽圧呼吸療法(continuous positive airway pressure：CPAP)装置ともっともフィットした鼻や鼻口腔のマスクを使えるよう患者をサポートする．

　睡眠医療における歯科医師としての役割には，臨床的評価(Box3-1)，鑑別診断，および確定診断のために適切な専門家や睡眠医学検査室へ患者を紹介することが含まれる．診断がなされた後，歯科医師は睡眠衛生に関する指導，オーラルアプライアンス(たとえば，オクルーザルスプリントまたは下顎前方保持装置(mandibular advancement [repositioning] appliances：MRA)の作製，矯正治療または顎顔面外科治療の施行あるいは紹介をし，併存する口腔顔面の問題(たとえば，ブラキシズム，口腔顔面痛，睡眠関連口腔乾燥症)を管理する．そして，オーラルアプライアンスの安全性と効果をチェックするために経過観察を受けるよう睡眠検査室へと患者を紹介する．

　多くの睡眠関連疾患は併発しうる．一般的には，ブラキシズム患者の少なくとも3分の1は睡眠時無呼吸などの睡眠呼吸障害の状態や睡眠中の周期性四肢運動，頭痛を併発しているであろう[1,2]．また，顎関節症(temporomandibular disorders：TMD)患者(未発表データ[訳注1]，2008年)や線維筋痛症(慢性の広汎性疼痛)のようなTMDに関連

Box 3-1 患者の診療録に記入する病歴，社会歴と臨床診査の構成要素

病歴
- 不眠症に関連する症状
  - 睡眠時間（入眠時間と覚醒時間）
  - 覚醒回数
  - 入眠または睡眠維持困難（1週間当たりの夜数）
  - 患者が夜間トイレに起きる回数
  - 入眠のための薬または酒の使用
  - 疼痛または不安関係の薬の使用
- 睡眠呼吸障害に関連する症状
  - いびき
  - 呼吸中断
  - 息詰まり
  - 覚醒を起こす喘ぎ呼吸
  - 日中の入眠傾向（エプワース眠気尺度［図7-1参照］）
  - 高血圧，ほかの循環器疾患の既往（たとえば，虚血性心疾患，脳卒中，寝汗，記憶喪失，起床時の頭痛，集中困難）
  - 夜間頻尿／夜尿症
- 運動異常症（運動障害）に関連する症状
  - 睡眠中のグラインディング音（睡眠時ブラキシズム［SB］）
  - 歯のタッピング（顎顔面ミオクローヌス，睡眠関連てんかん）
  - 睡眠中の下肢または上肢の動き．損傷をともなう場合または損傷をともなわない場合（周期性四肢運動，レム睡眠行動異常症）
  - 躯幹揺すり（躯幹前後振り：body rocking），頭打ちつけ（頭打ち：head banging）
- そのほかの症状
  - 就寝中の飲食（不眠症または睡眠呼吸障害を悪化させることがある）

臨床診査
- 体重，身長，BMI
- 頸の周径（41cm［女性］，43cm［男性］より大きい場合は危険）
- 下顎後退症（Class Ⅱ）
- 高口蓋
- 狭窄歯列弓
- 舌の大きさ（巨舌症）
- 舌圧痕（弄舌癖またはチック）
- アデノイドと扁桃の大きさ
- 中咽頭部の大きさ，口腔内からの視診（Mallampati分類）
- 鼻腔の形態（狭窄）と閉塞
- 通常の体位（背臥位は呼吸障害やブラキシズムの危険因子）
- 歯の咬耗，損傷，または口腔スプリントの使用（ブラキシズム，口腔顔面痛）
- 歯の欠損，または下顎の前方運動の欠如（睡眠呼吸障害治療用のオーラルアプライアンスの使用を妨げる）

Box 3-2　ICSD-2[4]の区分

Ⅰ. **不眠症**：睡眠開始の遅れ，または睡眠維持の困難．しばしば急性のストレッサー，医科的障害，精神的障害または疼痛によって誘発され（本書の第Ⅳ部参照），行動因子が原因で慢性化することがある

Ⅱ. **睡眠呼吸障害**：睡眠時無呼吸低呼吸；中枢性，閉塞性，混合型（本文や本書の第Ⅱ部参照）

Ⅲ. **過眠症**：強度の，または過度の睡眠（たとえば，ナルコレプシー，あるいはカタプレキシー（情動脱力発作）として知られる覚醒期における突然の睡眠），睡眠時間の延長を引き起こす薬剤または物質の乱用

Ⅳ. **サーカディアンリズム（概日リズム）睡眠障害**：昼と夜からなる24時間の生物学的なリズムを混乱させる障害（たとえば，睡眠相の後退または前進，毎晩同じ時間に眠りに就くことができない状態，長すぎるまたは短すぎる睡眠時間，夜間の数回の覚醒期をともなう不規則な睡眠－覚醒周期，時差ぼけ，夜間勤務者，幼児の両親）

Ⅴ. **睡眠随伴症**：睡眠相の邪魔をする異常（たとえば，睡眠時遊行症，夢遊症，夜驚症，レム睡眠行動異常症，夜尿症，唸り［本文の定義を参照］）

Ⅵ. **睡眠関連運動異常症**：周期性四肢運動（下肢の蹴り，上肢の動き），睡眠時ブラキシズム（SB）（本文，Box3-3，本書の第Ⅲ部参照）

Ⅶ. **孤発性の症状**：いびき，寝言，ミオクローヌス（四肢，または歯のタッピングをともなって顔や顎にみられる突然の短い［0.25秒未満］痙動［ぴくつき：muscle jerks］）

Ⅷ. **そのほかの睡眠関連疾患やそのほかの状態に関連した障害（種々のもの：[miscellaneous]）**：線維筋痛症，頭痛，睡眠関連てんかん，胃食道逆流（消化性潰瘍，アンギーナ，あるいは呼吸努力や呼吸障害と関連する場合がとくに多い），異常な嚥下と口腔内への唾液の貯留（患者は息詰まりや覚醒，場合によっては枕の濡れといった症状を呈する），入眠や睡眠維持を妨げる気分障害と不安障害，注意欠陥多動性障害のような乳児期，小児期，青年期に最初に診断される障害，パーソナリティー障害（本書の第Ⅳ部参照）

するほかの特発性疼痛疾患では閉塞性睡眠時無呼吸（obstructive sleep apnea：OSA）の割合がおよそ30％高いことを示しているデータもある[3]．男性，加齢，高いボディマスインデックス（Body Mass Index：BMI）など睡眠時無呼吸に関連する従来の人口統計学的な危険因子と，TMDとの関連は一般的には指摘されていないため，開業医の多くはTMD患者がポリソムノグラフィー検査を受けるように紹介はしないであろう．そのため，TMD患者や線維筋痛症などでOSAの割合が高いというこれらのデータには，とくに注目すべきである．睡眠関連疾患が併発している場合，歯科医師は，呼吸器科，神経科，精神科，あるいは総合的な医療センターにいる睡眠医療の専門家に診察依頼するべきであろう．そして，これらの診察依頼はもし患者が日中傾眠，あるいは睡眠中の暴力的な運動を訴えるような場合には，より一層重要となる．

近年，アメリカ睡眠医学学会（AASM）主催により，専門家のタスクフォースが集まり，2004年までに出版された睡眠関連疾患に関する文献のレビューを行った．その結果は，2005年の睡眠関連疾患の国際分類（International Classification of Sleep Disorders）の改訂版（ICSD-2）で発表された[4]．この睡眠関連疾患の国際分類（ICSD-2）は8つの項目からなる（Box3-2）．睡眠関連疾患のスクリーニングや評価の判定基準は本書の後節で論評されている（第Ⅱ部参照）．分類の改訂にいたる過程とアメリカ睡眠医学学会による決定事項は，その後のWalterら[5]による論文で要約されて

いる．この分類や評価の判定基準は，主に根拠に基づいた文献から引き出されているが，なかには，現状では強い根拠が欠如しており，タスクフォースメンバーの投票によりコンセンサスを得た部分もあるので，今回の改訂版の分類結果はまだ進行中の作業だとみなされなければならない．

本章の目的のために，ICSD-2[4]のなかで歯科医師にもっともかかわりのある睡眠関連疾患を，患者の訴えあるいは報告に基づいて以下のように細分する．

- 雑音関連の訴え（たとえば，いびき，グラインディング，息詰まり；第Ⅱ，Ⅲ部参照）
- 運動関連の状態（たとえば，SBをともなう下顎運動，チック，四肢や体幹の運動；第Ⅲ部参照）
- 疼痛関連の状態（たとえば，朝の顎の痛み，頭痛，頚部痛，線維筋痛症；第Ⅳ部参照）

雑音関連の訴え

いびき

このよく起こる耳障りな音は患者のスリープパートナー（睡眠同伴者）または家族によって指摘される．いびきは上気道のレベルで発生し，軟口蓋の震動とやかましい空気の乱流をともなう空気の通過制限が関係する．スリープパートナー（睡眠同伴者）の指摘により自分のいびきに気づいているのは，男性の40％，女性の24％である．小児では，両親の報告に基づいたいびきの発生率は約10％である．妊娠中は，いびきの発生率が3倍に増加する傾向がある．いびきをする患者，とくにいびきが睡眠時無呼吸と関連する場合には，循環器疾患（たとえば，高血圧）発現のリスクはより大きいことが報告されている（第6章参照）．

これらの知見は，歯科患者は睡眠呼吸障害に対するオーラルアプライアンスの治療を受ける前に，医科を受診して相談すべきであるという勧告を支持するものである．また，いびきの患者の約20％はOSAを併発することが示唆されている．日中傾眠，睡眠の中断あるいは不眠症（定義のためのBox3-2参照），高血圧またはほかの循環器疾患，爽快感のない睡眠，あるいは絶えない集中力低下と同時にいびきを訴える患者にとって睡眠医療相談は必須である．いびきの鑑別診断には，閉塞性睡眠時無呼吸低呼吸，上気道抵抗，喉頭痙れん，寝言，そしてほかの口腔の音が含まれる．

睡眠時無呼吸低呼吸

無呼吸とは10秒以上の呼吸の停止と定義され，以下の2つのタイプがある．(1)OSA．もっともよく起こるタイプで，上気道の障害の存在に起因する．(2)中枢性睡眠時無呼吸（central sleep apnea：CSA）．吸気と呼気を起こす脳からの信号の減少に起因する呼吸努力の欠如（胸部の動きの欠如）がみられる．閉塞性と中枢性の睡眠時無呼吸は同時に起こり得る．

低呼吸はもっとも一般的には50％または30％以上の呼吸気流の減少と定義され，低下量が3％または4％よりも大きい動脈血酸素飽和度の低下，あるいは脳波的覚醒（時々，呼吸イベント関連覚醒[訳注2]と呼ばれる）をともなう．低呼吸は浅睡眠（睡眠段階2）とレム（REM：rapid eye movement，急速眼球運動）睡眠（睡眠段階5，逆説睡眠，または賦活睡眠とも呼ばれる）の両方の睡眠段階で観察される．

睡眠時無呼吸の重症度は普通，睡眠1時間当たりの無呼吸また低呼吸の回数（無呼吸低呼吸指数[apnea-hypopnea index：AHI]）で定義され，以下のように段階付けられる．AHI 5〜15は軽度，15〜30は中等度，30以上は重度．睡眠時無呼吸症候群はAHIが5以上であり，しかも過度の日中傾眠（エプワース眠気尺度[Epworth sleepiness scale]のような質問票により評価される）が存在するか，または息詰まり，反復性の中途覚醒，爽快感のない睡眠，日中の疲労，集中力の低下の各症状のうち2つ以上が認められる場合と定義される．

大規模コホート研究（Wisconsin睡眠コホート研究）によると，30〜60歳における5以上のAHIの発生率は男性で24％，女性で9％である．この年代の人では，睡眠時無呼吸症候群が中年男性で4％，中年女性で2％の割合で発見されている[6]．増加している肥満の発生率を考慮した最新の見積

もりでは，成人の17％は少なくとも軽度のOSA（AHIが5以上）であり，5.7％は中等度のOSA（AHIが15以上）であることが示唆されている[7]．

未治療の睡眠時無呼吸患者が交通事故を起こすリスクは，年齢などの条件をマッチさせた対照群と比較して7倍高いとされている[8]．また，睡眠1時間あたり100回にも及ぶような反復性の動脈血酸素飽和度の低下や睡眠時無呼吸が原因の突然の一過性の覚醒は，重度の生理学的ストレスを患者に引き起こす．そしてそのストレスは脳卒中，高血圧，心筋梗塞などの循環器疾患の発症リスク増加の原因になると考えられている．

臨床検査では，OSAの主要なリスクファクター（肥満，男性，閉経，鼻閉，扁桃肥大，舌根肥大，また，下顎後退症，小顎症，高口蓋などの異常骨構造による上気道の狭窄）に関するチェックを行い記録しておくべきである（Box3-1と本書の第Ⅱ部参照）．しかし，前述のように，TMDの患者（主に出産可能な年代の女性のTMD患者）もOSAのリスクはより高いとされている（未発表データ[訳注1]，2008年）．また，飲酒やベンゾジアゼピンのような鎮静薬の服用も上気道の拡張筋の弛緩を引き起こし，上気道閉塞に関与する．OSAに付随する医科的な状態としては，先端巨大症，甲状腺機能低下，ダウン症候群，鼻炎，鼻充血，喫煙などもある．

小児では，睡眠時無呼吸は通常，扁桃やアデノイドの肥大と関係する．また，小児では，胸郭の内方への動き（奇異呼吸），夜尿，起床時頭痛，成長遅延，過度の日中傾眠，学業不振，多動，攻撃的な行為が睡眠時無呼吸と関係することもある．これらの所見が存在する場合，小児の睡眠時無呼吸の診断基準の閾値は低く，AHIが1以上で異常とみなされる．

歯科医師は，睡眠時無呼吸が引き起こす生命への重大な影響を考慮して，睡眠時無呼吸の疑いのある患者が睡眠検査を受けるよう，睡眠検査室へ紹介するべきである．最初に，睡眠検査（携帯型または睡眠検査室）が実施され，睡眠時無呼吸低呼吸の重症度の評価，低換気症候群の除外，疲労や健康人にみられる頭痛（上気道の抵抗でもみられる）の除外，チェーン・ストークス呼吸（周期的に次第に深くなり，再び浅くなっていく呼吸パターンで特徴づけられる．通常うっ血性心不全患者に起こる）の除外が行われ，鑑別診断がなされなければならない．

眠気は睡眠時無呼吸に関する鑑別診断において検討すべき重要な要素である．眠気は不眠症（Box3-1参照），ナルコレプシー，または周期性四肢運動異常症（障害）（たとえば，睡眠1時間あたり10回以上起こることのある下肢の蹴り）に継発することがある．まれな例では，無呼吸低呼吸事象とともに錯乱性覚醒がみられることがある．また，錯乱性覚醒には睡眠時遊行症，夜驚症，レム睡眠行動異常症（REM behavior disorder：RBD）のようなノンレム（睡眠段階3と4）睡眠随伴症によく似た事象が付随することもある．RBDはレム睡眠中の筋肉の弛緩の欠如や体の損傷につながる暴力的な行動を特徴とする神経学的異常であり，本章で詳細に後述される．

ある患者では，胃食道逆流症（gastroesophageal reflux disease：GERD）が睡眠時無呼吸低呼吸と併発する．そのため，GERDによる歯の損傷の問題を主訴に患者が歯科を受診した場合，呼吸障害の可能性を除外することは重要である．

睡眠時ブラキシズム（SB）

SB（グラインディング）はグラインディング音を引き起こす反復性（1エピソードあたり少なくとも3回の繰り返し）の顎筋の活動（1Hzのリズムで，0.5〜2.0秒[訳注3]のバーストからなる）と時々起こる咬みしめ（2.0秒より長い持続性の筋収縮）である．いびきの症例と同じく，グラインディング音の苦情を訴えるのは，一般的にスリープパートナー（睡眠同伴者）である．

SBの原因は，まだわかっていない．不安や生活のストレスはリスクファクターであることが示唆されてきたが，これらの関係を確定するためには一般集団におけるさらなる研究が必要である．大部分のブラキシズムイベントは，一過性（3.0〜10.0秒）の筋緊張亢進や脳，心臓の活動の活発化をともなった反復性の覚醒（睡眠1時間あたり7〜14回）に関連して，群発性に発現する傾向にある（第15章参照）．小児の両親の報告によると，幼児でのグラインディング音の発生率は14％〜18％

とされている．スリープパートナー（睡眠同伴者）の報告に基づいた知見では，成人の8％がグラインディング音を有し，老年者では，義歯の使用や1人で寝る習慣のためにほかの年代より評価の正確性に劣るものの，グラインディング音の発生率は3％に下がることが示されている[9]．

SBの結果として，歯の破壊（咬耗，あるいは修復物の破壊），起床時の頭痛，顎の痛み，筋緊張あるいは関節円板の転位による開口制限などが起こるとされている．

歯科医師は，両親やスリープパートナー（睡眠同伴者）の指摘による頻繁なグラインディング音，歯の損傷，そして睡眠と関係した口腔顔面痛または頭痛を根拠として，睡眠検査室へ患者の睡眠検査の依頼を行うことがある．SBの診断は，咬筋筋活動，音声ビデオ記録，ポリグラフ検査により確定される．軽度のSB患者は，睡眠1時間あたり2回より多くの顎筋の収縮[訳注4]を示し，中等度から重度のSB患者は，睡眠1時間あたり4回より多くのそのようなイベントを示すだろう．

SBの鑑別診断では，顎顔面ミオクローヌスに関係する歯のタッピング運動とタッピング音を除外しなければならない．この運動異常は急速な顎筋の収縮（0.25秒より短い）を引き起こし，グラインディングイベントの10％でみられる．顎顔面ミオクローヌスは主にレム睡眠時に起こり，睡眠関連てんかん，あるいはRBDと関係していることがあるので，フルチャンネルの脳波検査で精査することが勧められる[10, 11]．

小児あるいは老年者の睡眠時無呼吸のような睡眠呼吸障害も睡眠検査室で確かめられなければならない．小児の睡眠時には，喉のうめき声などの多様なチック，夜尿症，寝言が発現することがあり，これらもまた診断の過程で除外されなければならない．覚醒時の運動障害（ジストニア，トレモール［振戦］，ヒョレア［舞踏病］，そしてジスキネジア）が睡眠時にも持続することもあり得るが，SBに付随するのはまれである[12]．

そのほかの状態

以下に述べる状態はまれではあるが，歯科医師が認識しておくべき重要なものである．

唸り

唸りは，カタスレニア（Catathrenia）[訳注5]とも呼ばれる．主にレム睡眠中にみられる口腔音が特徴のまれな状態であり，睡眠クリニックを訪れる患者の0.5％にみられる．カタスレニアは若い男性での発現の報告がもっとも多く，深い呼気中の不明瞭な発声に付随する．この状態は，睡眠時無呼吸に似ていることがある．また，患者はスリープパートナー（睡眠同伴者）の指摘に基づいて，その状況を伝える．患者の医学的，精神学的履歴は正常である．

唸りの原因や病態はまだわかっていない．鑑別診断では，先ず耳鼻咽喉科により気道あるいは声門の機能障害や閉塞が除外される．睡眠時無呼吸低呼吸症候群やいびきもまた通常の診断手段を用いて除外されなければならない（第7章，第14章参照）．

喘鳴音

喘鳴音は群発性に起こるかん高い音で，吸気相と長い呼気相の両方を持つ．この状態は一般的に喉頭形態のなんらかの障害を意味し，間欠性（たとえば，喉頭痙れん），睡眠関連性，あるいは連続性（たとえば，部分的または完全な声帯麻痺）の場合がある．喘鳴音と唸りは，どちらもレム睡眠中に起こるため，喘鳴音は唸りと混同されることもある．音声ビデオ睡眠呼吸検査は，この状態の診断の補助として役に立つ．

睡眠関連喉頭痙れん

睡眠関連喉頭痙れんは喉頭筋の異常活動が特徴である．患者は窒息感や不安感を訴え，呼吸気流の中断（5～45秒）に反応して結果的に覚醒する．喘鳴音が長く持続する場合は，いびきや唸りと混同されることがあるので，鑑別診断が難しくなる．

唾液の分泌過多と異常嚥下とゴクゴク音

臨床医は，患者が枕の濡れを訴え，スリープパートナー（睡眠同伴者）が関連する音を指摘した場合

には，これらの問題が起こっていることがわかるであろう．これらの状態はOSAの患者に起こることがある．

寝言

寝言（Somniloquy）とも呼ばれ，通常，単語の形のはっきりした話し方の発音である．寝言は唸りとの鑑別診断が必要である．寝言は小児の50％，成人ではわずか5％で発現し，すべての睡眠段階でみられる．また，寝言の発覚には，患者のスリープパートナー（睡眠同伴者）が重要な役割を果たす．口腔咽頭部のほかの音の場合と同じく，通常，患者は自分が声を出していることに気づかない．

寝言が症状の主体の場合は，唸り音，RBD，睡眠時てんかん，夜驚症，外傷後ストレス障害の存在の有無が精査されるべきである．小児では寝言，夜尿症，グラインディングは一緒に発現すると報告されており，歯科医師はそのことを知っていなければならない．

うめき声

この咳払いのような音は睡眠時にも持続することのある日中のチックである[13]．音声ビデオ記録とともに顎筋や気道の筋肉の筋電図を使うことにより，うめき声は，ブラキシズムやほかの口腔音と簡単に鑑別できる．

睡眠時の哺乳様音とキス様の大きな音

このまれな状況の原因は分かっていない．この状態に付随してSBや口腔咽頭の乾燥（たとえば，口呼吸）が起きることがある．

夜驚症

夜驚症はノンレムの深睡眠時（睡眠段階3，4）に発現し，主に若年患者にみられるが，成人の3％〜4％でも報告されている．この病態は，耳をつんざくような金切り声あるいは叫びと支離滅裂の発声をともなう突然の覚醒が特徴である．たいていの患者は混乱し，まれに叫びや発声に関連した夢の内容を想起できる．症状発現の過程で生じる身体運動の結果として，体の損傷がみられることもある．鑑別診断では，睡眠呼吸障害，睡眠関連てんかん，虚血性心疾患が除外されなければならない．

悪夢

悪夢は夜驚症よりもはるかに頻繁で，レム睡眠時に起きる．もし，外傷後ストレスの既往がある場合には，悪夢が発現することがある．レム睡眠は睡眠の後半3分の1で長くなるのに対し深睡眠は前半3分の1のほうが長いため，症状が発現するタイミングを注意深く問診することは，ノンレムの深睡眠時に発現する夜驚症との予備的な鑑別診断に役立つだろう．確定診断のためには，ポリソムノグラフィー評価が必須である．

睡眠関連運動異常症

睡眠時の運動異常には単純なものと複雑なものがある（Box3-3）．運動異常に引き起こされる結果は些細な場合もあるが，医科的な評価を必要とする神経学的異常に関連するものもある．

睡眠時ブラキシズム（SB）

この状態については本章で，前述した（25ページ参照）．

顎顔面ミオクローヌスと（または）歯のタッピング

この状態については本章で，前述した（26ページ参照）．

レム睡眠行動異常症（RBD）

この睡眠関連運動異常症は，通常はほとんど体の動きがないレム睡眠期に起きる．患者は，覚醒時の運動行為によく似た力強い身体活動を示し，

> **Box 3-3 睡眠中に起こる運動異常症（運動障害）の類型***
>
> **単純な睡眠関連運動異常症**
> - 顎顔面：ブラキシズム，顎顔面ミオクローヌス（本文参照）
> - 下肢：レストレスレッグズ症候群／睡眠時周期性四肢運動（睡眠時ブラキシズム[SB]をともなうのはまれで，10%より少ないが，慢性疼痛をともなうこともある），下肢こむらがえり（疼痛を引き起こし，年齢とともに増加，妊婦に発現），入眠時の足部の振戦／交代性の下肢筋活動（抗うつ薬により誘発されることもある）
> - 幼児期：乳児期の良性睡眠時ミオクローヌス（新生児期の発現，ミオクローヌス性の全身痙れん，てんかんの除外診断のためにフルチャンネルの脳波検査が用いられなければならない），律動性運動異常症（頭打ちつけ／躯幹揺すり；乳児期から幼児期に居眠りや睡眠の前に発現する．患児の体に外傷が起きないよう守らなければならない）
> - 種々のもの：過度の断片性ミオクローヌス（手指，つま先，口角の小さな動き；老年男性で頻度がより高い），入眠時ひきつけ（睡眠時ひきつけ，睡眠時ぴくつき；睡眠開始時に全身の痙動を経験するのは正常である[発生率：人口の70%]）
>
> **複雑な睡眠関連運動異常症**
> - RBD（睡眠随伴症；本文参照）
> - 部分覚醒の異常（睡眠随伴症；睡眠時遊行症，夜驚症，錯乱性覚醒）
> - 睡眠時てんかん（神経学的状態；もし患者が歯のタッピングを訴えていたら睡眠時てんかんの有無を診断しなければならない）
>
> **主に覚醒中に発現し睡眠中は減少する運動異常症**
> - パーキンソン病
> - ハンチントン病
> - ミオクローヌス
> - 運動失調（ataxia）
> - ジストニア
> - 本態性振戦
> - トゥレット症候群
> - 片側バリズム
>
> *大部分の患者は，両親やスリープパートナー（睡眠同伴者）に指摘される前には，これらの運動異常症を自覚していない（Walters[14]から引用）．

その動きが体の損傷を引き起こす可能性がある．患者が発する声は大きく情動的で冒涜的な内容で，夢をみている最中の精神活動と関連している．

RBDでは，神経変性疾患（たとえば，認知症やパーキンソン病）のリスクが高いので，この病態が疑われる患者は神経内科医による精査を受けるべきである[15]．RBD患者ではグラインディングもみられることがあると報告されており[16]，13人のRBD患者の睡眠検査室での精査の結果もそのような知見を支持している[17]．

異常嚥下と息詰まり

覚醒状態に比較すると低頻度ではあるが，睡眠中に唾液を嚥下するのは正常なことである．しかし，患者によっては，唾液の過剰な貯留が起こり，それにより息詰まりが起こりやすくなる[18]．この状態は，窒息感，呼吸困難，さらにそれらの状態

に起因した心拍数上昇に対する覚醒反応を引き起こし，患者をとても不安にさせることがある．極端な場合には，異常嚥下が死亡の原因となることもある．

睡眠時の異常嚥下では，使用したばかりのオーラルアプライアンス(たとえば，MRA)が原因の一過性の唾液の分泌過多との鑑別が必要である．多系統萎縮症(multiple system atrophy：MSA)など，喉頭筋群や咽頭筋群の機能を変化させることがある運動神経疾患は，神経学的評価により除外される．

疼痛関連の状態

胃食道逆流症(GERD)

GERDは胸やけとしても知られ，胃内容物の食道や口腔への逆流が特徴である．仰臥位は逆流を助長するので，これらの現象は，睡眠時によく起こる．患者は咳嗽や息詰まりに加えて，喘鳴音を出すこともある．GERDは睡眠時に痛みの感覚と覚醒を引き起こしうる．GERDは胸痛とよく似ていることがある．人口の7％～10%が，覚醒時にGERDを経験しているだろうと報告されているが，睡眠時の発生率はわかっていない．

この症状を訴える患者では，医科的な精査が勧められる．鑑別診断では，腺がんの前駆症状となり得るバレット食道，消化性潰瘍，アンギーナ，呼吸器疾患に関連する呼吸努力などが含まれる．この疾患が睡眠時に発現しているかどうかを確定するための検査として，鼻食道プローブを用いたpHモニターが役に立つ．

線維筋痛症

線維筋痛症(広汎性疼痛とも呼ばれる)は，疼痛，不良な睡眠，頭痛，不安，気分変調を含んだ臨床的慢性症候群である．線維筋痛症患者の80％以上が，睡眠の質の低下(爽快感のない睡眠としても報告されている)やTMDあるいは顎関節痛も有していると報告されている[19, 20]．

アルファ-デルタ睡眠と呼ばれる睡眠中の脳活動が認められるが，もはや線維筋痛症の特徴的な所見とはみなされていない[21, 22]．これらの患者の鑑別診断を行う際，臨床医は，睡眠時の周期性四肢運動，睡眠呼吸障害を除外しなければならない[22, 23]．

頭痛

側頭部の頭痛や緊張型頭痛と睡眠呼吸障害やSBは頻繁に関連する訴えのため，患者が覚醒時にこれらの頭痛を訴えたときには，歯科医師は睡眠呼吸障害やSBに関する診査，評価を行わなければならない．歯科医師は，いびきや呼吸の中断に関して患者やスリープパートナー(睡眠同伴者)から情報を収集し，眠気に関してはエプワース眠気尺度質問票を用いて状況を把握するべきである．

片頭痛発作の約半分は午前4時から9時の間に起こるといわれているので，睡眠期に発現が報告されることもある．片頭痛発作は深睡眠(睡眠段階3と4)でも時々は起こるものの，主にレム睡眠に関連して起こる．患者は，また，レム睡眠中の群発頭痛の発現も訴えることがある．群発頭痛は本質的に片側の眼窩周囲，あるいは側頭部に自律神経の反応をともなって起こる．睡眠関連頭痛のまれな型に睡眠時頭痛があり，睡眠開始時に起こる．睡眠時頭痛は主に老年者にみられ，両側性にみられる傾向がある[24]．

歯のタッピングと知覚の訴え

歯のタッピングが頭部(顎顔面部)の痙動(ぴくつき)と同時に起こる場合は睡眠関連てんかんと関係あることがある．患者の知覚の訴えは，冷刺激または温熱刺激への歯の過敏，頚部痛，そして口腔顔面痛である．睡眠関連痙れんの除外診断のためには音声ビデオ記録とともに睡眠検査が必要である．

結論

歯科医師は医師と協力して，さまざまな睡眠関

連疾患のスクリーニング，および，いびき，睡眠呼吸障害，SB，睡眠関連口腔顔面痛の管理にその専門性を発揮することができる．現行の睡眠関連疾患分類は，睡眠関連疾患の鑑別診断に関する理解を深め，臨床実地のための指針として役立つものである．

訳注1：その後，以下の論文で発表されている．
Smith MT, Wickwire EM, Grace EG, et al. Sleep disorders and their association with laboratory pain sensitivity in temporomandibular joint disorder. Sleep. 2009;32:779-790.

訳注2：呼吸イベント関連覚醒（respiratory event-related arousal）は呼吸努力関連覚醒（respiratory effort-related arousal：RERA）とも呼ばれる．

訳注3：2005年のAASMのICSD-2のSBのパートでは，ここで述べているphasic patternのバーストの持続時間は0.25～2.0秒となっている．

訳注4：バーストの数ではなく，ブラキシズムエピソードの数のことを指していると思われる．

訳注5：睡眠に関連したうめき，睡眠関連呻り．

参考文献

1. Bader GG, Kampe T, Tagdae T, Karlsson S, Blomqvist M. Descriptive physiological data on a sleep bruxism population. Sleep 1997;20:982-990.
2. Gold AR, Dipalo F, Gold MS, O'Hearn D. The symptoms and signs of upper airway resistance syndrome: A link to the functional somatic syndromes. Chest 2003;123:87-95.
3. Shah MA, Feinberg S, Krishnan E. Sleep disordered breathing among women with fibromyalgia syndrome. J Clin Rheumatol 2006;12:277-281.
4. American Academy of Sleep Medicine. International Classification of Sleep Disorders, ed 2. Westchester, IL: American Academy of Sleep Medicine, 2005:297.
5. Walters AS, Lavigne G, Hening W, et al. The scoring of movements in sleep. J Clin Sleep Med 2007;3: 155-167.
6. Young T, Palta M, Dempsey J, Skatrud J, Weber S, Badr S. The occurrence of sleep-disordered breathing among middle-aged adults. N Engl J Med 1993; 328:1230-1235.
7. Young T, Peppard PE, Taheri S. Excess weight and sleep-disordered breathing. J Appl Physiol 2005;99: 1592-1599.
8. Terán-Santos J, Jiménez-Gómez J, Cordero-Guevara J. The association between sleep apnea and the risk of traffic accidents. N Engl J Med 1999;340:847-851.
9. Lavigne GJ, Montplaisir JY. Restless leg syndrome and sleep bruxism: Prevalence and association among Canadians. Sleep 1994;7:739-743.
10. Kato T, Montplaisir JY, Blanchet PJ, Lund JP, Lavigne GJ. Idiopathic myoclonus in the oromandibular region during sleep: A possible source of confusion in sleep bruxism diagnosis. Mov Disord 1999;14:865-871.
11. Meletti S, Cantalupo G, Volpi L, Rubboli G, Magaudda A, Tassinari CA. Rhythmic teeth grinding induced by temporal lobe seizures. Neurology 2004;62:2306-2309.
12. Rompré P, Lavigne G, Guitard F, Montplaisir J, Blanchet P. Attenuation of oral dyskinesia during sleep: A quantitative study. Sleep 2007;30(abstract suppl): A0835.
13. Velly-Miguel AM, Montplaisir J, Rompr PH, Lund JP, Lavigne GJ. Bruxism and other orofacial movements during sleep. J Craniomandib Disord 1992;6:71-81.
14. Walters AS. Clinical identification of the simple sleep-related movement disorders. Chest 2007;131: 1260-1266.
15. Boeve BF, Silber MH, Saper CB, et al. Pathophysiology of REM sleep behaviour disorder and relevance to neurodegenerative disease. Brain 2007; 130:2770-2788.
16. Tachibana N, Yamanaka K, Kaji R, et al. Sleep bruxism as a manifestation of subclinical rapid eye movement sleep behavior disorder. Sleep 1994; 17:555-558.
17. Abe S, Rompr PH, Gagnon JF, Montplaisir JY, Lavigne GJ. Absence of tooth grinding in REM sleep behaviour disorder patients. J Dent Res 88(special issue A):210. Available at http://iadr.comfex.com/iadr/2009miami/webprogram/paper119001.html.
18. Thie NM, Kato T, Bader G. Montplaisir JY, Lavigne GJ. The significance of saliva during sleep and the relevance of oromotor movements. Sleep Med Rev 2002;6:213-227.
19. Leblebici B, Pektas ZO, Ortancil O, Hürcan EL, Bagis S, Akman MN. Coexistense of fibromyalgia, temporomandibular disorder, and masticatory myofacial pain syndromes. Rheumatol Int 2007; 27:541-544.

20. Scrivani SJ, Keith DA, Kaban LB. Temporomandibular disorders. N Eng J Med 2008;359:2693-2705.
21. Chen G, Guilleminault C. Sleep disorders that can exacerbate pain. In: Lavigne G, Sessle BJ, Choinière M, Soja PJ(eds). Sleep and Pain. Seattle: IASP Press, 2007:311-340.
22. Dauvilliers Y, Carlander B. Sleep and pain interactions in medical disorders: The examples of fibromyalgia and headache. In: Lavigne G, Sessle BJ, Choinière M(eds). Sleep and Pain. Seattle: IASP Press, 2007: 285-309.
23. Okura K, Lavigne GJ, Huynh N, et al. Comparison of sleep variables between chronic widespread musculoskeletal pain, insomnia, periodic leg movements syndrome and control subjects in a clinical sleep medicine practice. Sleep Med 2008;9:352-361.
24. Calebras A, Other neurological disorders. In: Kryger MH, Roth T, Dement WC (rds). Principles and Practive of Sleep Medicine. Philadelphia: Elsevier Saunders, 2005:879-888.

第Ⅱ部

睡眠呼吸障害

第4章
睡眠関連呼吸障害

Andrew S. L. Chan, MBBS, FRACP
Richard W. W. Lee, MBBS, FRACP
Peter A. Cistulli, MBBS, PhD, MBA, FRACP

　睡眠関連呼吸障害は，睡眠時の呼吸異常により特徴づけられる障害の1つのグループである．睡眠関連疾患の国際分類第2版(ICSD-2)[1]では，睡眠関連呼吸障害は以下の5つの主なカテゴリーに分類される(Box4-1)．

1. 閉塞性睡眠時無呼吸(Obstructive sleep apnea：OSA)症候群
2. 中枢性睡眠時無呼吸(Central sleep apnea：CSA)症候群
3. 睡眠関連低換気症候群
4. 全身疾患に関連した睡眠関連低換気症候群
5. そのほかの睡眠関連呼吸障害

　OSAは，睡眠時に反復して生じる完全または部分的な上気道の閉塞により，呼吸停止(閉塞性無呼吸)や有意な気流の減少(閉塞性低呼吸)が生じるのが特徴である．対照的にCSAは，努力呼吸の停止または減少により，呼吸停止(中枢性無呼吸)や有意な気流の減少(中枢性低呼吸)が生じるのが特徴である(図4-1)．低換気は，健常者において睡眠時に生じる血中炭酸ガス分圧($PaCO_2$)の上昇が過剰となることにより引き起こされる，高炭酸ガス血症として特徴づけられる[1]．

　本章ではOSA症候群の概要について述べるが，その後の章では成人OSAに焦点を絞ってより詳細に論じている．また，本章ではCSA症候群と睡眠関連低換気症候群の概要についても述べる．

Box 4-1　睡眠関連呼吸障害の分類

閉塞性睡眠時無呼吸症候群
- 成人閉塞性睡眠時無呼吸(OSA)
- 上気道抵抗症候群(Upper airway resistance syndrome：UARS)*
- 小児OSA

中枢性睡眠時無呼吸症候群
- 原発性中枢性睡眠時無呼吸(CSA)
- チェーン・ストークス呼吸パターンが原因であるCSA(例：心不全，心臓発作)
- 高地周期性呼吸が原因であるCSA
- 健康状態が原因であるCSA
- 薬物または物質が原因であるCSA
- 乳幼児の原発性CSA

睡眠関連低換気症候群
- 突発性睡眠関連非閉塞性肺胞低換気
- 先天性中枢性肺胞低換気症候群

健康状態に関連した睡眠関連低換気症候群
- 肥満低換気症候群*
- 肺実質または血管病理が原因である睡眠関連低換気
- 下気道閉塞が原因である睡眠関連低換気
- 神経筋または胸壁障害が原因である睡眠関連低換気

そのほかの睡眠関連呼吸障害

* ICSD-2分類では，UARSと肥満低換気症候群はOSAから分離されていない[1].

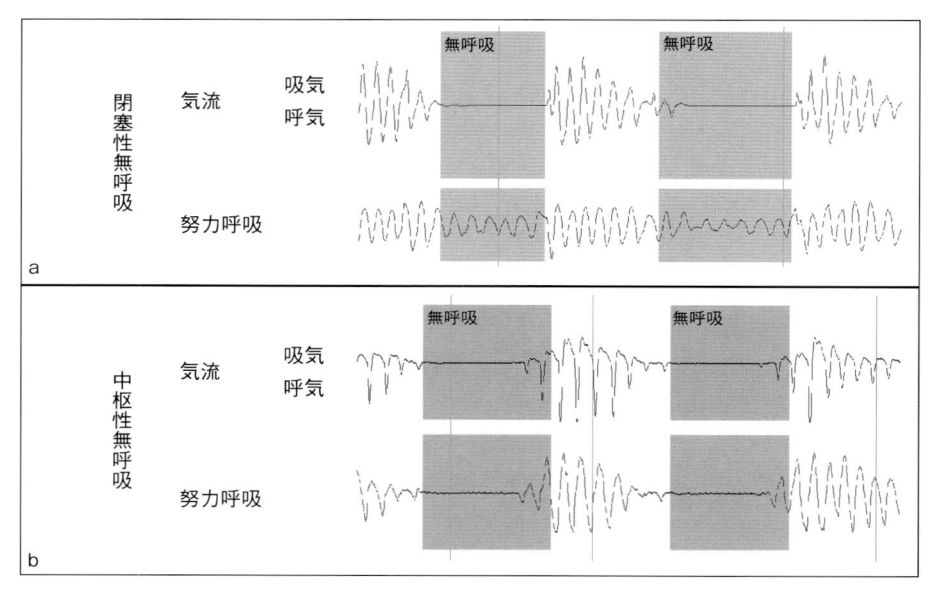

図4-1　閉塞性無呼吸と中枢性無呼吸の比較．(a)閉塞性無呼吸では，睡眠中の上気道閉塞による気流停止が生じても努力呼吸が認められる．(b)中枢性無呼吸では，努力呼吸の減少により気流停止が生じる．

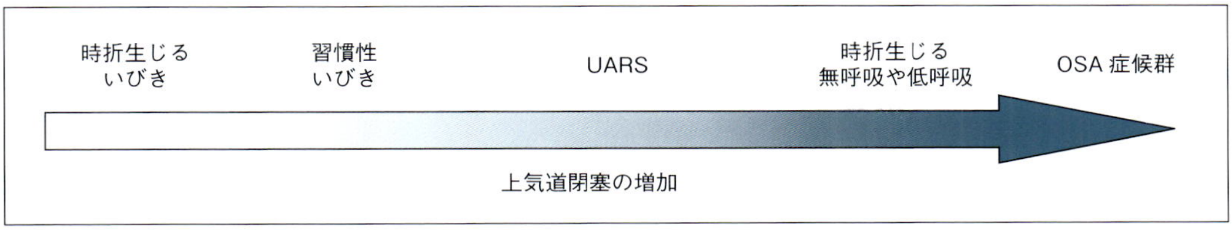

閉塞性睡眠時無呼吸(OSA)

図4-2 いびきからOSA症候群にいたる上気道閉塞の進展.

閉塞性睡眠時無呼吸(OSA)

　OSAは，上気道抵抗症候群（upper airway resistance syndrome：UARS）からOSA症候群にいたるまでの異常の総称である．睡眠中の反復する完全または部分的上気道閉塞によって生じる無呼吸または低呼吸として特徴づけられる[1]．OSA症候群は，中年成人の2％から4％に認められる[2]．

　UARSは，閉塞性無呼吸低呼吸の出現をともなわない部分的上気道閉塞として特徴づけられる[3]．これは，いびきと真のOSAの中間型と考えられる．気流の減少を補償する試みとして努力呼吸が増加するが，このことは，真のOSAに認められるのと同様な睡眠からの短時間の目覚め（脳覚醒）やほかの生理学的，臨床的経過へと導くかもしれない．ICSD-2分類では，UARSは1つの独立したものではなく，一連のOSAの一部とみなされている[1]．

危険因子とその経過

　肥満は主要な危険因子であるが，OSAは肥満でない人にも生じる．ほかの重要な素因は，男性，加齢，頭蓋顔面異常（第11章参照），OSAの家族歴，人種差，鼻閉塞，アルコール摂取，喫煙である[2]．閉塞性無呼吸および低呼吸は，その結果として，動脈血ガス異常（低酸素血症，高炭酸ガス血症），睡眠からの短時間の目覚め（脳覚醒），交感神経活動の上昇が生じる．これらの呼吸イベントは睡眠段階のどの段階でも生じるが，レム（REM：rapid eye movement，急速眼球運動）睡眠時に生じるときは，通常イベントが長く，より重篤な不飽和酸素をともなっている[1]．OSAの病態生理に関しては第5章で述べる．

　OSAの症状は，いびき，無呼吸の存在，息詰まり，睡眠時覚醒，過度の日中傾眠である．またOSAの発現は，長期間に及ぶ健康阻害の経過として，高血圧，代謝機能障害，心血管疾患，認知機能障害，交通事故などにつながる[4]．これらの様相については第6章においてより詳細に述べる．

　上気道閉塞は，肥満などの因子の結果，経時的に徐々に進行する傾向にある（図4-2）．上気道閉塞の重症度が増加すると，臨床経過も重症となる[2]．

診断と管理

　無呼吸低呼吸指数（Apnea-hypopnea index：AHI）は，睡眠1時間あたりの無呼吸と低呼吸エピソードの総数と言及されている．AHIは終夜ポリソムノグラフィーにより得られ，OSAの存在と重症度を示すために使用されるキーとなる測定値である．OSA症候群は，過度の日中傾眠のような徴候をともなう1時間あたりのAHIが5回以上と定義されている．OSAの重症度は，徴候の重症度（たとえば過度の日中傾眠）とポリソムノグラフィー所見（AHI，酸素飽和度を含む）を併せて判定される．アメリカ睡眠医学学会（AASA）は，AHIをベースとしたOSA重症度について以下のような診断基準を推奨している．軽度は1時間あたり5から15，中等度は1時間あたり15から30，重度は1時間あたり30以上[5]である．

文献によると，もう1つの指数として呼吸障害指数（Respiratory disturbance index：RDI）が報告されているが，この用語の定義が一定していない．時々AHIと互換的に使用されるが，このRDIには無呼吸低呼吸の診断基準と合わない呼吸イベントを含んで使用されているかもしれない．

OSAの治療は，病態生理および臨床症状からの回復を目的としている．治療のオプションとしては，減量，姿勢療法，オーラルアプライアンス，持続陽圧呼吸療法（Continuous positive airway pressure：CPAP）（第9章参照）がある[6]．

中枢性無呼吸（CSA）

CSAは中枢性無呼吸または中枢性低呼吸によって生じる，反復した努力呼吸の停止または減少として特徴づけられる．CSAには，突発性（すなわち原発性CSA）または別の全身疾患の二次的なものがある[1]．

危険因子とその経過

CSA人口は，OSAと比較すると非常にまれである．しかしながら，高齢，男性，心不全や心臓発作のようなある種の合併症をともなう人では，比較的多い．原発性CSAは，睡眠断片化と不眠症へと導く．ほかの症状としては，無呼吸の存在，睡眠時覚醒および日中傾眠が含まれる．しかしながら，多くの患者はこれらの症状に対する不平は言わない．二次的CSAは，根底にある疾患の進行とのコンビネーションにより，原発性CSAと同様の臨床的状態を呈する．クレッセンド－デクレッセンドのように換気量の漸増と漸減をともなう中枢性無呼吸または低呼吸によって特徴づけられる周期性呼吸を示すチェーン・ストークス呼吸の発現は[1]，心不全を有する患者の予後不良の徴候であり，早死の危険性が増大していることと関連がある．

CSAの二次的な原因としては，チェーン・ストークス呼吸（通常心不全あるいは心臓発作の結果による），高地周期性呼吸，そのほかの全身疾患（たとえば末端肥大症，甲状腺機能低下症，腎不全），薬物や物質（例，長期作用型オピオイド）などがある．不安定な換気調節は，根底にある病態生理機構によるものと思われる[1]．

診断と管理

CSAの診断は，通常終夜ポリソムノグラフィーにより行われる．チェーン・ストークス呼吸は通常心不全や心臓発作の患者に観察される．

CSAの管理は，呼吸器科医または睡眠内科医によって管理されるべきである．CSAの初期治療は原因または増悪因子に向けられるべきである．ほかの治療オプションとしては，陽圧呼吸療法（たとえばCPAPまたは順応型自動制御換気［Adptive servoventilation：ASV］），酸素投与および薬物療法などがある[7]．

睡眠関連低換気

睡眠関連低換気は，肺胞換気の減少（睡眠時酸素飽和低下や高炭酸ガス血症）の結果生じるとして特徴づけられる[1]．

危険因子とその経過

睡眠関連低換気には，突発性のものと肺実質または血管病理，下気道閉塞，肥満，神経筋または胸壁障害のような全身疾患の二次的に生じるものがある．二次的形態は突発性よりも非常に一般的である．

睡眠関連低換気の診断を下すために症状は必要ではないが，患者は，過度の日中傾眠，睡眠時覚醒あるいは不眠を報告するかもしれない．睡眠時低酸素血症のそのほかの経過には，肺高血圧や認知機能障害がある．OSAは，睡眠関連低換気と同時に存在するかもしれない[1]．肥満低換気症候群は肥満と覚醒時$PaCO_2$の上昇はあるがその他の既知の低換気の原因がみあたらないものとして特徴づけられている．この肥満低換気症候群は，低換気をともなわないOSAの場合と同様の臨床症状を有するかもしれない．しかしながら，低換気をともなわないOSAから肥満低換気症候群を鑑

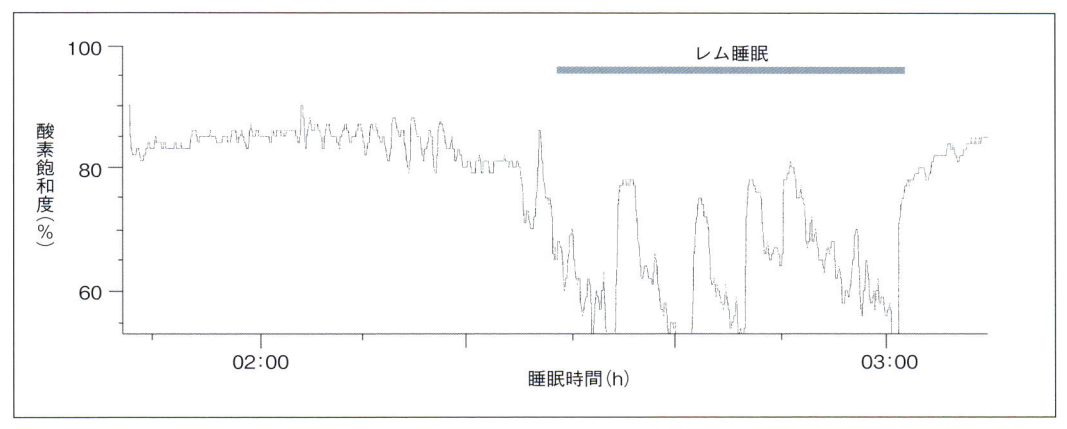

図4-3 睡眠関連低換気における酸素飽和度パターン．酸素飽和度のベースラインは低く(85％以下)，レム睡眠時はさらに低下(60％以下)する．

別することは，治療に影響することからも重要である[8]．

病態生理学的メカニズムはさまざまであり，突発性睡眠関連非閉塞性肺胞低換気あるいは先天性中枢性肺胞低換気症候群のような換気調節障害，神経筋または胸壁障害が原因である睡眠関連低換気のような肺力学的障害，およびこれらの因子の混合型が含まれる[1]．

診断と管理

終夜ポリソムノグラフィー測定時，睡眠関連低換気は，睡眠関連酸素飽和度低下（図4-3）および健常者にも認められる睡眠時に生じる$PaCO_2$の上昇以上の過剰な高炭酸ガス血症によって確認される．この状態は，筋緊張低下と覚醒機構が減少するレム睡眠時により多く記録される[1]．

睡眠関連低換気の管理は，呼吸器科医または睡眠内科医によって管理されるべきである．初期治療は原因または増悪因子に向けられるべきである．ほかの治療オプションとしては，BiPAP（Bilevel positive airway pressure）のような陽圧呼吸療法がある．

結論

睡眠関連呼吸障害は，睡眠時における呼吸異常により特徴づけられる障害の1つのグループである．広義の睡眠関連呼吸障害には，OSA症候群，CSA症候群，睡眠関連低換気症候群，全身疾患が原因である睡眠関連低換気，およびそのほかの睡眠関連呼吸障害が含まれる．原因となる症状に加え，これらの障害は長期間の有害な健康経過をたどるかもしれない．

睡眠関連呼吸障害のタイプを分類するための正確な診断は，管理するうえで重要である．これらの状態を鑑別するためには，一般的にポリソムノグラフィーが使用される．誤診や不適切な治療の危険性があるため，とくにUARS，CSA症候群，睡眠関連低換気症候群に関しては，簡易モニターによる検査の限界を強調しなければならない．たとえば心不全によるCSA，肺疾患や病的肥満による睡眠関連低換気などのように，ある合併症が

特定の睡眠関連呼吸障害の疑いを浮かび上がらせるかもしれない．

　歯科医師は，呼吸器科医または睡眠内科医と連携してこれらの病気を診断し管理すべきである．

参考文献

1. American Academy of Sleep Medicine. International Classification of Sleep Disorders, ed 2. Westchester, IL: American Academy of Sleep Medicine, 2005.
2. Young T, Peppard PE, Gottlieb DJ. Epidemiology of obstructive sleep apnea: A population health perspective. Am J Respir Crit Care Med 2002;165:1217-1239.
3. Guilleminault C, Stoohs R, Clerk A, Cetel M, Maistros P. A cause of excessive daytime sleepiness. The upper airway resistance syndrome. Chest 1993;104:781-787.
4. Pack AI. Advances in sleep-disordered breathing. Am J Respir Crit Care Med 2006;173:7-15.
5. Sleep-related breathing disorders in adults: Recommendations for syndrome definition and measurement techniques in clinical research. The Report of an American Academy of Sleep Medicine Task Force. Sleep 1999;22:667-689.
6. Flemons WW. Clinical practice. Obstructive sleep apnea. N Engl J Med 2002;347:498-504.
7. Yumino D, Bradley TD. Central sleep apnea and Cheyne-Stokes respiration. Proc Am Thorac Soc 2008;5:226-236.
8. Mokhlesi B, Kryger MH, Grunstein RR. Assessment and management of patients with obesity hypoventilation syndrome. Proc Am Thorac Soc 2008;5:218-225.

第5章
閉塞性睡眠時無呼吸(OSA)の病態生理学

Andrew S. L. Chan, MBBS, FRACP
Richard W. W. Lee, MBBS, FRACP
Gilles J. Lavigne, DMD, MSc, PhD, FRCD(C)
Peter A. Cistulli, MBBS, PhD, MBA, FRACP

閉塞性睡眠時無呼吸(Obstructive sleep apnea：OSA)は睡眠関連呼吸障害のうちもっとも頻度が高い疾患である．OSAにおける重大な異常とは，睡眠中に上気道で繰り返し起こる，完全もしくは不完全閉塞である[1]．本章では，OSAに関連する生理的特徴および病態生理学的機構について述べる．

上気道の構造と機能

上気道は骨構造(下顎骨，上顎骨，舌骨)と軟組織(舌，軟口蓋，旁咽頭の脂肪層，咽頭筋，咽頭側壁)より構成されている．上気道は4つの部分に分けることができる(図5-1)．すなわち，鼻咽腔(鼻甲介から硬口蓋まで)，中咽頭(上咽頭硬口蓋から口蓋垂先端まで)，口腔咽頭(口蓋垂先端から喉頭蓋先端まで)，下咽頭(喉頭蓋先端から声帯まで)である．

上気道が正常な機能(呼吸，嚥下，発声)を発揮するには，気道の開放と閉塞の両方の機能が必要である．硬口蓋から声帯までの上気道は伸縮自在であり機能を調節するとともに敏感な人ではOSAが発症する[2]．OSAでもっとも閉塞しやすいのは上咽頭であり，閉塞は通常ここから始まりほかの部位へ広がる．しかし，上気道のほかの部分

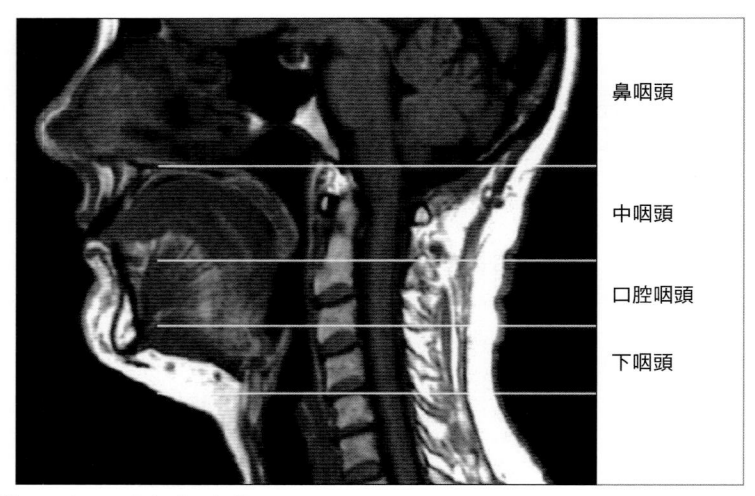

図5-1 MRI画像にみられる上気道の部位．

から閉塞が始まることもある[3]．

閉塞性睡眠時無呼吸(OSA)における解剖学的因子

　上気道の構造と機能には関連があり，上気道の解剖はOSAの病態生理学を考察するうえで重要である．小さな上気道はより閉塞しやすいという理学的性質がある．そのため，上気道の大きさと形態は上気道の閉塞に影響を及ぼしていると考えられる．CT，音響反射法，磁気共鳴画像検査法（MRI）などを含めた画像研究から，OSA患者の上気道の体積は，対照者に比べて小さいという事が明らかになっている（第8章参照）．大きさに付け加え，気道の形状の違いによる差異がある．いくつかの研究では，OSA患者の上気道長軸では前後径のほうが幅径より強く関連している傾向があると示唆している．しかしこれらの研究は，咽頭開大筋の活動が上気道開存の維持に寄与している覚醒時に行われている点に問題がある[3]．

　上気道開存の度合いは，気道閉塞と開放を促進させる機能因子とみなすことができる．これは圧力均衡の概念である．気道閉塞の因子には，吸気時，横隔膜により引き起こされた気道内陰圧および周囲にある外部組織の圧力が含まれる．気道開存を増幅させる因子は，咽頭壁の弾性や咽頭開大筋の収縮などである．OSAを引き起こす特殊な病態生理学的機構は個人により異なる．

　上気道閉塞に必要な気道圧は，臨界閉鎖圧として知られている．上気道は，健常者では咽頭開大筋が活動していないときも，$-5\,cmH_2O$の臨界閉鎖圧で開存状態を保っている．したがって健常者にとって気道閉塞に影響する力，すなわち気道外

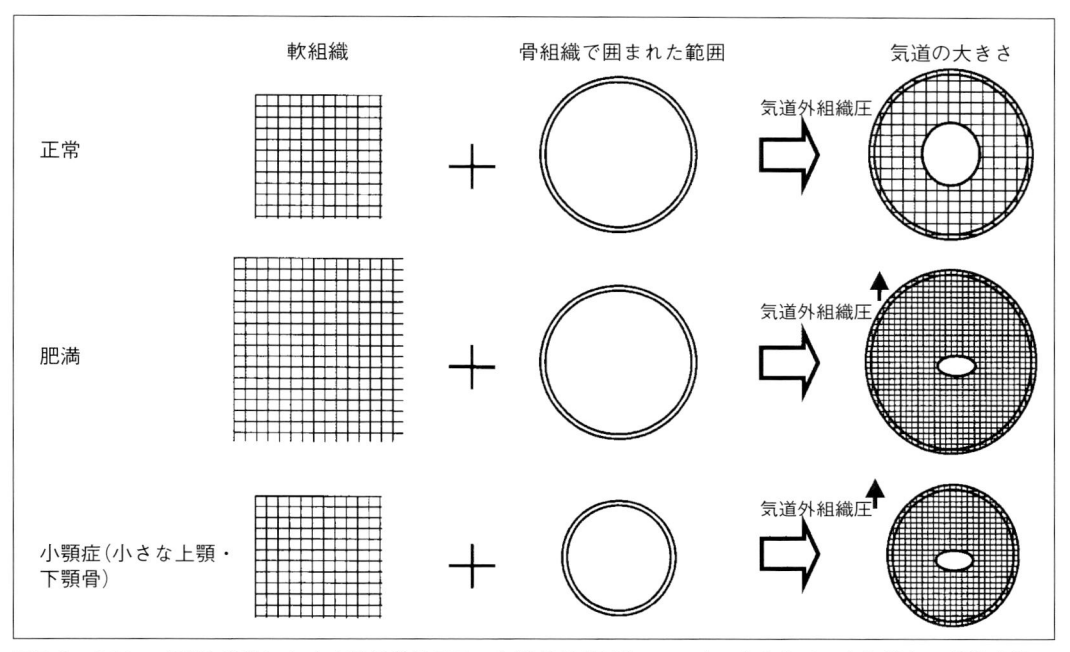

図5-2 OSAの病理生理学における解剖学的因子．気道外組織圧(P tissue)の大きさは，上気道との骨構成部の大きさの間の軟組織容量の関係により規定される(Watanabeらより許可を得て転載[14]).

組織圧は咽頭壁の弾力より低い．

　気道外組織圧は気道周囲軟組織と骨構造によって決められ，その大きさは上気道の軟組織量と骨構造の大きさとの相互作用よって決定される(図5-2)．OSA患者では，肥満者にみられるような軟組織の過剰，下顎後退症の場合にみられるような骨構造内の大きさの制限，もしくはこれらの複合したものが気道外組織圧の増加を引き起こし上気道の口径が減少する[4,5]．

　実験研究の結果，OSA患者では骨および軟組織構造の相違がみられ，OSAの解剖モデルを支持している．たとえばTreacher Collins Syndrome患者にみられる下顎後退や小下顎症などの頭蓋顎顔面形態異常にOSAは多い．

　OSA患者のX線規格写真による研究から，下顎長の短縮を含む，上顎骨の後退そして舌骨の低

位などの詳細な骨格異常を確認することができる．不正咬合などの骨格異常は，小児期の呼吸障害に関連する可能性があるとの仮説を設けることができる（第11章参照）．

MRIを用いた上気道の画像研究の結果，軟組織構造（舌，軟口蓋，咽頭側壁など）の容量はOSA患者ではより大きいことが明らかになっている（第8章参照）．このように，OSA患者が，骨格異常，軟組織異常，もしくはこれらの因子が複合することによって解剖学的にOSAになりやすい傾向にあるのは明らかである[3]．

閉塞性睡眠時無呼吸（OSA）における非解剖学的要因

解剖学的要因に加え，咽頭開大筋の活動と呼吸の中枢制御がOSAの病態生理学において重要である．咽頭開大筋は以下のグループに分類できる．すなわち舌骨の位置に影響をおよぼす筋（オトガイ舌骨筋，胸骨舌骨筋など），舌の筋群（オトガイ舌筋など），口蓋の筋群（口蓋帆張筋，口蓋帆挙筋など），下顎を前方に出す筋（内側，外側翼突筋など）である．これらの筋群のなかでオトガイ舌筋は最大である．

気道内陰圧は覚醒時に活性化された咽頭開大筋活動により生ずる上気道反射の主な制御因子である．コントロール群と比べてOSA患者では，オトガイ舌筋の活発な活動がみられることから，覚醒中，咽頭開大筋の活動は，上気道における解剖的欠如を代償する．しかし，この代償の効果は，睡眠中，とくにレム睡眠時における上気道反射や咽頭開大筋の筋活動低下時には実質的には軽微なものである．

脳幹に存在する呼吸制御中枢（generator）は，換気の自動制御に対して反応する．律動的な呼吸はpre-Bötzinger comlexのなかに存在しているペースメーカー細胞によって引き起こされる．ペースメーカー細胞は，脳幹内のほかの核により調整されている[6,7]．呼吸の律動は，化学受容体と肺および上気道から脳幹の神経回路への神経的入力により制御されている．末梢および中枢の感覚機構は，二酸化炭素（$PaCO_2$）と酸素（PaO_2）の濃度に敏感である．アセチルコリン，ノルエピネフリン，ヒスタミン，セロトニン，ドーパミンやそのほかを含むいくつかの神経伝達物質は，呼吸と換気の維持と制御に重要な役割を果たしている[6,7]．不安定な換気の制御はOSAの病態生理の因子になるであろう[8]．

そのほかのOSAの病態生理に寄与している因子としては，表面張力や上気道構造上の吸気努力により生じた尾側へ引っ張る効果である．いびきによって生じた上気道の外傷や炎症などは，感覚伝達網や上気道の神経筋反射などの機能障害を生ずる可能性がある[9]．

閉塞性睡眠時無呼吸（OSA）に対する病態生理学的機能と疫学的危険因子

いくつかの臨床研究結果から，OSAの病態生理学的機序に対する主要な危険因子が判明している．BOX5-1では，上気道閉塞に対する個々の解剖学的および非解剖学的危険因子と臨床的危険因子について概説している．OSAの主要な危険因子である肥満は，上気道周囲の脂肪沈着と肺活量が減少することから，上気道の閉塞性の増加を反映しているかもしれない．上気道機能不全に寄与する頭蓋顔面形態異常（顎顔面形態異常）と機序の重要性についてはすでに述べた．OSAに対する男性の疾病素因は，上気道周囲の脂肪の沈着が関連している．上気道の長さは男性においてより大きな傾向にあり，それは上気道の閉塞傾向に影響を与える因子である．男女間ではホルモンの相違によると思われるが，換気制御の安定性の違いは重要である．加齢にともない，上気道周囲の脂肪沈着と上気道の神経筋反射の悪化が現れてくる[2,3,5,8,10]．

遺伝的影響は，上気道の解剖，神経筋活動，換気制御安定性をおそらく決定し，家系的OSA集団を形成する．特定の人種グループにおけるOSAの発現では，遺伝は明白である．たとえば，アジア人のOSAでは特徴的な顎顔面（頭蓋顔面）形態がみられる．一方，アフリカ系アメリカ人のOSAは上気道の軟組織の増大が重要である．遺

Box 5-1 　上気道閉塞を起こしやすくする因子とOSAの発症に関与する因子

- 骨構成部分の大きさの制約
  - 下顎の劣成長もしくは後方位
  - 上顎劣成長もしくは後方位
- 軟組織量の増加
  - 上気道周囲の脂肪の沈着(例，肥満者)
  - 舌の増大(肥大)(巨大舌)
  - 軟口蓋の増大(肥大)
  - 咽頭側壁の肥厚
  - 扁桃やアデノイドの増大(肥大)
  - 咽頭の炎症や浮腫
- 咽頭の伸展性(compliance)の増加
- 咽頭開大筋活動の減少
  - 化学受容体活動の減弱(低下)
  - 上気道神経筋活動の減弱(低下)
  - 咽頭開大筋の強度と持久力の減弱(低下)
- 肺活量(肺容量)の低下
- 換気制御の不安定
- 表面張力の低下
- ホルモンの要素(要因)
  - テストステロンの存在(例，男性またはテストステロンの補充)
  - プロゲステロンの欠如(例，閉経)
  - 内分泌異常(例，甲状腺機能低下症もしくは末端肥大症)

伝学的手法はOSAの発生原因の調査と臨床症状の研究に対して潜在能力を有する．それらは，OSAのスクリーニングの手段としての役割があるかもしれない[11]．

結論

　OSAにおける重要な異常は，睡眠中に生ずる反復する上気道の部分的および完全な閉塞である．これは骨格的異常，軟組織の異常，もしくはこれらの複合した要因によって惹起された上気道の解剖学的なものに起因していると考えられる．しかし，上気道の神経筋反射，肺活量，換気制御の安定性や表面の張力などそのほかの要因も働いている．

　OSAは，長年の生活習慣による有害な健康状態(高血圧，代謝異常，心血管疾患，神経認知障害や交通事故など)[12]に関与しているため公衆衛生上大きな問題となる．OSAの治療は，症状を軽減する努力と生活習慣を改め，高血圧，代謝異常などの健康被害を緩和させる試みを含め，上気

道閉塞に関与する特異な病態生理的過程を目標として行う必要がある．

参考文献

1. Cistulli PA, Sullivan CE. Pathophysiology of sleep apnea. In: Saunders NA, Sullivan CE (eds). Sleep and Breathing, ed 2. New York: Dekker, 1994:405-448.
2. Ayappa I, Rapoport DM. The upper airway in sleep: Physiology of the pharynx. Sleep Med Rev 2003;7:9-33.
3. Ryan CM, Bradley TD. Pathogenesis of obstructive sleep apnea. J Appl Physiol 2005;99:2440-2450.
4. Watanabe T, Isono S, Tanaka A, Tanzawa H, Nishino T. Contribution of body habitus and craniofacial characteristics to segmental closing pressures of the passive pharynx in patients with sleep-disordered breathing. Am J Respir Crit Care Med 2002;165:260-265.
5. White DP. Pathogenesis of obstructive and central sleep apnea. Am J Respir Crit Care Med 2005; 172:1363-1370.
6. Doi A, Ramirez JM. Neuromodulation and the orchestration of the respiratory rhythm. Respir Physiol Neurobiol 2008;164:96-104.
7. McCrimmon DR, Mitchell GS, Alheid GF. Overview: The neurochemistry of respiratory control [editorial]. Respir Physiol Neurobiol 2008;164:1-2.
8. Horner RL. Pathophysiology of obstructive sleep apnea. J Cardiopulm Rehabil Prev 2008;28:289-298.
9. Kimoff RJ, Sforza E, Champagne V, Ofiara L, Gendron D. Upper airway sensation in snoring and obstructive sleep apnea. Am J Respir Crit Care Med 2001;164:250-255.
10. Eckert DJ, Malhotra A. Pathophysiology of adult obstructive sleep apnea. Proc Am Thorac Soc 2008; 5:144-153.
11. Polotsky VY, O'Donnell CP. Genomics of sleep-disordered breathing. Proc Am Thorac Soc 2007;4: 121-126.
12. Pack AI. Advances in sleep-disordered breathing. Am J Respir Crit Care Med 2006;173:7-15.

第6章
閉塞性睡眠時無呼吸（OSA）の長期的帰結

Craig L. Phillips, PhD
Keith Wong, MBBS, PhD

臨床において，閉塞性睡眠時無呼吸（obstructive sleep apnea：OSA）患者は眠気をともなう中心性肥満を呈することが多い．精密検査では，しばしば，心血管代謝や神経行動機能の障害を示す異常値がならぶ．心血管代謝異常には，高血圧，高血糖，高脂血症が，神経行動機能障害には，過度の日中傾眠，情動変化，記憶の定着障害が含まれる．

横断・縦断研究からの実質的証拠は，OSAが心血管代謝や神経行動機能を低下させることを示唆している．これらを関連づけるさらなる論拠として，OSAの治療による心血管代謝や神経行動機能の改善が挙げられる．また，いくつかの観察研究は，OSAの治療が，罹患率や死亡率の低下と関連していることを示している．本章では，OSAの心血管代謝異常や神経行動機能低下に対する影響の疫学的・反応機構的根拠についてまとめる．

長期心血管系の帰結

疫学的根拠

横断・縦断研究の多くは，OSAと冠動脈疾患（coronary artery disease：CAD），卒中発作の発現が強く関連していると報告している．

一連の研究において[1]，スウェーデンの研究者らは，CADをともなうOSA患者は，ほかの要因とは関係なく，それらの発現率が高くなることを示した．OSAが未治療であった場合，OSAをともなわないCAD患者と比較し，心血管死亡のリスクは高くなり，CADの診断のついていないOSA患者では，持続陽圧呼吸療法（continuous positive airway pressure：CPAP）による治療を行わなかった場合，7年以上の追跡調査で，あらたにCADを発症するリスクが増加することがわかった．

スペインの10年のコホート研究は，未治療の重症OSA患者（AHI［apnea hypopnea index］＞43 events/hour）における，致命的・非致命的な心血管発作のリスクは，健常者と比較しやや高いこと，対照的に，CPAP治療を受けた重症OSA患者では，健常者が経験する発作回数と同等まで，有意に減少したと報告している．この研究は，OSAが病状悪化や死亡率にかかわる心血管リスクを増加させると報告した初めての大規模コホート研究である．しかしながら，この研究は前向き研究であるものの，スリープクリニックからの患者だけを対象としているため，紹介バイアスを含んでいる可能性があり，一般集団を反映しているとは言い難い．また，治療法のランダム割り付けも行われておらず，患者は，減量や定期的な運動，禁煙など，好ましい生活様式・習慣を併行して継続していたかもしれない．

アメリカのコホート研究は，調査開始時のOSAの状態と平均3.4年後の卒中発作・死亡について調査した[3]．この研究は，OSAについて何の介入も行っていないが，高血圧を含むほかのリスクファクターに関係なく，何らかの原因でOSAが卒中発作もしくは死亡のリスクに関係していると示唆している．しかしながら，この研究もまた，来院患者を対象としているため，患者選択バイアスがある可能性が高い．一方，患者を用いた研究の結果を一般集団にあてはめる際には，取り込み・除外基準による影響を考慮する必要がある．

上記の臨床研究は別として，オーストラリアとアメリカから報告された，最近の2つの地域ベース・コホート研究は，罹患率や死亡率に対するOSAの影響をさらに裏づけている．オーストラリアBusseltonのコホート研究は，簡易型在宅無呼吸検査装置により，中等度から重度のOSAと診断された患者において，14年後，原因を問わない死亡のリスクが，やや増加したと報告している（調整危険率：6.24）．すなわち14年後の死亡率は，軽度OSAの7.7％，OSAでないものの6.5％に対して，中等度から重度のOSAでは33％であった[4]．

オーストラリアの報告と同様に，Wisconsin Sleep Cohort Study[訳注1]における平均13.8年の追跡調査では，調査開始時に重度のOSA患者（AHI＞30）であったものは，総死亡率や心血管死亡率のリスクが，OSAでないものよりも高いと報告している（調整危険率：3.8，5.2）[5]．これらの所見は，これまでに挙げられているリスクファクターとは独立して，OSAが総死亡率や血管死亡率の素因的危険因子であるという，初めての地域ベースの証拠となった．しかしながら，軽度のOSAが有意な心血管リスクとなるかについては，まだ明らかではない．

疾患の反応機構

中心性肥満の集団は，メタボリックシンドロームで特徴づけられるように（図6-1），OSA患者における罹患率・死亡率の増加には，高血圧や耐糖能低下，異脂肪血症の関与が考えられる．実際に，いくつかの研究データは，OSAとメタボリックシンドロームの所見・有病率との間に，それぞれ独立した関連性を示唆している[6]．また，OSAは最終的にⅡ型糖尿病の発症と関係する可能性もあるとしている．

OSAは，メタボリックシンドロームの構成疾患である高血圧と強い関連性がある．疫学的証拠は，OSAの重症度と関連していることを示唆している[7]．さらに，いくつかのランダム化比較試験は，CPAPもしくは下顎前方保持装置によるOSAの治療により，血圧が低下することを示している．しかしながら，その効果はごくわずかで（約2〜3 mmHg）[8]，OSAの重篤度（AHI），症状（眠気），治療に対する適応性など，さまざまな要件により変化が生じるものと考えられる[9]．

しかしながら，高血圧との関連性とは対照的にOSAを治療したことによるメタボリックシンドロームの高血圧以外の構成疾患への影響を検討した比較的よくデザインされた短期間の研究では何ら影響を示すことができていない．これらには，2つの無作為化試験が含まれており，1つはインスリン抵抗性に対するOSA治療の効果（Ⅱ型糖尿病患者と対象群），もうひとつは，すべてのメタボリックシンドロームの構成疾患について検討している[10]．これらの研究の否定的な結果は，Ⅱ型糖尿病の進行にOSAが関与していないとする，Wisconsin Sleep Cohort Studyにおける4年間の疫学的データによっても裏づけられる[11]．しかし

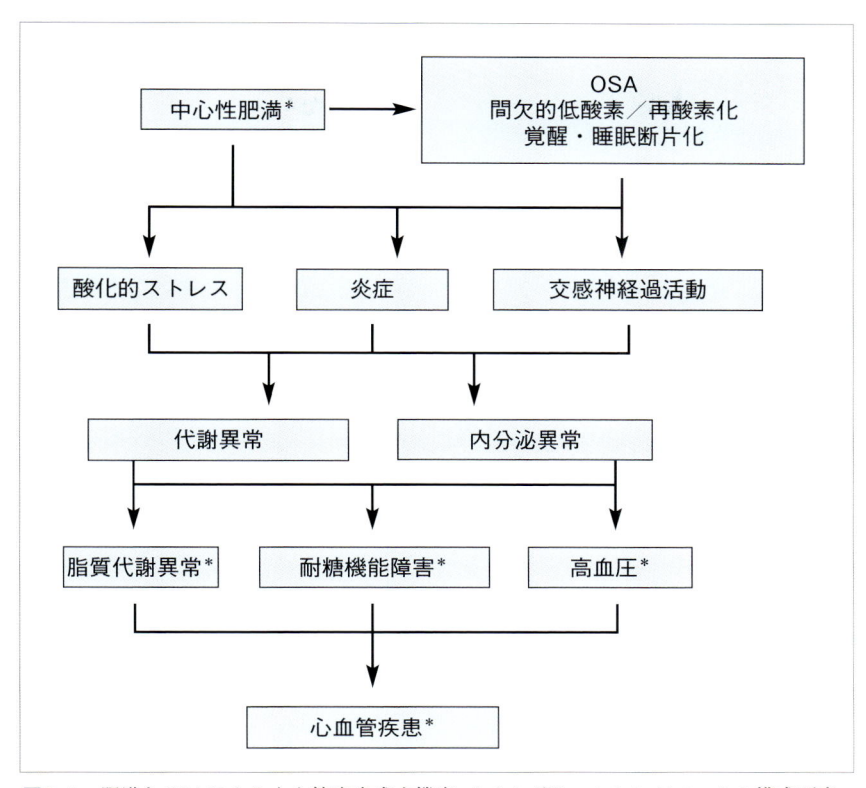

図6-1 肥満とOSAによる心血管疾患成立機序．＊メタボリックシンドロームの構成要素．

ながら，OSA治療が長期にわたって良好なコンプライアンスで行われていると，糖・脂質代謝が改善しうることが示唆されており[10]，この点に関しては，さらなる検討が必要である．

反応機構とは関係なく，OSAの構成要素（低酸素と睡眠断片化，または，そのいずれか）が，心血管代謝異常に与える最大の影響については明らかでない．Cleveland Family Study[訳注2]は，睡眠覚醒と高血圧に強い関連性を認め，一方で，耐糖能異常が低酸素血症と密接な関係があると報告している[12]．これに対し，Sleep Heart Health Study[訳注3]は，低酸素症は心血管疾患（cardio-vasclar diseses：CVD）自体を発症させる重要な因子であると報告している[13]．OSA患者における心血管疾患の発症に，低酸素血症や覚醒，睡眠障害のそのほかの側面がどのように関係しているかについて，今後，さらなる検討が必要である．

長期神経行動機能の帰結

脳に対するOSAの影響は，睡眠中の反復性の呼吸イベントによる，睡眠断片化と間欠性の低酸素状態が合併したことによると考えられている．認知機能障害のパターンを調査した研究では，小さいサンプルサイズであったり，認知機能の評価

方法が異なるために，統一した見解は得られていない[14]．

認知障害のもっとも一般的なパターンは，不眠症，記憶と実行機能にかかわるものが確認されている[15]．最初の2つの項目は傾眠の一般的な症状と関連し，最後の項目は精神の柔軟性や計画性，問題解決性を示す．この障害のパターンは，不眠の影響による，前頭前皮質の過敏化から生じると考えられる[16]．OSA患者の臨床評価において，神経行動機能の調査がルーチンで行われていないことに注目しなければならない．未治療のOSA患者では，リスクが2～10倍増加するとの報告があるにもかかわらず，そのような調査が，交通事故などの重要な結果に対する信頼性の高い予測因子であることは明らかにされていない[17]．

現在行われている，より包括的で標準化された大規模ランダム化試験は，認知障害の性質，最善の評価法，そしてOSA治療で回復できる認知障害の範囲を考えるうえで，さらなる知見を提供する可能性がある[18, 19]．これまでの文献は，OSA治療が眠気を減少させることを示しているが[20]，いくつかの研究では，CPAPによる治療後の認知障害の回復は不完全であることが示唆されている[21]．これは，長期にOSAが未治療であったことによる不可逆的な変化やそのほかの共存疾患と関連しているのかもしれない．

不完全な回復という事象は，最適とは言えないOSA治療による可能性があるが，慢性的な間欠性低酸素状態に継発する，不可逆的な脳の損傷による可能性もある[21]．OSA患者における卒中発作リスクの増加を示した前向き疫学研究は別として[2]，小規模の脳画像研究は，対照群と比較して，OSA患者における灰白質の損失を指摘している[22]．加えて，CPAPによる治療後にも持続性の傾眠をともなう患者における，前頭葉のポジトロン断層法（PET）から，糖代謝異常が明らかになった[23]．

OSAの神経行動機能の影響は，小児においても，潜在的な長期的帰結があるかもしれない．多くとも，学齢に達した小児の5％は，ポリソムノグラフィーでOSAと判定され，問題行動の増加や学力低下と関連が指摘されている[24]．

結論

とくに重篤なOSAが，心血管代謝や神経行動学的異常を悪化させることを示唆する根拠はある（表6-1）．観察的コホート研究により強い根拠を持ったデータがもたらされてきたが，これらには選択バイアス，既知の交絡因子を調整するための対照群の欠如や少数，短期間によるランダム化比較試験といった落とし穴があることを強調しておくべきであろう．十分な被験者数の確保されたランダム化比較試験と既知の危険因子の影響が制御されるにより，これらの問題に，適切に対処することが可能である．現時点で，継続中の研究は，心血管代謝および神経行動機能の両面からOSAの長期的帰結を明らかにしようとしている．

訳注1：Wisconsin Sleep Cohort Studyとは，ウィスコンシン州で1988年より行われている睡眠呼吸障害のナチュラルヒストリーに関する一般集団を用いた前向きコホート研究である．

訳注2：Cleveland Family Studyとは，クリーブランドで1990年より行われているOSAのナチュラルヒストリーに関する遺伝的疫学コホート研究である．

訳注3：Sleep Heart Health Study（SHHS）とは，心血管疾患発症のリスクファクターとしてOSAと睡眠呼吸障害を調査した多施設合同の前向きコホート研究である．

参考文献

1. Peker Y, Carlson J, Hedner J. Increased incidence of coronary artery disease in sleep apnoea: A long-term follow-up. Eur Respir J 2006;28:596-602.
2. Marin JM, Carrizo SJ, Vicente E, Agusti AG. Long-term cardiovascular outcomes in men with obstructive sleep apnoea-hypopnoea with or without treatment with continuous positive airway pressure: An observational study. Lancet 2005;365:1046-1053.

参考文献

表6-1　OSAと心血管疾患，メタボリックシンドローム，神経行動機能障害の因果関係

効果	オッズ比 （95%CI）	論文
心血管		
心血管疾患に付随する高血圧	2.89（1.46～5.64）	Peppardほか[7]
冠状動脈障害	1.27（0.99～1.62）	Shaharほか[25]
脳卒中発作	3.08（0.74～12.81）	Arztほか[26]
鬱血性心不全	2.38（1.22～4.62）	Shaharほか[25]
メタボリック		
空腹時血糖異常	1.35（1.04～1.76）	Stamatakisほか[27]
糖尿病	2.3（1.28～4.11）	Reichmuthほか[11]
神経行動機能障害		
自動車事故	7.2（2.4～21.8）	Teran-Santosほか[28]
労働災害	2.2（1.3～3.8）	Lindbergほか[29]
偶発的抑うつ（うつ病）	2.6（1.7～3.9）	Peppardほか[30]
死亡率		
全原因*	3.0～4.4	Marshallほか,[4] Youngほか[5]
心血管疾患	2.87（1.17～7.51）	Marinほか[2]

*危険率（オッズ比の変わり）

3. Yaggi HK, Concato J, Kernan WN, Lichtman JH, Brass LM, Mohsenin V. Obstructive sleep apnea as a risk factor for stroke and death. N Engl J Med 2005;353:2034-2041.
4. Marshall NS, Wong KKH, Liu PY, Cullen S, Knuiman MK, Grunstein RR. Sleep apnea as an independent risk factor for all-cause mortality: The Busselton Health Study. Sleep 2008;31:1079-1085.
5. Young T, Finn L, Peppard P, et al. Sleep-disordered-breathing and mortality: Eighteen-year follow-up of the Wisconsin Sleep Cohort. Sleep 2008;31:1071-1078.
6. Coughlin SR, Mawdsley L, Mugarza JA, Calverley PMA, Wilding JPH. Obstructive sleep apnoea is independently associated with an increased prevalence of metabolic syndrome. Eur Heart J 2004;25:735-741.
7. Peppard PE, Young T, Palta M, Skatrud J. Prospective study of the association between sleep-disordered breathing and hypertension. New Engl J Med 2000;342:1378-1384.
8. Bazzano LA, Khan Z, Reynolds K, He J. Effect of nocturnal nasal continuous positive airway pressure on blood pressure in obstructive sleep apnea. Hypertension 2007;50:417-423.
9. Phillips CL, Cistulli PA. Obstructive sleep apnea and hypertension: Epidemiology, mechanisms and treatment effects. Minerva Med 2006;97:299-312.
10. Tasali E, Ip MSM. Obstructive sleep apnea and metabolic syndrome: Alterations in glucose metabolism and inflammation. Proc Am Thorac Soc 2008;5:207-217.
11. Reichmuth KJ, Austin D, Skatrud JB, Young T. Association of sleep apnea and type II diabetes: A population-based study. Am J Respir Crit Care Med 2005;172:1590-1595.
12. Sulit L, Storfer-Isser A, Kirchner HL, Redline S. Differences in polysomnography predictors for hypertension and impaired glucose tolerance. Sleep 2006;29:777-783.

13. Punjabi NM, Newman AB, Young TB, Resnick HE, Sanders MH. Sleep-disordered breathing and cardiovascular disease: An outcome-based definition of hypopneas. Am J Respir Crit Care Med 2008;177:1150-1155.
14. Beebe DW, Groesz L, Wells C, Nichols A, McGee K. The neuropsychological effects of obstructive sleep apnea: A meta-analysis of norm-referenced and case-controlled data. Sleep 2003;26:298-307.
15. Aloia MS, Arnedt JT, Davis JD, Riggs RL, Byrd D. Neuropsychological sequelae of obstructive sleep apnea-hypopnea syndrome: A critical review. J Int Neuropsychol Soc 2004;10:772-785.
16. Harrison Y, Horne JA. The impact of sleep deprivation on decision making: A review. J Exp Psychol Appl 2000;6:236-249.
17. George CFP. Sleep apnea, alertness, and motor vehicle crashes. Am J Respir Crit Care Med 2007;176:954-956.
18. Decary A, Rouleau I, Montplaisir J. Cognitive deficits associated with sleep apnea syndrome: A proposed neuropsychological test battery. Sleep 2000;23:369-381.
19. Kushida CA, Nichols DA, Quan SF, et al. The Apnea Positive Pressure Long-term Efficacy Study (APPLES): Rationale, design, methods, and procedures. J Clin Sleep Med 2006;2:288-300.
20. Giles TL, Lasserson TJ, Smith BH, White J, Wright J, Cates CJ. Continuous positive airways pressure for obstructive sleep apnoea in adults. Cochrane Database Syst Rev 2006;3:CD001106.
21. Black J. Sleepiness and residual sleepiness in adults with obstructive sleep apnea. Respir Physiol Neurobiol 2003;136:211-220.
22. Macey PM, Henderson LA, Macey KE, et al. Brain morphology associated with obstructive sleep apnea [comment]. Am J Respir Crit Care Med 2002;166:1382-1387.
23. Antczak J, Popp R, Hajak G, Zulley J, Marienhagen J, Geisler P. Positron emission tomography findings in obstructive sleep apnea patients with residual sleepiness treated with continuous positive airway pressure. J Physiol Pharmacol 2007;58(suppl 5pt 1):25-35.
24. Beebe DW. Neurobehavioral morbidity associated with disordered breathing during sleep in children: A comprehensive review. Sleep 2006;29:1115-1134.
25. Shahar E, Whitney CW, Redline S, et al. Sleep-disordered breathing and cardiovascular disease: Cross-sectional results of the Sleep Heart Health Study. Am J Respir Crit Care Med 2001;163:19-25.
26. Arzt M, Young T, Finn L, Skatrud JB, Bradley TD. Association of sleep-disordered breathing and the occurrence of stroke. Am J Respir Crit Care Med 2005;172:1447-1451.
27. Stamatakis K, Sanders MH, Caffo B, et al. Fasting glycemia in sleep disordered breathing: Lowering the threshold on oxyhemoglobin desaturation. Sleep 2008;31:1018-1024.
28. Terán-Santos J, Jiménez-Gómez A, Cordero-Guevara J. The association between sleep apnea and the risk of traffic accidents. Cooperative Group Burgos-Santander. N Engl J Med 1999;340:847-851.
29. Lindberg E, Carter N, Gislason T, Janson C. Role of snoring and daytime sleepiness in occupational accidents. Am J Respir Crit Care Med 2001;164:2031-2035.
30. Peppard PE, Szklo-Coxe M, Hla KM, Young T. Longitudinal Association of sleep-related breathing disorder and depression. Arch Intern Med 2006;166:1709-1715.

第7章
閉塞性睡眠時無呼吸(OSA)の診断に対する臨床的アプローチ

Richard W. W. Lee, MBBS, FRACP
Andrew S. L. Chan, MBBS, FRACP
Peter A. Cistulli, MBBS, PhD, MBA, FRACP

閉塞性睡眠時無呼吸(Obstructive sleep apnea:OSA)症候群は，反復する完全あるいは部分的気道の閉塞，酸素飽和度の低下，および睡眠断片化で特徴づけられる状態であり，いびき，無呼吸や強い日中傾眠といった症状をともなう．その高い罹患率にもかかわらず，社会での病状の認識はいまだ低く，OSAに悩む人の大部分は未診断のままである[1]．臨床医は，とくに第4章や第5章(BOX7-1)で示すような危険性が増大した状態を持つ患者では，OSAを疑うべき指標について理解しておく必要がある．診断は，病歴や睡眠呼吸障害の存在をみる客観的検査とともに身体的検査所見をもとに行うべきである[2,3]．

Box 7-1　OSAのリスクファクター

不変的もの
- 加齢
- 男性
- 閉経
- 人種
- 遺伝

潜在的に変化しうるもの
- 肥満
- 頸および内臓の脂肪分布
- 頭蓋顔面異常
- 上気道部軟組織異常
- アルコール摂取

関連症状(例)
- 甲状腺機能低下症
- 末端肥大症
- ダウン症候群
- マルファン症候群

7 | 閉塞性睡眠時無呼吸(OSA)の診断に対する臨床的アプローチ

単に疲れているときと比べて，つぎに示す状況では，どのくらい居眠りや眠り込んでしまうことがありますか？ これは，最近でのあなたの日常生活を参考にしてください．もし最近これらのことを行っていない場合は，どのくらいあなたに影響するか考えてやってみてください．それぞれの状況に対してもっとも適当な数字をつぎの指標から選択して下さい．

0 = 眠ってしまうことはない
1 = たまに眠ってしまう
2 = しばしば眠ってしまう
3 = ほとんど眠ってしまう

状況	眠気の状況
座って何かを読んでいるとき	＿＿＿
テレビを観ているとき	＿＿＿
公共の場で静かに座っている(劇場や会議など)	＿＿＿
乗客として1時間続けて自動車に乗っているとき	＿＿＿
午後になって，休息をとって横になることが許されているとき	＿＿＿
座って人と話をしているとき	＿＿＿
昼食を摂った後(飲酒なし)静かに座っているとき	＿＿＿
車の運転中で，数分間止まっているとき	＿＿＿

図7-1 エプワース眠気尺度．10点以上で過度の日中傾眠がある．16点以上のスコアで強い日中傾眠が示唆される(John[5]の許可を得て転載)

臨床的評価

いびき

いびきはOSA患者の95％にみられる特徴的な症状である．患者は，スリープパートナー(睡眠同伴者)や家族に指摘されないかぎり，自身のいびきには気づかないことが多い．いびきが大きく破壊的になると，社交関係の不調和をまねいてしまう．一般に，いびきは中年の男性あるいは女性でそれぞれ60％，50％にみられ，OSA症候群の有病率より有意に高い[4]．いびきの欠如はOSAではめずらしいが，それだけでOSAを除外できない．いびきは社会的に高頻度のため，いびきの存在だけでOSAを予知するのは難しい．このためほかの臨床的な特徴を考えるべきである．

無呼吸

無呼吸の存在はOSAのもっとも特徴的症状である．息が止まっていることはスリープパートナー(睡眠同伴者)にとって気になる症状であるが，就寝時に息が止まっているという症状について信頼できる話を聞くことは難しい．患者はこの症状に気づかないことが多いが，ときどき夜間の息詰まり(窒息感)で目を覚ましたと報告することがある．無呼吸は女性の間で報告されることは少ないようであるが，OSAのない人の間で報告されることがある．

強い日中傾眠

OSA患者にみられる日中傾眠は，微小覚醒によって引き起こされる睡眠断片化に関連している．強い日中傾眠は，主観性の強い症状であり，しばしば実際にはより過小に報告される．眠気は一般の人々でも高頻度(20％〜30％)に報告される

ので，この症状だけではOSAの予知因子とはならない．さらに，日中傾眠とOSAの重症度との関連は認められないことが多い．眠気と無気力や疲労感といった症状との区別は，鑑別診断を行ううえでも大切である．日中傾眠の評価は，睡眠傾向を図る質問票からなるエプスワース眠気尺度を用いることがもっとも一般的である（図7-1）[5]．（最大24点のうち）10点以上のスコアであれば日中傾眠が認められ，16点以上のスコアで強い日中傾眠を示す．しかしながら，OSAのない対象者であっても2～10点の広い範囲のスコアを示す[5]．日中傾眠に関する客観的な睡眠検査には，Multiple Sleep Latency Test（MSLT）やMaintenance of Wakefulness Test（MWT）があるが，これらは時間もかかるし高価である．

ほかの夜間および昼間の症状

OSAはまたさまざまな夜間あるいは昼間の症状を示す（Box7-2）．これらの症状は一般にOSAに特異的なものではないが，これらの症状が患者に及ぼしている影響の徴候としてとらえることができる．

肥満

肥満あるいはボディマスインデックス（Body Mass Index：BMI）とOSAとの関連については十分に根拠づけられている．BMIは体重を身長の2乗で除することで求められる．睡眠外来の患者では，28%はBMI30kg/m²以上，47%はBMI26～30kg/m²であった[6]．とくに，中心性肥満として知られる首やウエスト周りの脂肪沈着はとくに重要である．頚と腰の両方の周径はOSAの強い予知因子となる[6,7]．一般に肥満の程度はOSAの可能性や重症度と正の相関を示すが，OSA発症の閾値となるような首あるいは腰の周径の単一値は存在しない．

頭蓋顔面および口腔咽頭の解剖

頭蓋顔面の因子は，個々における気道狭窄やOSA発症の予知を可能とする．下顎後退や上

Box 7-2　OSAの症状および徴候

症状
- いびき
- 無呼吸の指摘
- 過度の日中傾眠
- 夜間の息詰まり
- 熟眠感が得られない
- 睡眠の質の低下
- 不眠
- 起床時頭痛
- 集中力の欠如
- 記憶力の減退
- 夜間頻尿
- インポテンツ
- 不安および抑うつ（うつ病）
- 食道逆流

徴候
- 肥満
- 頚周りの増大
- 腰周りの増大
- 下顎後退
- 上顎狭窄
- オーバージェット
- オーバーバイト
- 扁桃肥大
- 巨舌
- 口腔咽頭狭小化（Mallampati分類）
- 軟口蓋の紅斑と浮腫
- 鼻閉
- 高血圧

顎劣成長，舌骨の低位，および頭蓋底の異常はOSA患者のセファロメトリーでもっとも一般的にみられる所見である（第8章参照）[8～10]．臨床検査ではこのような頭蓋顔面の因子を評価する必要がある（Box7-2参照）．

扁桃肥大，巨舌症，口腔咽頭の狭小化，浮腫，および軟口蓋の紅斑はOSAやいびきと関連する軟組織異常である．口腔咽頭での閉塞レベルはMallampati分類改変（図7-2）で評価できる[11]．鼻閉はしばしば憎悪因子となるので評価しておくべきである．

7 | 閉塞性睡眠時無呼吸(OSA)の診断に対する臨床的アプローチ

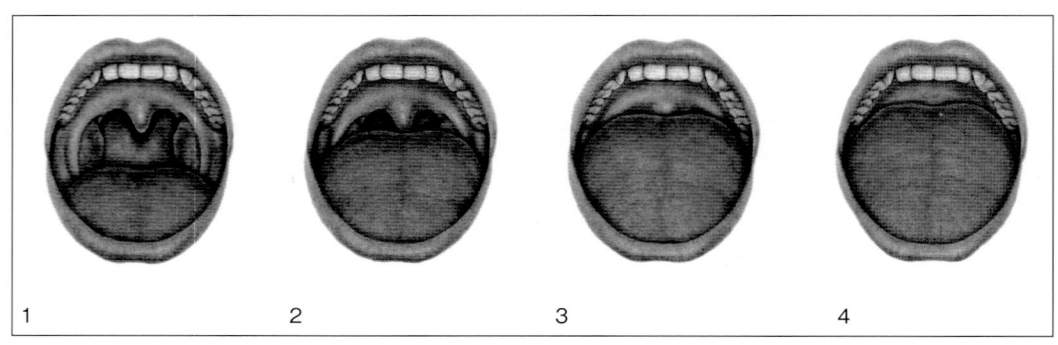

図7-2 Mallampati分類改変．口のなかで舌を安静にした状態で，患者の口を大きく開けて口腔咽頭の狭さをみる．（Class 1）扁桃や口蓋弓および軟口蓋がしっかりとみえる．（Class 2）口蓋垂，口蓋弓および上極がみえる．（Class 3）軟口蓋の一部だけがみえて，扁桃，口蓋弓および口蓋垂基部はみえない．（Class 4）硬口蓋しかみえない（Friedmanら[11]より許可を得て転載）．

関連する共存症状

高血圧の既往，心血管疾患，脳卒中，糖尿病，および甲状腺疾患は病歴から聞き出しておくべきである．これらのいくつかはOSAを引き起こしたり，重要な増悪因子であるので，身体的診査の間にこのような状態が存在しないか診ておくべきである．

診断的検査

質問票と臨床的予知モデル

通常，臨床的な評価だけではOSAの診断は適当でないが，OSA症状と予知アルゴリズムの危険因子とを組み合せて行うことで，診断精度を上げることができるだろう．これらの質問票やモデルは，一般に正式な診断テストが行われた大きな母集団を対象として発達してきた．このような手段の多くは価値あるものであるが，もっとも一般的に使用されているものは，ベルリン質問票や多変量無呼吸予知指標（multivariable apnea prediction index：MAPI）[12,13]（表7-1）である．このような質問票は，性別，年齢，いびき，BMI，閉塞の頻度や高血圧の存在といった臨床情報を組み込んでいる．

予知モデルは高い感度（76％〜96％）を持っているが，特異度は低い（13％〜54％）[14]．OSA患者は普通正確にみつけられるが，非OSA患者の場合，ある比率でOSA患者と誤って診断される場合がある．このため，このような予知モデルは除外診断としての役割があるであろうが，日常診療でルーチンに使用することは制限すべきである．予知モデルに口腔計測（口蓋高，オーバージェットや臼歯間距離）を取り入れることはOSAに対するスクリーニング法として臨床的に有効かもしれない[15]．このような質問票やモデルの精度は，使用される状況（たとえば地域社会，プライマリケアあるいはスリープクリニックなど）によって意義が違ってくるであろう．

表7-1　OSAに対する質問票および臨床予測モデル

研究	臨床的予測因子	モデルの特徴*
Friedmanら[11]	BMI，扁桃サイズ，およびMallampati分類改変	PPV：90% NPV：67%
Maislinraら（MAPI）[12]	無呼吸指数，年齢，性別，およびBMI	ROC曲線以下の領域：0.7
Netzerら（ベルリン質問票）[13]	いびき，無呼吸の指摘，日中傾眠，高血圧および肥満	感度：86% 特異度：77%
Kushidaら[15]	BMI，頸周り，軟口蓋高，上下顎臼歯間距離，およびオーバージェット	感度：97.6% 特異度：100%
Tsaiら[17]	輪状オトガイ腔，咽頭グレードおよびオーバーバイト	感度：40% 特異度：96%

*報告されているモデルの特徴のタイプは研究によって異なる．（BMI）ボディマスインデックス；（Receiver operating characteristic：ROC）受信者動作特性曲線；（Positive predictive value:PPV）陽性予測値；（Negative precictive value:NPV）陰性予測値．

ポリソムノグラフィー

　睡眠検査室で行われるポリソムノグラフィーは，OSAを診断するためのゴールドスタンダードである．これは，脳波計，眼電図，筋電計，鼻気流（鼻腔圧カニューレによる計測が望ましい），口腔気流（サーミスタ），努力呼吸，酸素飽和度，体位，および心電計などの最低12チャンネルの睡眠および呼吸に関連した計測を終夜記録するものである[16]．記録は，訓練された睡眠技師によって起こったことを手動でスコアリングされることが求められ，睡眠専門医によって臨床状態を考慮しながら結果の分析が行われる．検査では，無呼吸の頻度（10秒以上の完全な気流の停止）および低呼吸（覚醒に関連あるいは無関連の3％以上の酸素飽和度の低下をともなう10秒以上の呼吸あるいは胸腹部の動きの減少）がモニターされる．1時間の睡眠あたり計5回以上起こればOSAと診断される．とくに低呼吸に関してはスコアリングの定義にばらつきがある．

　睡眠時無呼吸症の重症度は，無呼吸低呼吸指数（Apnea-hypopnea index：AHI）によって評価されるが，このほかにも酸素飽和度の低下の度合いや睡眠断片化の程度も臨床的にOSAの重症度を診るうえで重要である．検査施設のなかには呼吸障害指数（respiratory disturbance index：RDI）を報告している．これは無呼吸低呼吸以外にもすべての呼吸イベントを取り入れたものであるが，このスコアの定義はさまざまである．

　一般に，OSAの診断は検査した一晩をもとに行われているが，とくに臨床的にOSAのハイリスクでありながら検査結果が陰性の患者の場合など，検査結果に夜ごとの差があることも考慮しておくべきである．OSA重症度に変動があるのは，睡眠時の体位の違い，飲酒，先の睡眠負荷，睡眠効果や睡眠段階の分布といったいくつかの因子によるかもしれない．さらに，呼吸イベントの定義やスコアの違いもまたAHIを有意に変化させる．ポリソムノグラフィーを行ううえでの主な制限は，高価で労力も大きい検査でもあるため，検査までの待機期間が長い傾向にあることである．

携帯型睡眠検査

　検査室におけるポリソムノグラフィーと比較して，家庭で行うことができる携帯型睡眠モニターはより簡便で患者にとって利便性が高い．これらのモニターは普通単純で，睡眠中に1つあるいは2つの生理的指標（いびき，酸素飽和度，鼻腔気流あるいは心拍計など）を計るものである．しかし，あるモニターは，検査室での検査と同様のフルレンジのチャンネル数まであり，多数の指標を計測することができる[16]．オキシメトリーは今でももっとも一般に使われているモニター機器で，重症OSAをみつけるには有用である．しかしながら中等度のケースではしばしば陰性結果となることを除外できないことがある．

　結局，携帯型睡眠モニターの精度と信頼性は，モニターされる指標のタイプ，分析の技量やイベントの定義によって有意に異なってくる．検査中に機器が外れていないかしっかりと監視することがなければ，技術的に不十分な検査となる可能性が高くなる（25％まで）．イベントの頻度を正しく推定するために必要な睡眠時間や睡眠段階についての情報が，しばしば入手できないことがある．さらに，ほかの睡眠関連疾患，たとえば中枢性睡眠時無呼吸（Central sleep apnea：CSA），睡眠中の周期性四肢運動，あるいは夜間てんかん発作が検出されないかもしれない．このため，携帯型睡眠検査はこのような障害が疑われる患者には不適切となるだろう．携帯型睡眠モニターは治療の経過を診るときの再評価としての役割であるかもしれない．

画像検査

　上気道や頭蓋顔面の評価に多くの画像検査が利用されているが（第8章参照），OSAの診断における役割は限定的である．気道口径やその変化について動的手段による評価は，睡眠時の気道虚脱のリスクを予知できるであろうが，さらなる客観的睡眠検査が必要であることに変わりない．頭部X線規格撮影と鼻咽腔内視鏡は，アデノイドや扁桃の肥大の評価や治療計画を立てるうえで役に立つであろう．OSAの診断のための気道評価における咽頭測定法の有用性については科学的な評価を待つ必要がある．

結論

　OSAが疑われる患者の評価には，治療に入る前に，睡眠呼吸障害の存在を示す客観的検査と同様に疾患の可能性をみるための徹底した臨床的診査が求められる．OSAの症状と徴候の認知（いびき，無呼吸の指摘，過度の日中傾眠や肥満など），適切な診査，そして必要に応じた照会は，本疾患の診断および非無呼吸性いびき症との鑑別を行ううえで鍵となる．

　ポリソムノグラフィーと家庭での睡眠検査との選択は，事前の臨床所見に基づくOSAの可能性と力量の限界を考慮して行うべきである．携帯型睡眠検査はOSAが強く疑われる患者に対して病気を確認するうえで有効であるが，技士による監視下で行われていない検査の限界について認識しておくべきである．臨床的にOSAの中等度あるいは低リスク患者に対して，ポリソムノグラフィーは診断を確定するうえでいまだゴールドスタンダードである．治療効果の経過観察における携帯型睡眠モニタリングの意義についてはさらなる評価が必要である．

参考文献

1. Young T, Evans L, Finn L, Palta M. Estimation of the clinically diagnosed proportion of sleep apnea syndrome in middle-aged men and women. Sleep 1997;20:705-706.
2. McNicholas WT. Diagnosis of obstructive sleep apnea in adults. Proc Am Thorac Soc 2008;5:154-160.
3. Schlosshan D, Elliott MW. Sleep. 3: Clinical presentation and diagnosis of the obstructive sleep apnoea-hypopnoea syndrome. Thorax 2004;59:347-352.
4. Young T, Palta M, Dempsey J, Skatrud J, Weber S, Badr S. The occurrence of sleep-disordered breathing among middle-aged adults. N Engl J Med 1993;328:1230-1235.
5. Johns MW. A new method for measuring daytime sleepiness: The Epworth sleepiness scale. Sleep 1991;14:540-545.

6. Grunstein R, Wilcox I, Yang TS, Gould Y, Hedner J. Snoring and sleep apnoea in men: Association with central obesity and hypertension. Int J Obes Relat Metab Disord 1993;17:533-540.
7. Stradling JR, Crosby JH. Predictors and prevalence of obstructive sleep apnoea and snoring in 1001 middle aged men. Thorax 1991;46:85-90.
8. Guilleminault C, Riley R, Powell N. Obstructive sleep apnea and abnormal cephalometric measurements. Implications for treatment. Chest 1984;86:793-794.
9. Lowe AA, Fleetham JA, Adachi S, Ryan CF. Cephalometric and computed tomographic predictors of obstructive sleep apnea severity. Am J Orthod Dentofacial Orthop 1995;107:589-595.
10. Douglass AB, Bornstein R, Nino-Murcia G, et al. The sleep disorders questionnaire. 1. Creation and multivariate structure of SDQ. Sleep 1994;17:160-167.
11. Friedman M, Tanyeri H, La Rosa M, et al. Clinical predictors of obstructive sleep apnea. Laryngoscope 1999;109:1901-1907.
12. Maislin G, Pack AI, Kribbs NB, et al. A survey screen for prediction of apnea. Sleep 1995;18:158-166.
13. Netzer NC, Stoohs RA, Netzer CM, Clark K, Strohl KP. Using the Berlin questionnaire to identify patients at risk for the sleep apnea syndrome. Ann Intern Med 1999;131:485-491.
14. Rowley JA, Aboussouan LS, Badr MS. The use of clinical prediction formulas in the evaluation of obstructive sleep apnea. Sleep 2000;23:929-938.
15. Kushida CA, Efron B, Guilleminault C. A predictive morphometric model for the obstructive sleep apnea syndrome. Ann Intern Med 1997;127:581-587.
16. Flemons WW, Littner MR, Rowley JA, et al. Home diagnosis of sleep apnea: A systematic review of the literature. An evidence review cosponsored by the American Academy of Sleep Medicine, the American College of Chest Physicians, and the American Thoracic Society. Chest 2003;124:1543-1579.
17. Tsai WH, Remmers JE, Brant R, Flemons WW, Davies J, Macarthur C. A decision rule for diagnostic testing in obstructive sleep apnea. Am J Respir Crit Care Med 2003;167:1427-1432.

第8章
閉塞性睡眠時無呼吸(OSA)における上気道の画像検査

François-Louis Comyn, DDS, MS
Richard J. Schwab, MD

閉塞性睡眠時無呼吸(Obstructive sleep apnea：OSA)は有病率が高く公衆衛生上の大きな悪影響があるが，その病因や解剖学的リスク因子については未解明な部分が多い．(第5章，第11章参照)上気道の画像検査，たとえば頭部X線規格撮影，音響反射法，X線透視検査，光干渉断層撮影法，経鼻内視鏡検査，磁気共鳴画像検査法(MRI)，そしてコンピュータ断層撮影(computed tomography：CT)のような検査法は，OSAの生体科学的な基盤を理解するうえでの手がかりとなる．これらの画像診断法は上気道の径を増大させる治療的介入(持続陽圧呼吸療法[Continuous positive airway pressure：CPAP])，減量，オーラルアプライアンス，手術)による機序を解明する一助となる．

本章の以下ではさまざまな画像検査法の長所と短所について，および診断の手助けとなる有用性と睡眠時呼吸障害の治療の指針を概説した(表8-1)．現時点ではOSAを有する患者において診断の確定および治療の成功について，気道の画像検査法の予知精度は十分に検証されていない．臨床医はこれらの画像検査法によって得られた所見の解釈については慎重にすべきであり，臨床的な有効性についての厳密な研究が求められている．

頭部X線規格撮影

頭部X線規格撮影では上気道の軟組織構造ならびに頭蓋顔面の評価のための頭頸部の規格化された側面X線像を使用する(図8-1)．この検査法は患者の頭部が頭部固定装置によって固定(自然な頭位または床面に対してフランクフルト平面が平行になるように)され，息を吐き終わったときに規格化された方法で行われなければならない[1]．この方法は広く用いられており，容易に行え，安価で，ならびにオーラルアプライアンスや顎矯正手術(あるいは外科矯正)の評価においても有用と

8 | 閉塞性睡眠時無呼吸（OSA）における上気道の画像検査

表8-1 上気道の画像検査法のそれぞれの長所と短所

撮影方法	長所	短所
頭部X線規格撮影（側面頭部X線規格写真）	・広く利用されている ・撮影が容易である ・安価である ・骨格型の診断に利用できる ・オーラルアプライアンスや顎矯正手術の評価に利用できる ・体重制限がない	・撮影装置，撮影技術，読影能力の標準化がされていない ・患者は立位で撮影される ・三次元の構造物を二次元に描写している（拡大，歪みが生じ三次元的な計測は困難である） ・軟組織情報には限界がある ・動態撮影ではない
音響反射法	・無侵襲である ・電離放射線被曝がない ・再現性が高い ・動態画像検査法である ・体重制限がない	・患者は坐位で測定される ・経口的に行われる（上気道解剖の変形が生じる） ・気道の構造あるいは形態の直接情報は得られない
X線透視検査	・動態画像検査法である ・状態依存性の画像を得られる	・電離放射線被曝が多い ・上気道軟組織構造が重複する ・ルーチンに使用するのは現実的でない
光干渉断層撮影法	・電離放射線被曝がない ・上気道リアルタイム画像であり定量性をもたらす ・患者が睡眠時でも覚醒状態でも気道容積の変化を持続的に計測することができる ・最小限の侵襲である	・軟組織あるいは頭蓋顔面構造の検査には向かない ・患者の呼吸が早い場合には気道の直径を記録することができない
経鼻内視鏡検査	・利用しやすい画像検査法である ・電離放射線被曝がない ・体重制限がない ・患者は仰臥位でも坐位でも行うことができる ・閉塞部位の決定や，外科処置とオーラルアプライアンス治療の指針に利用できるかもしれない ・ミュラー手技との組み合わせによって，上気道狭窄の起きる可能性がある部位の重要な情報を得られるかもしれない	・侵襲的である ・鼻腔に麻酔が必要 ・上気道腔しか検査できない（周囲軟組織構造の計測はできない）

表8-1（続き）　上気道の画像検査法のそれぞれの長所と短所

撮影方法	長所	短所
CT	・広く利用されている ・患者を仰臥位にして行う ・気道と骨構造の観察に最適である ・直接，三次元的再構成画像が得られる（ヘリカルCT） ・優れた時間および空間分解能が得られる（超高速あるいはダイナックCT） ・状態依存性の画像法が可能である．	・高価である ・電離放射線被曝をともなう ・軟組織のコントラスト分解能に限界がある ・体重制限がある
MRI	・電離放射線被曝がない ・患者を仰臥位にして行う ・状態依存性の画像法が可能である ・上気道構造（脂肪組織を含む）について優れた解像力をもたらす ・気道の断面積と容積の計測を正確に行うことができる ・上気道軟組織と頭蓋顔面構造の三次元的再構成画像のための多断面画像（軸位断・矢状断・前頭断）を得られる ・ダイナミック画像検査法である（超高速MRI）	・高価である ・いつも利用できるとはがぎらない ・体重制限がある ・閉所恐怖症を引き起こす場合がある ・ペースメーカーを含む強磁性体人工物の存在は検査の適応から除外される

なる．しかしながら頭部X線規格撮影にはさまざまな問題—X線装置や撮影法や画像の解釈についての規格化に関すること，本方法は患者を仰臥位にして撮影を行うことができない，本画像は三次元的な被写体を二次元として描出したもの（拡大や歪みがあり立体的な計測は困難である）であること—のため，本画像では軟組織や側方の構造物についてはかぎられた情報しか得られない，ならびに本撮影方法は動態画像検査法ではない．

頭部X線規格撮影を用いた研究によって，睡眠時無呼吸の患者と正常な対照群との間に頭蓋および顔面に相違があることを証明してきた[2]．しかし，無呼吸を有する個人と対照群とを区別するのに適した頭部計測の変数に関しての統一見解がないために，最終的な結論を出すための比較が困難なことがある．もっとも一般的に報告されている睡眠呼吸障害を持つ肥満でない患者の顔面頭蓋の特徴として，小顎（骨体長），下顎後退，後方気道腔の狭窄，舌と軟口蓋の肥大，舌骨の低位，および上顎後退がある[3,4]．

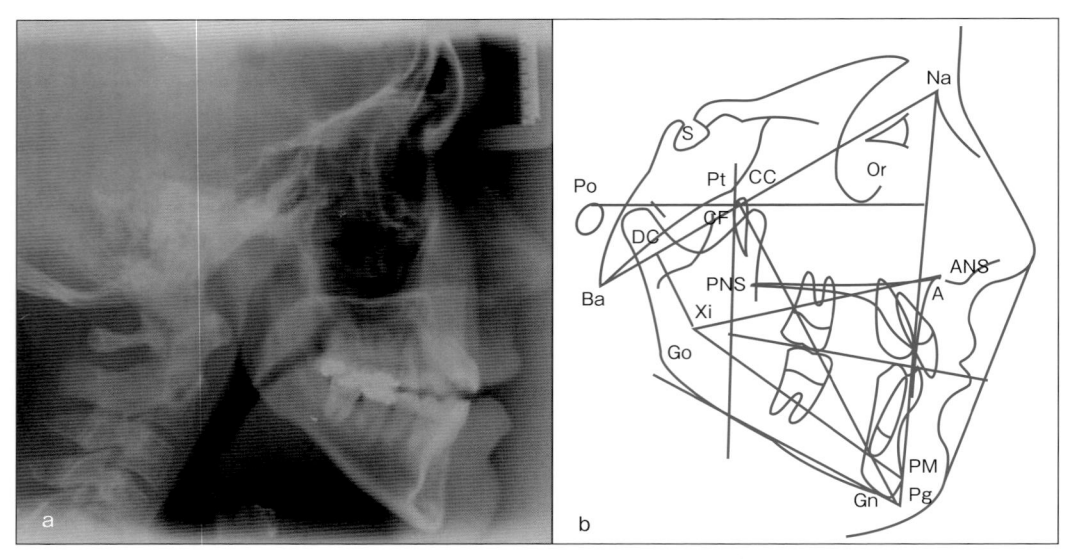

図8-1　(a)頭頸部の側面X線像，(b)頭部X線規格像の解析における略語．(Na)Nasion：前頭鼻骨縫合の最前点，(ANS)anterior nasal spine：前鼻棘，(A点)：前鼻棘と歯槽の間の上顎骨の彎曲のもっとも深い部分，(PM)suprapogonion(オトガイ隆起)：下顎正中の前方限界の彎曲部で凹面から凸面へと変化する部分，(Pg)Pogonion：midsagittal symphysisの最突出点，(Gn)gnathion：下顎正中のもっとも下方と下顎下縁の最下点を結ぶ接線とNa-Pg平面との交点，(Go)Gonion：下顎頭の最遠心面と下顎枝の遠心の縁を結ぶ線(下顎枝後縁平面)と下顎骨下縁の平面(下顎下縁平面)の交点，(Po)Porion：外耳道の最上端，(Ba)Basion：後頭孔の最前縁の最下点，(point Pt)pterygoid：翼状突起，(point CF)center of face：Po-Or平面とPtを通る垂線の交点，(point CC)center of cranium：Ba-Na平面とPt-Gn平面の交点，(point DC)center of the neck of the condyle：下顎頸部の中央，(point Xi)：下顎枝の幾何学的中央，(PNS)posterior nasal spine：後鼻棘，(Or)orbitale：眼点，(S)sella：トルコ鞍．

音響反射法

　音響反射法は無侵襲な画像検査で，上気道構造物から反響した音波の分析に基づいている．反射音波の位相と振幅は気道の断面積の決定に用いることができる．この技術は通常は経口で行われ，被曝がなく短時間かつ再現性が高いため上気道の動態撮影が可能である．しかし，音響反射法では気道構造ならびに解剖の直接の情報をもたらすことはできず，軟組織構造も観察できないが，気道腔の大きさのみが示される．加えて，開口により上気道の外面形態が変化するにもかかわらず，起床した状態の坐位でマウスピースを使用して行われる．音響反射法を用いた研究で，無呼吸を有する被験者において上気道の面積が対照群と比較して狭いことがわかっており，この方法はこれまでに主として研究手法に用いられてきた[5]．

X線透視検査

X線透視検査はOSA患者の上気道の閉塞の動態と閉塞した部位の評価に用いられてきた．睡眠時X線透視検査(X線透視検査を患者が睡眠中に行う)では上気道の閉塞が口蓋後部で起こることがほとんどのOSA患者で観察された．X線透視検査は覚醒状態と睡眠状態の上気道の動的評価が可能だが，被曝線量が多く，上気道軟組織構造が重なり，鎮静法による入眠が必要なためルーチンの検査には不向きである[6]．

光干渉断層撮影法

光干渉断層撮影法はもう1つの方法で，上気道リアルタイム画像であり，定量性をもたらすために利用することができる．この技術では直径3mmの光端子を経鼻的に挿入する．この端子を回転させることで周囲360°の組織を描出し，上気道に沿って体軸方向に動かすことで多数の部位を走査できる．これと似た技術がこれまでにも顕微組織解剖学や眼科，皮膚科，循環器内科(vascular medicine)，消化器科，泌尿器科といったほかの研究分野で実験されてきた．

さまざまな状況下で連続して気道容積の変化を測定する能力に加えて，そのほかの利点として光干渉断層撮影法は患者の苦痛がなく，睡眠の質や様式への影響が最小限であり，被曝がない．この方法の限界としては，上気道の完全な外形をすべての方向からすべての構造物についてみることができるわけではない点，患者の呼吸が早い場合には気道の直径の変化をみられない点である[7]．また，この方法は気道腔を調べるための画像検査法であり，直接は隣接していない頭蓋顔面あるいは軟組織の構造を評価することはできない．

経鼻内視鏡検査

経鼻内視鏡検査は利用しやすく安価な方法で，患者の鼻腔，中咽頭，声帯をさまざまな体位において，また起床時や睡眠時(自然な睡眠か鎮静下の睡眠)の状態を評価する方法である．鼻腔に麻酔が必要で侵襲的だが，経鼻内視鏡検査は放射線被曝がない．

この方法は数多くの研究に用いられており，気道狭窄した部分やOSAを有する患者の状態依存性の気道の変化，下顎前方保持装置の影響，減量，気道直径に対する喉頭蓋・口蓋咽頭形成術(Uvulopalatopharyngoplasty：UPPP)の評価が行われている．経鼻内視鏡検査は上気道腔のみが検査できるが，周囲の軟組織構造の計測はできない．経鼻内視鏡とミュラー手技(無呼吸時に起こるとされる上気道の狭窄を模擬的に生じさせると考えられている)との組み合わせで，上気道狭窄の生じる可能性がある部位について重要な情報を示すとされてきた[8,9]．

いくつかの研究によればミュラー手技の最中に舌根後気道狭窄が認められた大部分の患者はUPPPの理想的な適応ではなく，そのような患者に対しては，そのほかの外科的手技(オトガイ移動術や上下顎前方移動術)が検討されるべきであるとされている．ミュラー手技の間に口蓋後方の狭窄を認める患者の大部分は，UPPPが外科処置の第1選択とされるべきである[10]．しかしながら経鼻内視鏡とミュラー手技の組み合わせを用いてUPPPを選択した患者に対する外科処置成功率の改善に対する有効なデータは示されていない．それにもかかわらず，最近の研究では睡眠時内視鏡検査が狭窄部の同定や外科処置[11]やオーラルアプライアンスの指針を示す道具として期待ができるかもしれない(第10章参照)．

ダイナミックCTとコーンビームCT（CBCT）

　CTスキャンはよく利用されており，仰臥位において患者を検査する．頭蓋顔面構造と上気道腔に対する画像検査法として理想的である．ヘリカルCTスキャナーを用いることで，直接または軸位断CT画像から三次元的なボリューム再構成が得られる．超高速またはダイナミックCTは電子ビームCTを用いることで，非常に短時間（50ms）で行え，呼吸サイクルの間の上気道容積の動的変化を評価する空間分解能がある[12]．CTスキャンは上気道の狭窄部の同定に覚醒状態でも，睡眠時でも用いることができる．

　覚醒状態ならびに睡眠時の気道の直径の評価にCTを使用した研究の大部分は，OSAの患者では口蓋後部が狭窄することを示している[13]．CTはUPPPを受けた患者の評価にも用いられている．CTによって同定された狭窄部位のみがUPPPの成功率をある程度予知する[14]．CTによって口蓋後部の狭窄が同定される患者は，舌後部の狭窄を有する患者よりもUPPPの成績が良い．CTがOSA患者の日常診断に用いられていないのは，軟組織にコントラスト分解能（とくに上気道の脂肪組織において）の限界があるためであり，今日でも相対的に高価な検査であり，患者の放射線被曝があるためである．

　コーンビームCT（Cone beam computed tomography：CBCT）スキャナーも上気道の評価に用いられる．CBCTは従来のCTと同一の原理を用いているが，3つの大きな違いがある．(1) 低エネルギーの固定陽極管を用いる．(2) 円錐形のX線束（通常の放射線被曝約20％の）を用いて，データを取り込むため検出器が患者の周囲をただ1度だけ回転する．(3) 患者は座位で撮影される，いくつかの装置では仰臥位で撮影が可能なものもある．CBCT装置の小型化によって歯科医院に設置可能になったが，画像の解釈には研修と専門的知識が必要である．CBCTがOSAの患者の診断的評価と治療計画に価値があるという判断のために，研究が必要とされている．

磁気共鳴画像検査法（MRI）

　MRIはOSA患者を研究する選択肢の1つになる検査かもしれない．なぜなら，上気道軟組織構造（脂肪組織を含む）の優れた解像力を持ち，正確に気道の面積と容積を計測でき，多断面画像（軸位断，矢状断，前頭断）が表示可能で，上気道の三次元再構築データを得られ，覚醒時も睡眠時も撮影でき，放射線被曝がない．超高速あるいはダイナミック画像法の開発により，MRIは上気道の動きを評価でき，閉塞の度合いを決定する情報を得ることができる[12]．磁気標識およびMRスペクトロスコピーはOSAを持つ患者の上気道の病態生理学，組織特性，生体力学について良い理解をもたらすかもしれない．

　しかしながらMRIは高価で，すべての病院で利用できるわけではなく，閉所恐怖症の患者においては適応が困難になる．同様にMRIは，患者がペースメーカーのような強磁性体埋入物を有する場合や，体重が150kgを超す場合には実施できない．最後に，患者はMRIスキャナーのなかでは，検査による騒音のために自然な眠りにつくのが困難に感じるかもしれない．

　このような限界があるにもかかわらずMRIを用いた調査や臨床研究[15,16]はOSA（気道閉塞の度合い）の病因に対する現時点での理解をきわめて向上させ，睡眠呼吸障害を有する患者に対するCPAP，オーラルアプライアンス，減量，そして手術が持つ効果の作用機序についての見識をもたらし始めている．MRIはOSA患者の遺伝学的研究に対して，中間形質（上気道の表現型）を定量化するための強力な手段でもある[17]．

　いくつかの研究においては，舌，咽頭側壁，上気道を囲むすべての軟組織構造物の肥大といった上気道軟組織のOSAへの危険因子の同定に容積測定MRIがすでに有効に活用されている（図8-2）．

　上気道の治療とりわけ治療法の決定，とくに手術（たとえばUPPP治療を受ける患者）におけるMRIの使用に関する臨床的な適応は発展しつつある．しかしながら，これまでのところ，MRIによる気道閉塞部位の検出により手術適応患者の選択

磁気共鳴画像検査法(MRI)

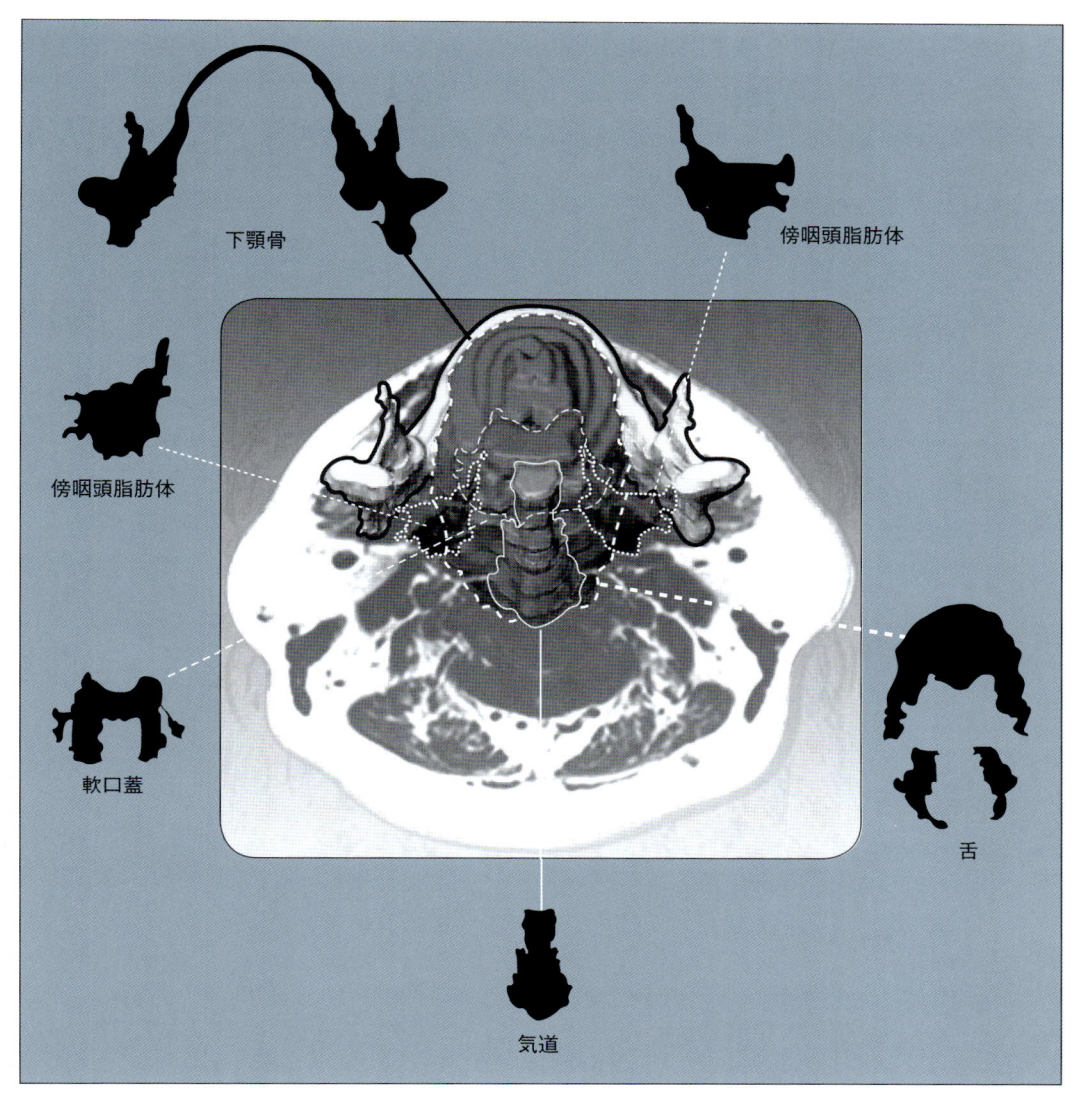

図8-2 睡眠時無呼吸を有する患者の軸位断MRIによる上気道と周囲の軟組織構造物の三次元再構成画像.

やUPPPの成功率を向上させたというデータはない[12]．MRIは強力で非侵襲的な研究手段で，睡眠呼吸障害に対する科学的な理解を大いに向上させる．しかし，本法は睡眠時無呼吸のルーチンの評価の適応はない．

状態依存性上気道画像検査

　状態依存性上気道画像検査によってOSAの病態生理学を解明することは，ある意味，覚醒時に

67

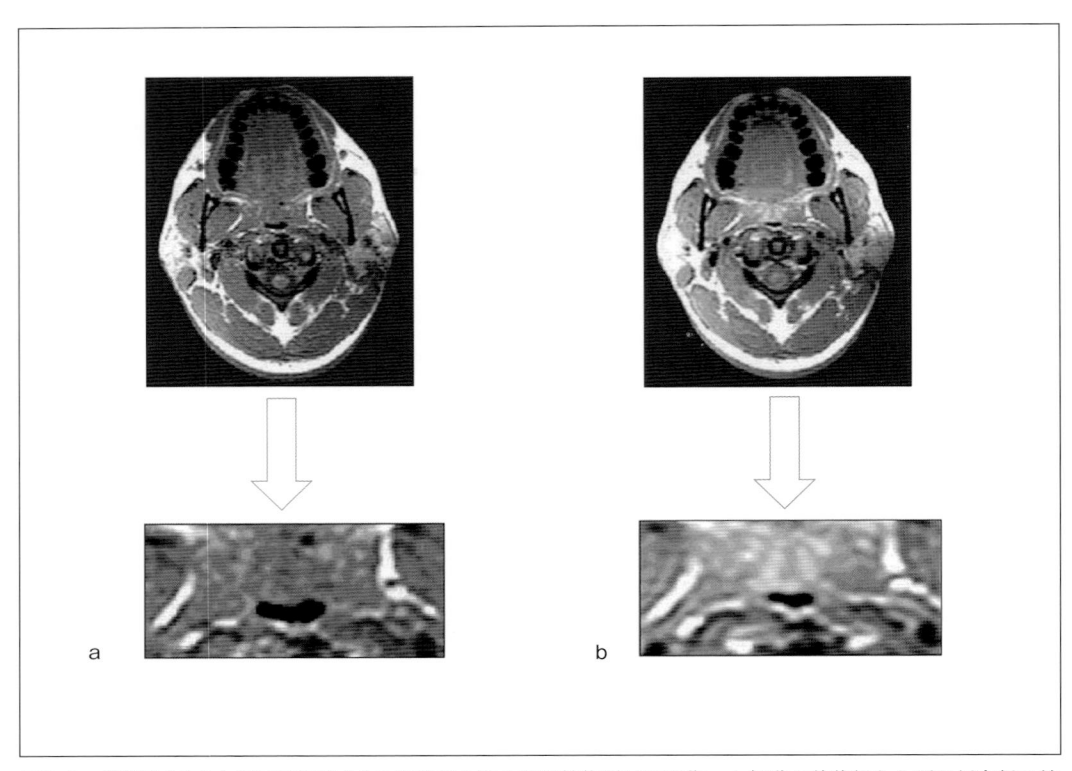

図8-3 覚醒時(a)ならびに睡眠時(b)の健常者のT1強調軸位断MRI画像．上気道の前後径ならびに側方径の縮小が睡眠時にみられる．

できないわけではない．睡眠時の上気道の直径ならびに周囲の軟組織構造物の変化が覚醒時の所見とつねに相関するわけではない．Trudoら[18]は正常群において睡眠時と覚醒状態における気道構造の違いについて研究した．大部分の対象において気道のもっとも狭い部分は口蓋後部に存在した．口蓋後方の気道容積は睡眠時に19％減少したが，舌後部の気道容積の有意な減少は認めなかった．睡眠時に口蓋後部ならびに舌後部の気道が均一に狭小化しない所見は，上気道が均一な管として機能していないことを示唆している．口蓋後部の気道の狭小化は前後方向と側方向の両方の気道寸法の減少による二次的なものである（図8-3）．側方向の寸法における減少は咽頭側壁の肥厚に関連しているのに対して，前後方向の寸法の減少に軟口蓋の後方移動が主として関連していた[18]．

ほかの研究では睡眠時に無呼吸になった際の上気道の直径の変化を調べている．Hornerら[13]によって，無呼吸患者の従来のCT画像を用いて軟口蓋と舌の後方偏位，ならびに咽頭壁の外方偏位によって睡眠時の気道狭窄が生じることが示された．Sutoと共同研究者ら[19]は，超高速MRIの矢断断画像を用いて口蓋後部の気道を調べたところ，健常者でも無呼吸を有していても，睡眠時には閉塞することを発見した．状態依存性の口蓋後部の狭小化は，前後方向と側方向の気道容積の減少に由来している．

これらの状態依存性の上気道構造の変化は，電

離放射線を利用しない画像検査法によっても説明されている．Badrらは経鼻内視鏡を用いて健常者と中枢性睡眠時無呼吸（central sleep apnea：CSA）の患者の睡眠時の上気道を研究し，全例で口蓋後部ならびに舌後部の狭小化を証明したが，口蓋後部の狭小化がもっとも頻度が高かった．睡眠時の上気道画像法は気道狭窄を生体力学的に理解するための有用な手段である．状態依存性上気道画像検査はまた，睡眠時の閉塞部位の十分な評価をもたらすことができるため，上気道手術の適応患者と判断するために有用かもしれない．

結論

静的ならびに動的（ダイナミック）画像法は覚醒時や睡眠時の上気道の構造ならびに機能の検査に用いられている．これらの検査からの情報は上気道の直径の調節性の変化において舌と軟口蓋に加えて咽頭側壁の重要性を強調した．現在では上気道画像検査法，たとえば三次元再構成MRIや経鼻内視鏡はUPPPやほかの種類の上気道手術を受ける患者に対して検討されなければならない．上下顎前方移動術，オトガイ移動形成術，またはオーラルアプライアンスの治療を受ける患者には三次元再構成CT検査ならびに頭部X線規格像による分析が画像検査法として選択される．これらの異なる画像検査法は睡眠時無呼吸症候群の専門的な理解を著しく向上するが，睡眠呼吸障害の大部分の患者に対する治療計画ならびにルーチンの診断的評価法として示されてはいない．

参考文献

1. Schwab RJ, Gefter WB, Hoffman EA, Gupta KB, Pack AI. Dynamic upper airway imaging during awake respiration in normal subjects and patients with sleep disordered breathing. Am Rev Respir Dis 1993;148:1385-1400.
2. Bacon WH, Turlot JC, Krieger J, Stierle JL. Cephalometric evaluation of pharyngeal obstructive factors in patients with sleep apneas syndrome. Angle Orthod 1990;60:115-122.
3. Guilleminault C, Riley R, Powell N. Obstructive sleep apnea and abnormal cephalometric measurements. Implications for treatment. Chest 1984;86:793-794.
4. Lowe AA, Fleetham JA, Adachi S, Ryan CF. Cephalometric and computed tomographic predictors of obstructive sleep apnea severity. Am J Orthod Dentofacial Orthop 1995;107:589-595.
5. Fleetham JA. Upper airway imaging in relation to obstructive sleep apnea. Clin Chest Med 1992;13:399-416.
6. Katsantonis GP, Walsh JK. Somnofluoroscopy: Its role in the selection of candidates for uvulopalatopharyngoplasty. Otolaryngol Head Neck Surg 1986;94:56-60.
7. Armstrong JJ, Leigh MS, Sampson DD, Walsh JH, Hillman DR, Eastwood PR. Quantitative upper airway imaging with anatomic optical coherence tomography. Am J Respir Crit Care Med 2006;173:226-233.
8. Schwab RJ. Upper airway imaging. Clin Chest Med 1998;19:33-54.
9. Petri N, Suadicani P, Wildschiødtz G, Bjørn-Jørgensen J. Predictive value of Müler maneuver, cephalometry and clinical features for the outcome of uvulopalatopharyngoplasty. Evaluation of predictive factors using discriminant analysis in 30 sleep apnea patients. Acta Otolaryngol 1994;144:565-571.
10. Thakkar K, Yao M. Diagnostic studies in obstructive sleep apnea. Otolaryngol Clin North Am 2007;40:785-805.
11. Stuck BA, Maurer JT. Airway evaluation in obstructive sleep apnea. Sleep Med Rev 2008;12:411-436.
12. Horner RL, Shea SA, McIvor J, Guz A. Pharyngeal size and shape during wakefulness and sleep in patients with obstructive sleep apnoea. Q J Med 1989;72:719-735.
13. Shepard JW Jr, Thawley SE. Evaluation of the upper airway by computerized tomography in patients undergoing uvulopalatopharyngoplasty for obstructive sleep apnea. Am Rev Respir Dis 1989;140:711-716.
14. Welch KC, Foster GD, Ritter CT, et al. A novel volumetric magnetic resonance imaging paradigm to study upper airway anatomy. Sleep 2002;25:532-542.
15. Arens R, McDonough JM, Corbin AM, et al. Linear dimensions of the upper airway structure during development: Assessment by magnetic resonance imaging. Am J Respir Crit Care Med 2002;165:117-122.
16. Schwab RJ, Pasirstein M, Pierson R, et al. Identification of upper airway anatomic risk factors for obstructive sleep apnea with volumetric MRI. Am J Respir Crit Care Med 2003;168:522-530.
17. Trudo FJ, Gefter WB, Welch KC, Gupta KB, Maislin G, Schwab RJ. State-related changes in upper airway caliber and surrounding soft-tissue structures in normal subjects. Am J Respir Crit Care Med 1998;158:1259-1270.

18. Suto Y, Matsuo T, Kato T, et al. Evaluation of the pharyngeal airway in patients with sleep apnea: Value of ultrafast MR imaging. AJR Am J Roentgen 1993;160:311-314.

19. Badr MS, Toiber F, Skatrud JB, Dempsey J. Pharyngeal narrowing/occlusion during central sleep apnea. J Appl Physiol 1995;78:1806-1815.

第9章
閉塞性睡眠時無呼吸(OSA)の治療概要

Peter R, Buchanan, MD, FRACP
Ronald R, Grunstein, MD, PhD, FRACP

持続陽圧呼吸療法(Continuous positive airway pressure：CPAP)は，自覚的な症状を有する重度な閉塞性睡眠時無呼吸(Obstructive sleep apnea：OSA)患者に対する治療の第1選択肢である(図9-1)．眠気などの症状を持つ中等度から重度のOSA患者に対するCPAPの適用にはすでに明らかなエビデンスがあり，さらに患者がCPAPを効果的に継続使用することができれば，神経行動機能にも心血管系に対しても良い効果を発揮する．しかし，ほとんど無症状である患者や，眠気を自覚しているがCPAP療法にコンプライアンスが得られない患者に対しどのように対応すべきかは，未だ確立されていない．このような患者に対しては，生活習慣の改善，睡眠体位の指導，オーラルアプライアンスや上気道手術といった治療の適用が考えられる．また現時点ではOSAに対する効果的な薬物療法はない．

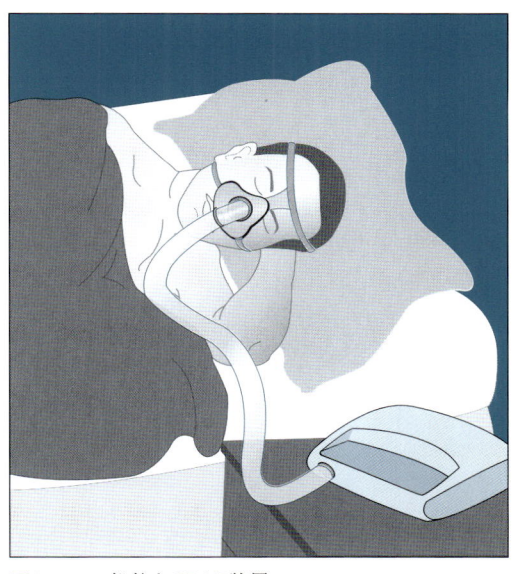

図9-1　一般的なCPAP装置．

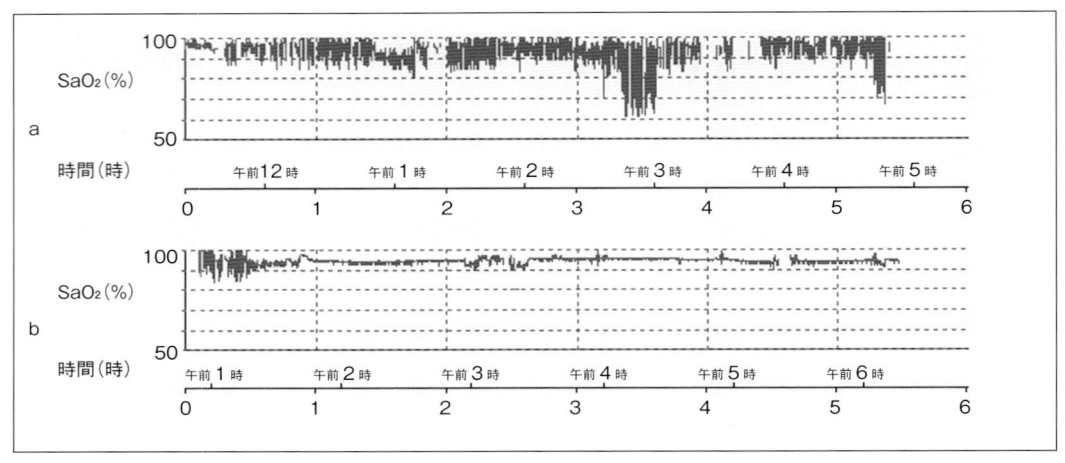

図9-2　重症OSAS患者の動脈血中ヘモグロビン飽和度（SaO₂）の終夜記録．（a）：コントロール，（b）：CPAP装着時．CPAP装着によりSaO₂の劇的な改善が認められる．

持続陽圧呼吸療法（CPAP）

　CPAP治療は1980年代の始めに開発され，OSA治療の第1選択となった[1]．現時点でも睡眠医学関連の臨床医の大多数が治療の第1選択肢としている．CPAPの効果は，咽頭部筋組織による上気道の閉塞や狭窄をもたらす上気道内の陰圧を相殺することによって発現する．つまり柔らかな上気道壁に対して，陽圧の空気による副木を添えることで，上気道を開き，睡眠中の気道の狭小化（低呼吸），完全な閉塞（無呼吸）を防ぐ[2]．

　CPAP治療の急性効果は，睡眠検査室での数え切れないほどのCPAPタイトレーションにより生理学的に証明されている（図9-2）．その効果は，CPAPを自宅で用いる際，患者自身および患者の家族が容易に認識する．CPAP治療では，OSA重症度の指標である無呼吸低呼吸指数（Apnea-hypopnea index：AHI）を正常範囲，すなわち1時間に5回以内にすることが可能であり，そうしなければならない．

　OSAの診断は，臨床的評価と診断のための検査を併せて行われる．検査にはポリソムノグラム（Polysomnogram：PSG）（第7章参照）が主に用いられる．この検査を行う際には，医師と患者，そして患者のスリープパートナー（睡眠同伴者）との間で，OSAの発症および永続化に関する患者個々の危険因子，OSAによって引き起こされる重篤な合併症，あるいはOSAを悪化させる合併症に関する話し合いを持つべきである．潜在的な危険因子としては，体重の過重，肥満，メタボリックシンドローム，鼻および上気道の疾患，著しい顔面骨格の異形，そして喫煙，過度のアルコール摂取などの生活習慣上の問題が含まれる[3]．メタボリックシンドロームは，OSAに関連する一連の疾患，すなわち肥満，糖尿病，高脂血症，本態性高血圧を併せ持つ症候群である[4]．OSAの治療に際しては，OSAによる病態生理的な症状を除去する直接的な治療（通常CPAP）を行うとともに，これらの危険因子の解決を図らなければならない．そのためOSA治療の環境としては，睡眠，代謝と栄養，耳鼻咽喉科そして歯科など異なった臨床バックグラウンドを持つ専門医が集い，それぞれの専門領域の治療を担当する総合的なクリニックが理想的である．

　患者へのCPAP導入に際しては，使用の医学的根拠と期待される効果に関する説明，ついでマスクならびにチンストラップなどの付随する器具，加湿，そして固定圧式，圧自動調節式または呼気圧除去式などの機械タイプの適切な選択，さらに

はCPAP療法へのコンプライアンスを高めるため認知行動療法などの心理学的技術を必要とする．このアプローチには通常，専門的な睡眠検査施設での検査を含み，この検査中に技師または医師が適切なCPAP圧を設定する．このときのCPAP圧は，すべての睡眠段階での無呼吸，低呼吸，いびきを取り除くだけではなく，無呼吸，低呼吸の基準には達しないものの，覚醒を引き起こす可能性のある呼吸気流制限の発生をも取り除く圧力と定義されている．またこの睡眠検査時には，CPAPへの適応に関するさまざまな問題の解決を図らなければならない．

タイトレーションの後，CPAP装置を入手するために必要なマスクとCPAP圧のセッティング値を処方する．電話，リコール，患者宅訪問による初期のフォローアップは，CPAPの効果とトラブルの確認のために行われる．初期フォローアップはコンプライアンスを高めるうえで有効である[5]．

また，圧自動調節式のCPAP装置を用いて，患者宅（または技師のいないヘルスケア施設）においてCPAPの最適圧力を導く方法もある．この場合は，ある範囲内に圧力をセットし，おおよそ1〜2週間使用して行われる．このタイプの装置は，一息一息ごとに異なる適切な陽圧を与えるものであり，装置に組み込まれた電子データメモリーにより観察期間を通してもっとも高頻度に現れた（95パーセンタイル圧）平均圧力を分析することが可能である．したがって，この値は一定圧式のCPAP装置の最適圧として使用することができる[6,7]．圧自動調整式が一定圧式に比べて優れているか否かは未だ不明であるが，高価であることは確かである[8]．

適切な設定で行われるCPAPが，OSAによる神経行動学機能，心血管疾患（第6章参照）を改善するというエビデンスは蓄積されている．眠気とそれによって誘発される居眠り運転の発生率などが，CPAP使用で減少するという報告もある[9,10]．また多くの研究から，日中傾眠傾向のあるOSA患者の生活の質も，CPAPの使用によって改善されることが示されている[11,12]．重篤なOSAを放置した際に悪化をみる高血圧やほかの心血管疾患の有症率と死亡率は，CPAP使用により軽減されるという報告もある[13]．

OSA患者すべてがCPAPを受け入れられる，あるいは使用できるわけではない．一夜平均4時間以上のCPAP使用を良好なコンプライアンスの定義とすれば，中等度あるいはより重度のOSA患者においても，その46%から83%はコンプライアンスが得られない[14]．CPAPに適切に順応できない理由となりうるいくつかの要因，およびその組み合わせが考えられている．このような使用制限にかかわる因子は，CPAP治療の導入期または初期（しばしば1週目）に顕在化する．

コンプライアンスが得られない原因として，さまざまな因子が考察されてきたが，不適応の要因は他にも多数ある．鼻閉[15]，閉所恐怖症[16]，そのほかの心理的因子は不適応の要因としてすでに証明されているものである．現在ではマスクにも多くの種類があり，適切に選択し使用することが可能になってはいるが，マスクからの空気の漏れが問題となっている場合もある．また気流の加温加湿が鼻閉感のある患者のコンプライアンスを得るうえで有効であること，患者のコンプライアンスを改善するための認知行動療法を含めた心理学的アプローチは，治療開始後の早い時期での結果を高めることも報告されている[17]．

CPAPに補助的に，そのほかの治療法（たとえばオーラルアプライアンス，第10章を参照）を用いる機会もある．これらは患者がCPAPを使用できないような地域に旅行に行くときなどにとくに有用となる．

そのほかの治療法

保存療法

減量，禁煙とアルコール節制などの保存療法は，一部のOSA患者に対しては有効である．減量は，OSAの重症度を低下させるのに効果的であり[18]，肥満症手術後にみられるような大幅な体重減少は，結果的にOSAを解消する可能性がある．またOSAは主に仰臥位での睡眠時に発生するため，体位療法（たとえば，仰臥位での睡眠を防ぐバックパックを使用する）は効果的である．しかし一時的な効果しかないという報告もある[19]．

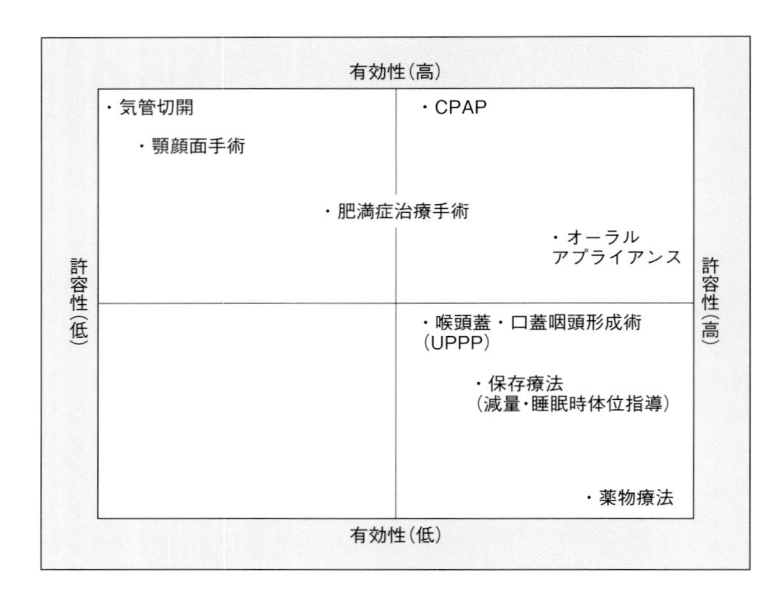

図9-3 各種のOSA治療の有効性と許容性の比較図. 有効性は, 処置のAHIと臨床症状への影響を参照して示した. 許容性は, 副作用, 使用感, 原価, 配偶者などに与える影響とコンプライアンスに関連した問題を網羅して示した. 大多数の患者にとって実行可能な治療は, 右上の四半部に示される有効性が高く, かつ許容性が高い治療法である (CistulliとGrunstein [21] より許可を得て引用).

OSAに対する薬理的なアプローチは, 広くかつ長年にわたって研究されてきたが, ほんのわずかな効果しかない, あるいはまったく効果がないことが示されており, 未だ研究が続いている[20].

下顎前方保持装置(Mandibular repositioning appliances：MRA)のようなオーラルアプライアンス(第10章参照), 歯顎顔面の矯正学的アプローチ(第11章参照)については, 本書の別の章に示されている. 手術を含む各種のOSA治療の比較を図9-3に示す.

上気道手術

OSAに対する上気道の外科的アプローチはこれまでに多くの報告がある(表9-1). 通常, このような手術は, 軽度のOSAを有するいびき症患者や, ほかの処置(通常CPAP)へのコンプライアンスが得られない, あるいは受け入れる意志のないOSA患者への対応法として提示される. 手術のゴールは, 組織の縮小, あるいは鼻, 口蓋後方, 下咽頭(舌根)など上気道のすべてのレベルでの解剖学的な閉塞を除去することである. OSAに対する上気道手術はしばしば, これらのなかのいつかの手術を組み合わせて順次, 行われる. 治療を成功に導くうえでは, 経験ある術者と注意深い術前, 周術期の総合的な評価に基づく手術方法の選択と適切な術式が求められる.

外科的な「成功」の定義をどのように定めるかについては議論があり, そのため, OSA治療に用いられる手術に対する質の高いエビデンス, ならびに治療効果の適切な定義を明確化することが求められてきた[22]. 鼻の手術は, OSAを完全に解消するまではいたらないものの, 通気性の改善によりCPAPの効果的な使用とコンプライアンスを高め, 口呼吸を減じることができる. また最近のメタアナリシスによれば, 第1相の術式(喉頭蓋・口蓋咽頭形成術[Uvulopalatopharyngoplasty：UPPP], レーザーによる口蓋咽頭形成術, 軟口蓋または舌根部の高周波除去術, オトガイ舌筋前方移動術, 舌骨筋挙上術)の成功率は, AHIの50％減少を成功と定義した場合で55％, AHIが1時間あたり10以下と定義した場合で31.5％である. 第2相の術式(上顎および／または下顎の前方移動)の成功率は, 寛容な成功の定義を用いた場合は85％となるが, より厳しい判定基準では45％に落ちる[22].

これらの外科的手術の多くは, 出血, 感染, 歯の知覚喪失と神経原性疼痛などの副作用をともな

そのほかの治療法

表9-1　いびき・OSAに対する上気道の外科的治療とその適応[※]

外科的治療	適用
鼻の再建術	本法は，鼻中隔および／または鼻骨の変形，鼻翼弁または鼻翼縁の閉塞，鼻甲介肥大の患者に用いられる（鼻甲介の縮小は，高周波除去術によっても行われる）．
扁桃切除(術)・アデノイド切除(術)	本法は，扁桃および／またはアデノイドの肥大患者に用いられる．
喉頭蓋・口蓋咽頭形成術(UPPP)	口蓋手術は，延長，肥大した口蓋垂と軟口蓋後方部分を切除し，口蓋弓を整形することにより，口蓋後部の狭窄したスペースを拡張することを目的とする．
オトガイ舌筋牽引をともなう下顎骨切り;舌骨筋切除挙上術;舌根手術（レーザーまたは高周波蒸散法または舌形成）	狭窄した下咽頭(舌根部)スペースを，舌自体またはその支持構造を前方に移動させる外科的な手術によって，あるいは舌そのものの大きさを減じる手術によって拡大する．
上下顎骨前方移動術	本法は，CPAPを使うことができない，使用しない重篤なOSA患者，あるいは明らかな小下顎症に起因する重篤なOSA患者に用いられる．
気管切開術	本法は，今日ではほかの処置が奏効しない重篤なケースにのみ，まれに用いられる．気管切開により，上気道障害を迂回することができる．

[※]CistulliとGrunstein[21]より許諾を得て引用．

う[23]．したがって，これらの治療に関しては，その有効性と対象患者のタイプについてのより正確なデータを確立することが重要である．

結論

　CPAPは，明らかな症状を有するOSAに対する有効な治療方法である．CPAPの効果は，最近のエビデンスにより客観的に証明されている．しかし一部の患者ではコンプライアンスが得られないなど，CPAP治療の確立には未だ課題があり，今後，全般的なコンプライアンスを効率的に高める方法に関する研究が必要である．CPAPの代替療法についても有効性のエビデンスが集積されつつある．今後は，そのような治療が奏功する患者のカテゴリーを見定めることが必要となる．

参考文献

1. Sullivan CE, Issa FG, Berthon-Jones M, Eves L. Reversal of obstructive sleep apnoea by continuous positive airway pressure applied through the nares. Lancet 1981;1(8225):862-865.
2. Remmers JE, deGroot WJ, Sauerland EK, Anch AM. Pathogenesis of upper airway occlusion during sleep. J Appl Physiol 1978;44:931-938.
3. Eckert DJ, Malhotra A. Pathophysiology of adult obstructive sleep apnea. Proc Am Thorac Soc 2008;5:144-153.
4. Executive Summary of The Third Report of The National Cholesterol Education Program(NCEP) Expert Panel on Detection, Evaluation, and Treatment of High Blood Cholesterol in Adults (Adult Treatment Panel Ⅲ). JAMA 2001;285:2486-2497.
5. Haniffa M, Lasserson TJ, Smith I. Interventions to improve compliance with continuous positive airway pressure for obstructive sleep apnoea. Cochrane Database Syst Rev 2004:CD003531.

6. Masa JF, Jiménez A, Durán J, et al. Alternative methods of titrating continuous positive airway pressure: A large multicenter study. Am J Respir Crit Care Med 2004;170:1218-1224.
7. Mulgrew AT, Fox N, Ayas NT, Ryan CF. Diagnosis and initial management of obstructive sleep apnea without polysomno-graphy: A randomized validation study. Ann Intern Med 2007;146:157-166.
8. Ayas NT, Patel SR, Malhotra A, et al. Auto-titrating versus standard continuous positive airway pressure for the treatment of obstructive sleep apnea: Results of a meta-analysis. Sleep 2004;27:249-253.
9. Patel SR, White DP, Malhotra A, Stanchina ML, Ayas NT. Continuous positive airway pressure therapy for treating sleepiness in a diverse population with obstructive sleep apnea: Results of a meta-analysis. Arch Intern Med 2003;163:565-571.
10. George CF. Reduction in motor vehicle collisions following treatment of sleep apnoea with nasal CPAP. Thorax 2001;56:508-512.
11. Weaver TE, Laizner AM, Evans LK, et al. An instrument to measure functional status outcomes for disorders of excessive sleepiness. Sleep 1997;20:835-843.
12. Marshall NS, Neill AM, Campbell AJ, Sheppard DS. Randomised controlled crossover trial of humidified continuous positive airway pressure in mild obstructive sleep apnoea. Thorax 2005;60:427-432.
13. Sanders MH, Montserrat JM, Farre R, Givelber RJ. Positive pressure therapy: A perspective on evidence-based outcomes and methods of application. Proc Am Thorac Soc 2008;5:161-172.
14. Weaver TE, Grunstein RR. Adherence to continuous positive airway pressure therapy: The challenge to effective treatment. Proc Am Thorac Soc 2008;5:173-178.
15. Sugiura T, Noda A, Nakata S, et al. Influence of nasal resistance on initial acceptance of continuous positive airway pressure in treatment for obstructive sleep apnea syndrome. Respiration 2007;74:56-60.
16. Chasens ER, Pack AI, Maislin G, Dinges DF, Weaver TE. Claustrophobia and adherence to CPAP treatment. West J Nurs Res 2005;27:307-321.
17. Richards D, Bartlett DJ, Wong K, Malouff J, Grunstein RR. Increased adherence to CPAP with a group cognitive behavioral treatment intervention: A randomized trial. Sleep 2007;30:635-640.
18. Veasey SC, Guilleminault C, Strohl KP, Sanders MH, Ballard RD, Magalang UJ. Medical therapy for obstructive sleep apnea: A review by the Medical Therapy for Obstructive Sleep Apnea Task Force of the Standards of Practice Committee of the American Academy of Sleep Medicine. Sleep 2006;29:1036-1044.
19. Jokic R, Klimaszewski A, Crossley M, Sridhar G, Fitzpatrick MF. Positional treatment vs continuous positive airway pressure in patients with positional obstructive sleep apnea syndrome. Chest 1999;115:771-781.
20. Buchanan PR, Grunstein RR. Neuropharmacology of obstructive sleep apnea and central apnea. In: Pandi-Perumal SR, Monti JM(eds). Clinical Pharmacology of Sleep. Basel, Switzerland: Birkhauser, 2006:21-41.
21. Cistulli PA, Grunstein RR. Medical devices for the diagnosis and management of obstructive sleep apnea. Expert Rev Med Devices 2005;2:749-763.
22. Elshaug AG, Moss JR, Southcott AM, Hiller JE. Redefining success in airway surgery for obstructive sleep apnea: A meta analysis and synthesis of the evidence. Sleep 2007;30:461-467.
23. Riley RW, Powell NB, Guilleminault C, et al. Obstructive sleep apnea surgery: Risk management and complications. Otolaryngol Head Neck Surg 1997;117:648-652.

第10章
オーラルアプライアンス

Marie Marklund, PhD, DDS
Peter A, Cistulli, MBBS, PhD, MBA, FRACP

　いびきと閉塞性睡眠時無呼吸(Obstructive sleep apnea：OSA)は成人にはよくみられる症状であり，オーラルアプライアンスは簡易で非侵襲的な治療法の1つである[1~4]．下顎前方保持装置(Madibular repositioning appliance：MRA)は上気道の開存性を改善するために下顎を前方へ移動させるものであり，もっとも評価されているオーラルアプライアンスである(図10-1)．一方，前方の管部に舌を吸引させる舌前方保持装置(Tongue retaining device：TRD)はあまり一般的ではない．

作用機序

　MRAの基本的な機序は舌が前方に移動することに関連すると一般的に考えられており，その結果，口腔咽頭の前後径を広くする(図10-1参照)．しかしCT，磁気共鳴画像検査法(MRI)，経鼻内視鏡検査などの画像診断技術を用いた多くの研究結果によると[1,2]，覚醒状態で下顎を前方移動させると，口腔咽頭の断面積は側方に増大していたが，上咽頭の断面積は側方と前後方向ともに増大していた(図10-2参照)．これらの違いは口蓋舌弓と口蓋咽頭弓が機械的に伸張すること，舌・軟口蓋・咽頭側壁・下顎骨に付着する筋肉内に複雑な関連が存在することによって生じると考えられる．とくにこれらのオーラルアプライアンスによって生じる気道形状の変化には個人差があり，治療に対する臨床的な反応にも個人差があるようである[1~3]．

　TRDの作用機序はMRAの機序とは少し異なっている．舌を口腔内から突出させるように前に出す運動性はMRAよりTRDのほうがより大きい傾向にあり，この動きは舌後方の部位においてより好ましい変化を生んでいる．確証は未だ得られていないが，TRDは仰臥位で舌の沈下を防ぐことが可能である．

臨床評価

　MRA治療を受けた患者の大半が日中傾眠が減少したとの報告をし，実際に無呼吸と低呼吸値の減少が確認される．無呼吸低呼吸指数(Apnea-hypopnea index：AHI)が5回/時以下で，症状

10 | オーラルアプライアンス

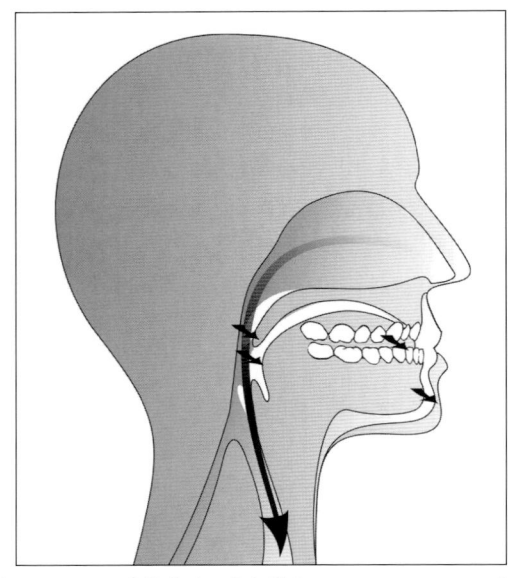

図10-1　MRA装着時（矢印）およびMRA未装着時の上気道（Drs Marie MarklundとMichael Munkholmの許可を得て作図）．

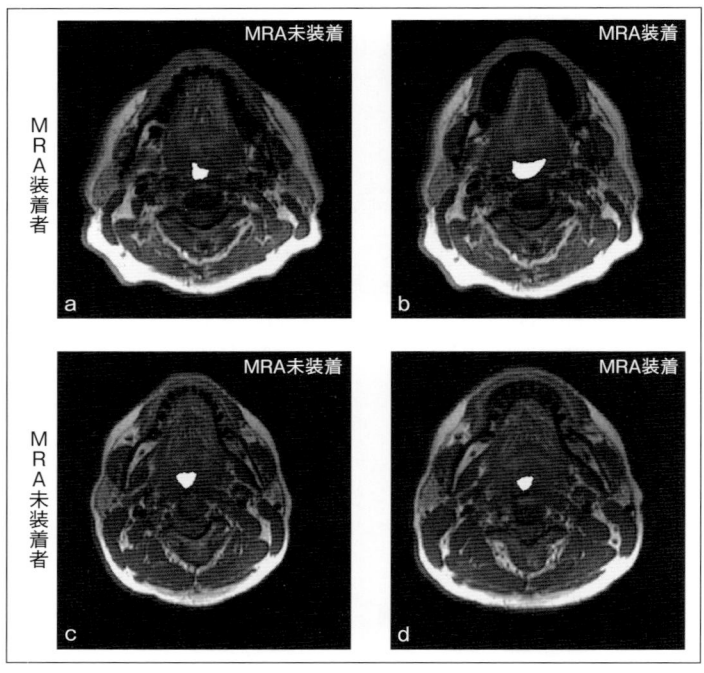

図10-2　OSAを合併した2名の患者の口蓋帆咽頭レベルでの水平断MRI像（MRA装着，MRA未装着）．MRA装着者（aおよびb）では，MRAにより側方気道面積が増大している．一方，MRA未装着者（cおよびd）では，それが認められない（気道は高信号領域である）．

表10-1　無作為抽出研究でのMRAの効果

研究者	標本数	AHI or RDI* MRA	AHI or RDI* CPAP	AHI < 10 Control	AHI < 10 MRA	AHI < 10 CPAP	AHI < 5 MRA	AHI < 5 CPAP
Fergusonほか[10]	20	25[15] 14[15]†	24[17] 4.0[2.2]†§		55%	70%		
Englemanほか[9]	48	31[26] 15[16]	31[26] 8.0[6.0]§		47%	66%	19%	34%
Gotsopoulosほか[6]	73	27(2) 12(2)†‡		27(2) 25(2)			36%	
Barnesほか[5]	80	21(1.3) 14(1.1)†‡	21(1.3) 4.8(0.5)†§	21(1.3) 20(1.1)	49%			
Lamほか[11]	101	21(1.7) 11(1.7)†‡	24(1.9) 2.8(1.1)†§	19(1.9) 21(2.5)				

(RDI)呼吸障害指数
*結果は平均値，（ ）は標準誤差，[ ]は標準偏差，上段は術前介入，下段は術後介入
†無治療と比較して，治療によりAHIまたはRDIが低下．
‡コントロールと比較して，MRAでAHIまたはRDIが低下．
§MRA装着と比較して，CPAPでAHIまたはRDIが低下．

も寛解したものを完全治療奏功とすると，軽症から中等症のOSA患者での治療奏功率は19%〜75%であったと報告されている．治療奏功の基準を緩和する，つまりAHIを10回／時以下と定義することにより，さらに高い奏功率が得られる[5〜8]（表10-1参照）．MRA治療中に持続的ないびきおよび日中傾眠を感じる患者には効果が少ないようである．

TRDによる有益な臨床効果は未だ出ておらず，MRAに比較して適応を選ぶ．持続陽圧呼吸療法（Contuinuous positive airway pressure：CPAP）は，とりわけ重症の患者においてはオーラルアプライアンスよりも効果的に睡眠関連呼吸障害を減少させる[5,7,9〜11]．しかしCPAPとMRAの両方が有効である場合[10]，患者はたいていMRAを希望する．MRAとCPAPの比較は表10-2を参照されたい．

OSAに関連した健康リスクを減少させることが治療の重要目標の1つである（第6章参照）．最近の研究でMRAの血圧降下作用はCPAPの血圧降下作用と同等であると実証されている[12]．同様に，いくつかの研究でMRAの使用によりQOLの改善および精神運動速度といった神経認知能力の向上が実証されている[13]．

副作用

MRAの副作用では唾液分泌過剰，口渇，歯や頭蓋下顎系の圧痛，起床時の咬合異和感などの一

表10-2　OSAに対するMRAとCPAPの治療効果の比較

治療効果	MRA	CPAP
いびきの減少	++	+++
睡眠構築の改善	++	++
睡眠断片化の改善	++	++
睡眠呼吸値の改善（AHI，最低酸素飽和度など）	++	+++
主観的や客観的な日中傾眠尺度の改善	++	++
心血管機能の改善（血圧や内皮機能など）	++	++
神経心理学的機能の改善	+	+
QOLの改善	+	+
自動車事故率の減少	?/+	+

＋＝軽度奏功；＋＋＝中等度奏功；＋＋＋＝重度奏功；？＝未解決．

過性の副作用が一般的である．長期的な副作用では，咬合の変化がより広く知られている．オーバージェットおよびオーバーバイトは減少し，咬合は側方へ拡大しうる[14〜16]．この治療によって正常咬合または近心咬合の患者には好ましくない咬合変化が起こる危険性もあり，その一方遠心咬合の患者には良い結果をもたらすこともある[14]．咬合変化が最小であると思われるのは病初に過蓋咬合で前歯への力がかかりにくいオーラルアプライアンスを装着している患者である[14, 16]．しかしながら，MRAによる副作用は，多くの患者において非常に軽度なものであると一般に考えられている．

臨床における治療手順

学際的アプローチ

MRA治療では患者の診断，治療およびその患者に対し全般的な医療責任を持つ医師間での学際的な協力が要求される．睡眠時無呼吸治療専門の歯科医師は（たとえば顎に痛みがないか，関節に運動制限がないか，前方運動に制限がないか，歯列や歯周組織が正常か否か，患者が無歯顎か歯の部分欠損かといった）患者情報をふまえて最適なオーラルアプライアンスを選択するのが主な役割である．また，（睡眠検査室の記録または在宅での簡易モニターによるデータといった）客観的な睡眠記録を適切に用いて，選択したオーラルアプライアンスの有効性を長期にわたって監視しなければならない．医科的な診断に対する臨床的なアプローチは第7章を参照されたい．

適応と禁忌

オーラルアプライアンスを選択するためには，個々の患者に即してすべての治療選択肢を把握する必要がある（第9章参照）．診療ガイドラインによると，オーラルアプライアンスはCPAP治療より本治療を希望する軽症から中等症のOSA患者，またはCPAP治療に反応しないかCPAPに耐えられなかった患者に適応となる[3]．また診断ガイドラインでは，可能であれば，重症のOSA患者にはオーラルアプライアンスより，より有効であるCPAPを第1選択とすべきだとしている．現在CPAPは非閉塞性の睡眠呼吸障害への治療効果は

認められていない（第4章参照）．

オーラルアプライアンスの主な臨床上の短所は，十分な治療効果を獲得するまでに時間を要することであり，迅速に治療を開始する必要がある際には，とくに問題となる．治療が早急に必要となるケースとしては，重症の症候性OSA患者は，たとえば運転中に事故をまねく危険性があるため，治療の早急な開始が必要である．また，虚血性心疾患など合併症を有するOSA患者も治療の早急な開始が必要である．

治療反応の予測

MRA治療のより良好な結果と関連する臨床的特徴と頭部X線規格撮影上での変化をBox10-1に一覧表として示しておく[17]．CT，MRI，内視鏡などの画像診断より得られた情報により予測ができるが，日常治療においてこれら画像診断は，コストと利便性の面から制限される（第8章参照）．

とくに下顎突出時に上咽頭部の気道を拡張させることができる場合，臨床転帰が良好と考えられる（図10-2参照）．鼻腔抵抗および肺活量を測定することにより，おおよその予測ができるとの報告がある[18, 19]．これらの所見を臨床応用するには検査法の有効性が評価されることが必要となる．

初診時歯科的評価

歯科医師は歯科的な診察を行い，患者の既往・口腔疾患・咬合状態などを確認する．う蝕，歯周病，顎関節症などがあればMRA治療の開始が遅れたり，妨げとなりうる．歯列弓での残存歯が8〜10本あり，下顎の前方移動量が5mm以上であることがMRA治療で良い効果が得られる条件である．

患者評価が終了したら歯科医師は治療の成功の可能性や副作用の危険性に関しての予測を患者に説明する．その説明のなかには長期治療計画を入れねばならない．将来的な治療管理のため書面での同意が不可欠である．

オーラルアプライアンスの選択

数種あるMRAから各患者に最適なタイプを決

Box 10-1　MRAを用いて治療効果が期待できる臨床的，頭部X線規格撮影分析上の予測因子

臨床的予測因子
- 若年者
- BMI低値
- 体位依存性のOSA
- 狭窄が主に口腔咽頭部
- オーバージェットが低値
- 軟口蓋長が短い
- 短頚囲（頚が太くない）
- AHI低値

頭部X線規格撮影分析上の予測因子
- 軟口蓋長が短い
- 上顎骨が長い
- 下顎下縁平面と舌骨間距離の減少

定するためには臨床医の評価が必要である．市販のオーラルアプライアンスに関する情報は国内外の睡眠歯科医学学会から入手できる．

上顎および下顎のプレートからなるデュアルブロックアプライアンス（dual-block appliances）は，ゴム製あるいはまたはプラスチック製のコネクタ，金属ピンと管のコネクタ，フックコネクタ，アクリルレジンエクステンション，磁石などを介して連結されている．調節性のデュアルブロック型MRAは下顎の位置調節が容易であるためにもっとも便利である．アプライアンスのデザインの違いが治療効果や治療の受容性に影響を及ぼすとの報告もあるが，この点については未だ明らかではない[8, 20]．

モノブロックアプライアンスは調節に時間がかかり，歯科技工士の補助を要する．TRDはMRAを適応するのに十分な歯の支持が得られない場合に主に適応される．

オーラルアプライアンスの調節

歯科医師は，快適かつ効果的な顎の位置を推定

するために，歯の石膏模型と咬合記録を用意する．治療開始時の下顎位が約5mm前方または最大前突の50%〜60%で設定され，効果がみられるまで数週間または数か月にわたって連続して下顎の前方移動量を増加させる[1]．下顎位置の最終的な範囲は患者がどの程度下顎を前突できるか，OSAの重症度，咬合診断，オーラルアプライアンスのタイプ，鼻呼吸能力によって決定される．

初期（数週間から数か月にわたる）の段階で，患者と，もし可能であればスリープパートナー（睡眠同伴者）にも症状の改善がされているか否かを判断してもらう．治療効果を自覚している患者は効果判定のために医科へ照会する．下顎位を0.5mm〜1.0mmずつ増加させることは，効果が不十分であった患者に対して実施されている[21]．下顎位の前方への増加により時に顎関節部の圧痛がみられる場合には，症状を緩和するために前方位量を減じなければならない．

経過観察

下顎位の位置決めが終了し，最適と思われる主観的な治療効果が得られたら，治療結果を医学的に評価するために患者は睡眠臨床医へ照会される．とくに中等症から重症のOSA患者には効果判定としての睡眠検査が勧められる．なぜならば，症状の改善は必ずしもAHIが十分に減少したことによるものとはいえないからである．

長期間の経過観察における適切な治療計画は，患者のOSA重症度，全身健康状態，咬合状態，口腔衛生状態などに基づき個々に決定されている．患者の受診時に，歯科医師は使用状態，症状，体重増加，副作用，全身健康状態，口腔衛生状態，下顎整位の程度，オーラルアプライアンスの状態などを観察する．OSAの治療効果は徐々に変化しうるため睡眠臨床医との持続的に連携をとることが重要であり，副作用の問題や医学的関心からも再度の睡眠検査や代替治療を考慮する必要も出てくる．

現在，医療現場においてオーラルアプライアンスの使用頻度をモニターするための客観的な方法はなく，評価は自己申告に頼っている．オーラルアプライアンスの使用頻度は非常に重要だが，少なくとも短期間においては睡眠時間の大部分にオーラルアプライアンスを用いていることを示唆する報告がみられる．治療開始以降1年においての平均使用率は約77%であった．これらの結果は，オーラルアプライアンスの特性と経過観察プロトコールに起因するものである．副作用の発現，オーラルアプライアンスの損傷，治療効果の低下などさまざまな理由から治療を中止する患者もいるが，5年間にわたる長期の使用も報告されている[22]．

結論

MRAはいびきをかく人および概して健康で軽症から中等症のOSA患者への第1選択として認識されている．CPAP治療を耐えることができなかった患者やMRA治療を希望する患者は，睡眠検査においても満足のいく治療効果が得られているMRAを使用することが望ましい．副作用は概して軽度でかつ一過性であるが，治療を完了するには順応期間を要する．軽微な咬合変化は一般的に認められるが，ほとんどの患者から容認されている．正確な診断およびオーラルアプライアンスを用いた最適な治療を実現するために，学際的アプローチが必須である．

参考文献

1. Ferguson KA, Cartwright R, Rogers R, Schmidt-Nowara W. Oral appliances for snoring and obstructive sleep apnea: A review. Sleep 2006;29:244-262.
2. Hoekema A, Stegenga B, De Bont LG. Efficacy and comorbidity of oral appliances in the treatment of obstructive sleep apnea-hypopnea: A systematic review. Crit Rev Oral Biol Med 2004;15:137-155.
3. Kushida CA, Morgenthaler TI, Littner MR, et al. Practice parameters for the treatment of snoring and obstructive sleep apnea with oral appliances: An update for 2005. Sleep 2006;29:240-243.
4. Lim J, Lasserson TJ, Fleetham J, Wright J. Oral appliances for obstructive sleep apnoea. Cochrane Database Syst Rev 2006;1:CD004435.

5. Barnes M, McEvoy RD, Banks S, et al. Efficacy of positive airway pressure and oral appliance in mild to moderate obstructive sleep apnea. Am J Respir Crit Care Med 2004;170:656-664.

6. Gotsopoulos H, Chen C, Qian J, Cistulli PA. Oral appliance therapy improves symptoms in obstructive sleep apnea: A randomized, controlled trial. Am J Respir Crit Care Med 2002;166:743-748.

7. Randerath WJ, Heise M, Hinz R, Ruehle KH. An individually adjustable oral appliance vs continuous positive airway pressure in mild-to-moderate obstructive sleep apnea syndrome. Chest 2002;122:569-575.

8. Gauthier L, Laberge L, Beaudry M, Laforte M, Rompr PH, Lavigne GJ. Efficacy of two mandibular advancement appliances in the management of snoring and mild-moderate sleep apnea: A cross-over randomized study. Sleep Med 2008 Jun 24 [Epub ahead of print].

9. Engleman HM, McDonald JP, Graham D, et al. Randomized crossover trial of two treatments for sleep apnea/hypopnea syndrome: Continuous positive airway pressure and mandibular repositioning splint. Am J Respir Crit Care Med 2002;166:855-859.

10. Ferguson KA, Ono T, Lowe AA, al-Majed S, Love LL, Fleetham JA. A short-term controlled trial of an adjustable oral appliance for the treatment of mild to moderate obstructive sleep apnoea. Thorax 1997;52:362-368.

11. Lam B, Sam K, Mok WY, et al. Randomised study of three non-surgical treatments in mild to moderate obstructive sleep apnoea. Thorax 2007;62:354-359.

12. Gotsopoulos H, Kelly JJ, Cistulli PA. Oral appliance therapy reduces blood pressure in obstructive sleep apnea. A randomized, controlled trial. Sleep 2004;27:934-941.

13. Naismith SL, Winter VR, Hickie IB, Cistulli PA. Effect of oral appliance therapy on neurobehavioral functioning in obstructive sleep apnea: A randomized controlled trial. J Clin Sleep Med 2005;1:374-380.

14. Almeida FR, Lowe AA, Otsuka R, Fastlicht S, Farbood M, Tsuiki S. Long-term sequellae of oral appliance therapy in obstructive sleep apnea patients. 2. Study-model analysis. Am J Orthod Dentofacial Orthop 2006;129:205-213.

15. Fransson AM, Tegelberg A, Svenson BA, Lennartsson B, Isacsson G. Influence of mandibular protruding device on airway passages and dentofacial characteristics in obstructive sleep apnea and snoring. Am J Orthod Dentofacial Orthop 2002;122:371-379.

16. Marklund M. Predictors of long-term orthodontic side effects from mandibular advancement devices in patients with snoring and obstructive sleep apnea. Am J Orthod Dentofacial Orthop 2006;129:214-221.

17. Ferguson KA, Lowe AA. Oral appliances for sleep-disordered breathing. In: Kryger MH, Roth T, Dement WC(eds). Principles and Practice of Sleep Medicine, ed 4. Philadelphia: Elsevier Saunders, 2005:1098-1108.

18. Zeng B, Ng AT, Darendeliler MA, Petocz P, Cistulli PA. Use of flow-volume curves to predict oral appliance treatment outcome in obstructive sleep apnea. Am J Respir Crit Care Med 2007;175:726-730.

19. Zeng B, Ng AT, Qian J, Petocz P, Darendeliler MA, Cistulli PA. Influence of nasal resistance on oral appliance treatment outcome in obstructive sleep apnea. Sleep 2008;31:543-547.

20. Pitsis AJ, Darendeliler MA, Gotsopoulos H, Petocz P, Cistulli PA. Effect of vertical dimension on efficacy of oral appliance therapy in obstructive sleep apnea. Am J Respir Crit Care Med 2002;166:860-864.

21. Fleury B, Rakotonanahary D, Petelle B, et al. Mandibular advancement titration for obstructive sleep apnea: Optimization of the procedure by combining clinical and oximetric parameters. Chest 2004;125:1761-1767.

22. Marklund M, Stenlund H, Franklin KA. Mandibular advancement devices in 630 men and women with obstructive sleep apnea and snoring. Chest 2004;125:1270-1278.

第11章
歯・顔面整形

M.Ail Darendeliler, PhD, BDS, Certif Orth, Dip Orth, Priv Doc
Lam L. Cheng, MDSc, MOrthRCSEd, MRACDS(Ortho)
Paola Pirelli, DDS
Peter A. Cistulli, MBBS, PhD, MBA, FRACP

呼吸障害や閉塞性睡眠時無呼吸（Obstructive sleep apnea：OSA）に罹患している小児や大人は，しばしば，頭蓋顔面形態の異常を呈している．本章では，呼吸の変化が頭蓋顔面領域の成長に及ぼす影響，頭蓋顔面形態と睡眠呼吸障害との関連性および歯・顔面形態と睡眠呼吸障害に対する顎整形治療の効果について述べる．

頭蓋顔面の成長発育と頭蓋顔面形態に及ぼす機能の影響

軟骨が頭蓋底軟骨結合の成長の主要な決定要因であるというコンセンサスはすでに得られており，歯・顔面領域の成長は，機能母体説に従う．すなわち成長は生体の機能的要求に応じて起こり，おそらく歯・顔面領域の成長は鼻軟骨の成長に応じて起こる．Linder-Aronson[1]は，覚醒時の低下した鼻呼吸とそれにともなう頭蓋顔面の形態異常との関係について，考えられる原因と結果の流れを示した（図11-1）．口呼吸は，鼻・口腔領域の筋収縮パターンを変化させ，骨格性の変化を生じさせる．子どものアカゲザルを用いた動物実験から，3か月間の部分的鼻気道閉塞が，顔面高の増大や上顎の幅・長さの減少を引き起こすことが示された[2]．また，アデノイドや口蓋扁桃肥大に起因する小児の口呼吸は，前方頭位姿勢，下顎後退症，前顔面高の増大，下顎下縁平面の急傾斜，舌骨の低位，および舌の前下方位と関連していた[3]．これはおそらく口腔咽頭部の気道を確保するために生じた生理学的反応と考えられ，アデノイド切除後5年にわたり，下顎骨の成長が促進するとのことであった[3]．

SolowとKreiborg[4]は，小児と若年成人において，気道の閉塞によって生じる姿勢の変化と歯・顔面形態の変化との関係について調べ，軟組織伸展説を提唱した．これは，口呼吸により，姿勢の変化（3～5°の前方頭位姿勢），筋活動の変化，およびそれにともなう骨格性の変化が生じることを示している[4]．また，アデノイドの切除により前方頭位姿勢が改善することから，鼻咽頭部の気道の閉塞が前方頭位姿勢の誘因になると考えられる．また，頭蓋頸部角の減少は軟組織への後方向の圧を減少させて，切歯の唇側傾斜を改善する．

11 | 歯・顔面整形

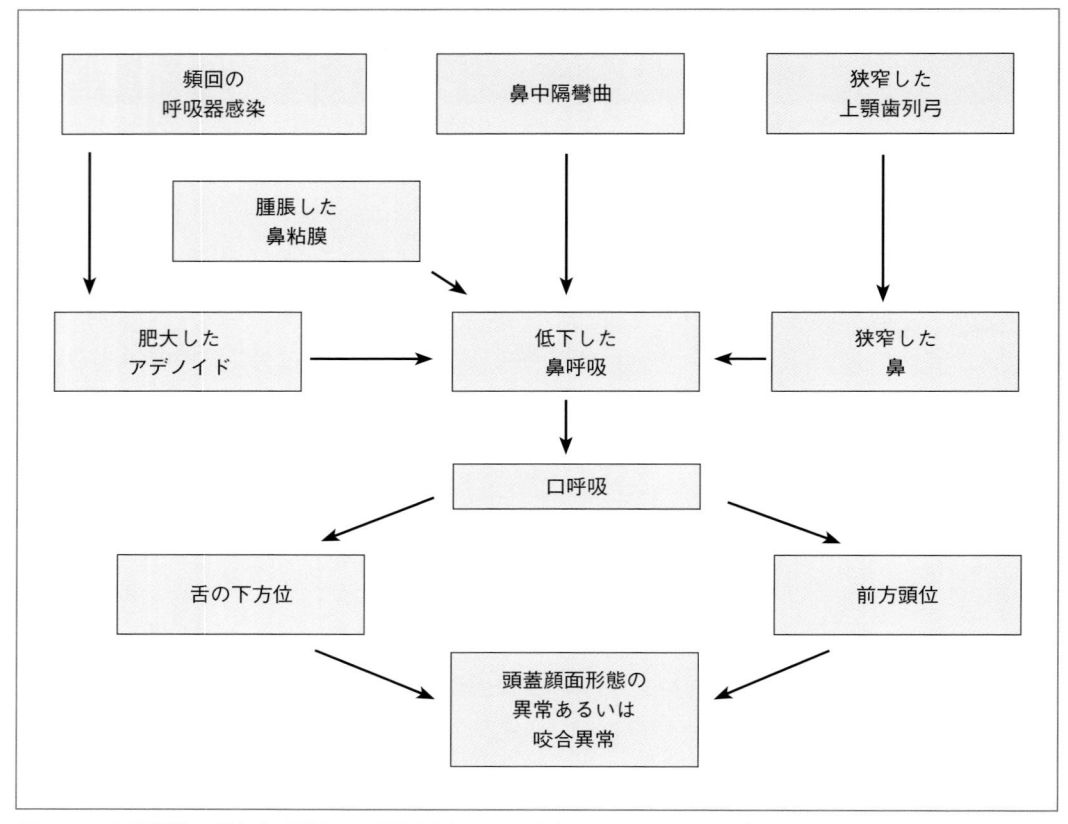

図11-1 気道抵抗の増加と頭蓋顔面形態異常あるいは咬合異常との因果関係（Linder-Aronson[1]より許可を得て転載）．

そして，このような姿勢の変化と軟組織伸展圧の減少により，下顎骨の発育も同様に改善する．

最近米国で行われた第3回全国健康栄養試験調査（8～50歳の14,272名を対象）のデータを分析した予備調査において，呼吸機能と咬合異常の関係に関する従来の考え方に疑問が投げかけられた[5]．この集団の横断的調査データを回帰分析した結果，対象者の年齢，人種，性別，矯正治療の有無および社会経済学的状況の違いにかかわらず，臼歯部交叉咬合，反対咬合，開咬あるいは上顎前突を呈する者とこのような不正咬合を呈していない者との間に，呼吸障害とアレルギーの有病率に有意な差を認めなかった[5]．このことから，これらの関係の解明には，さらなる研究が必要であろう．

OSAに関連する歯・顔面形態

画像を用いた数多くの研究によると，OSAと関連する顎顔面形態の特徴は以下のとおりであった（第7章参照）．

・頭蓋底に対して後退した上下顎骨

- 大きな下顎下縁平面角と前顔面高
- 下方位にある舌骨
- 小さな下顎骨体長
- 狭い後部気道と長い軟口蓋
- 大きな舌
- 大きな頭蓋頸部角

　さらに，OSA患者は，いびきや無呼吸を認めない健常者と比べて，有意に狭小かつV字型の上顎歯列弓と骨格的に狭窄した上顎を有していることが示唆された[6]．

　遺伝と人種は，顎顔面形態と睡眠呼吸障害の因果関係を理解するうえで，考慮しなければならない変数である．上下顎前突はしばしばアフリカ系アメリカ人にみられ，大きな舌と軟口蓋は，気道の開存性を減少させて，OSAに罹患しやすくする．ヒスパニック系アメリカ人の上下顎骨の後退傾向やアジア人の頭蓋底角の狭小傾向は，両者ともOSA患者の特徴であった．OSAに罹患した中国人男性の歯・顔面形態の特徴を調べたHouら[7]の研究によると，重度のOSAに罹患した者は，軽度の者に比べて，有意に軟口蓋が長く，舌根がより下方に位置し，前方頭位姿勢を示していた．この研究はまた，無呼吸の重症度を予知する要因として，体重，後下顔面高，下顎骨体長，頭蓋頸部角およびセラ舌骨間距離を挙げている[7]．

　日本人男性を対象とした三次元MRIを用いた研究によると，OSA患者の下顎骨は，後下方に開大し小さくかつ短かったが，健常者との間に有意な差を認めなかった[8]．このような研究は，異なる人種において，OSAの成り立ちに関する顎顔面形態と軟組織の相互作用の重要性を示唆している．

　歯・顔面形態に対するアデノイド口蓋扁桃摘出術の効果について，OSAに罹患している小児と年齢，性別を一致させた健康な小児を比較した結果，OSAに罹患した小児は，手術前において，下顎がより後方に，上顎がより前方に傾斜し，長い前下顔面高，短い前頭蓋基底および狭い気道を呈していた．そして，アデノイド口蓋扁桃摘出術の5年後，OSAに罹患した小児では，短い鼻と短い前頭蓋基底を除き，歯・顔面形態のほとんどの項目において，正常な小児との間に有意な差を認めなかった[9]．この結果は，（1）小児期の上気道閉塞がOSAの罹患に寄与する可能性を示しており（図11-2），（2）このOSAの進行を止めるための治療法確立の基礎を築いている．小児のいびきと学業成績不振の明らかな関連[10]や，OSA治療を目的とした小児のアデノイド口蓋扁桃摘出術後の神経行動学的な改善[11]から，OSAの予防における歯・顔面の顎整形治療の潜在的な役割は，公衆衛生学的にみてとても興味深い（グラインディングや睡眠時ブラキシズム[Sleep bruxism：SB]におけるアデノイド口蓋扁桃肥大の役割については第16章で述べる）．

顎整形治療にともなう歯・顔面の変化

　歯・顔面形態の改善や正常化は，呼吸障害やOSAに対してプラスの効果があるかもしれない．

上顎の拡大

　軽度のOSAに罹患している小児の多くは，上顎の狭窄とそれにともなう鼻閉（鼻甲介の肥大をともなうあるいはともなわない鼻中隔彎曲）を呈している．また，上顎の狭窄は，鼻腔抵抗を増加させ，舌位を変える可能性がある．そして，それがOSAの罹患や咽頭口部の気道の狭窄にもつながる[12]．

　上顎の拡大は，狭窄した上顎を改善するための一般的な顎整形治療であり，これまでの研究によると，上顎の拡大後に鼻腔の幅や体積が増加することが示されてきた．Pirelliら[13]は，扁桃肥大を認めず上顎の狭窄を呈している31名の小児（男子19名と女子12名）を対象として，上顎急速拡大（Rapid maxillary expansion：RME）の効果を調べた結果，保定後6～12か月で，睡眠呼吸障害は治癒した．

　さらに，口呼吸，いびきおよびOSAの既往があり，扁桃肥大や肥満を認めず上顎の狭窄を呈する42名の小児を対象に，矯正治療前，拡大装置装着1か月後，約6～12か月間の矯正治療終了後4か月経過時において，聴覚検査，呼吸検査，日中

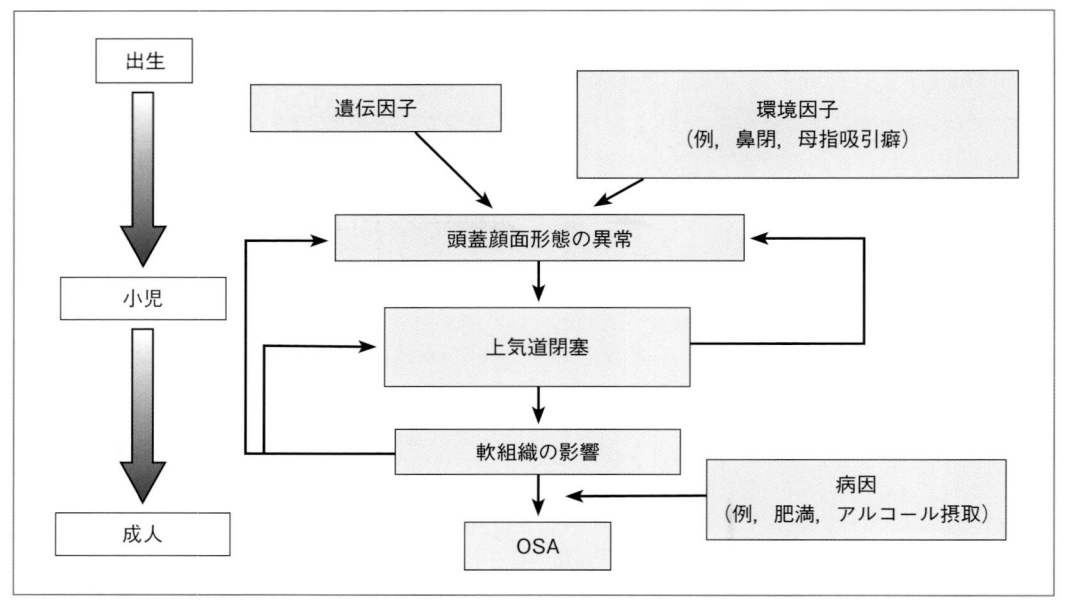

図11-2 OSAにいたる経過（頭蓋顔面形態異常の潜在的な役割に着目）.

傾眠の質問票，ポリソムノグラフィーおよびX線検査を含む歯科矯正学的・耳鼻咽喉学的検査を行った．その結果，全患者において咬合法X線写真と正面頭部X線規格写真により，正中口蓋縫合の離開が確認された（図11-3）．上顎急速拡大が鼻腔の拡大と鼻中隔彎曲の改善およびそれにともなう正常な鼻気道への回復やOSAの治癒に役立つことが分かった[14]．

最近，OSAとアデノイド口蓋扁桃肥大を呈する思春期前の小児において，アデノイド口蓋扁桃摘出術と上顎急速拡大の治療効果とその順序が検討された．その結果，患者の多くは，両方の治療がOSAの改善に必要であったが，治療の順序は重要ではないようであった[15]．これらの研究は，小児のOSAの治療に対する上顎急速拡大の重要性を示唆している．

また，成人の上顎を拡大するために，上顎急速拡大や外科的急速拡大を適用することができる．予備実験によると，Cistulliら[16]は上顎急速拡大あるいは外科的急速拡大を行った成人患者10名のうち9名において，いびき，OSAおよび傾眠の症状が大幅に改善された．しかし，狭窄した鼻上顎複合体とOSAの因果関係を明らかにし，上顎と鼻腔の拡大後の長期安定性を検討するためには，さらなる研究が必要である．

上顎の前方移動

上顎の後退は，歯・顔面の顎整形治療や顎矯正手術により改善することができる（第9章参照）．睡眠呼吸障害の治療や予防措置として，上気道に対する上顎前方移動の効果を調べた研究はほとんどない．上顎急速拡大と上顎前方牽引装置の併用療法は，上気道の距離的計測項目や鼻咽頭部の気道の幅を有意に増加させることが示されてきた[17]．Sammanら[18]は骨格性Ⅲ級を呈する70名の患者を対象に，手術前と手術後6か月経過時の頭部X線規格写真分析結果の比較を行った．その結果，上顎の前方移動を行った者は，鼻咽頭部の深さが増加した．このような患者がOSAに罹患してい

顎整形治療にともなう歯・顔面の変化

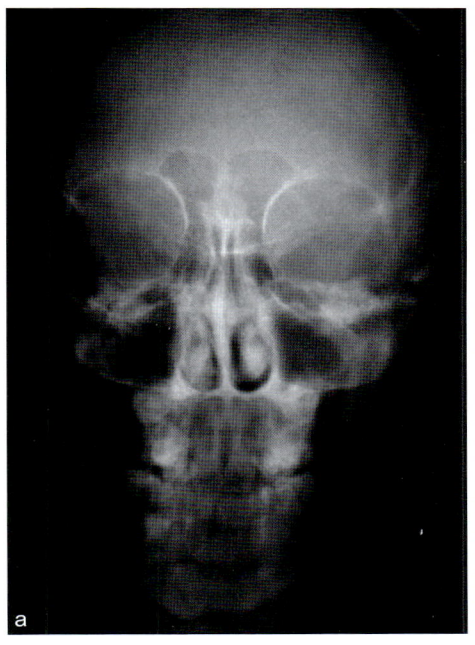

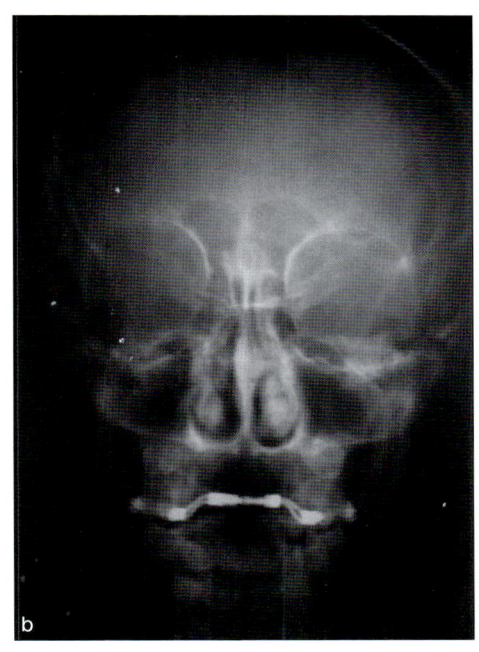

図11-3 上顎急速拡大前(a)後(b)に撮影された正面頭部X線規格写真．上顎の拡大後，鼻腔の拡大と鼻中隔彎曲の改善が認められる．

たかどうかは不明だったことから，OSAに対する上顎の前方移動の効果については，今後研究する価値は十分ある．

下顎の前方移動

Baikら[19]は，咽頭鼻部と咽頭口部の気道の閉塞をともなうOSA患者では，下顎後退症を呈する傾向が強いことを報告した．そして，下顎の前方移動が咽頭腔部の気道の閉塞を改善し，それによりOSAの症状を軽減することが示された(図11-4)．下顎の前方移動は，機能的矯正装置による治療，下顎骨の骨延長術，顎矯正手術あるいはこれらの治療の組み合わせにより成し遂げられる．また，下顎の前方移動は，OSAの外科的治療でよく用いられる術式である(第9章参照)．

下顎の劣成長を呈する小児の口腔咽頭部の気道の大きさに及ぼす機能的矯正装置の効果を調べた結果，このようなオーラルアプライアンスは口腔咽頭部の気道の幅を有意に増加させることがわか

った[20]．さらに最近の研究によると，アクチバトールとヘッドギアを用いた治療の後，咽頭部の気道の幅は有意に増加し，それが長期間維持された[21]．しかし，これまでOSA患者を調べた研究はまったくなく，それ以外の者で調べられた結果も，二次元のX線写真で検討されたものであることから，このような治療効果を明らかにするためには，三次元画像を用いた前向き研究が必要であろう．

結論

頭蓋顔面形態はOSAの病態生理学において重要な役割を担っている．その因果関係はまだ証明されていないが，小児期の発達段階における上気道の閉塞は，さらなる気道の狭窄と頭蓋顔面形態異常を引き起こすと考えられる．したがって，早期の診断や歯・顔面の顎整形治療は，小児のOSAの改善に役立つかもしれない．また，このような治療は，潜在的な予防的役割も有している

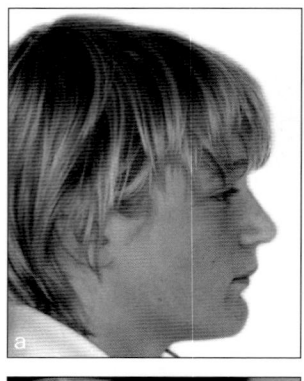

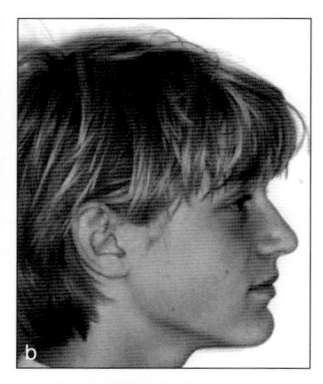

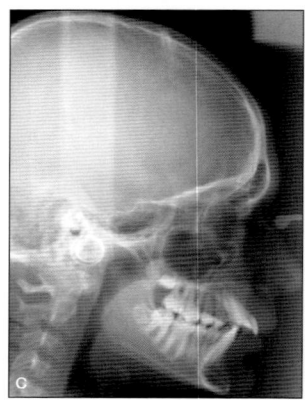

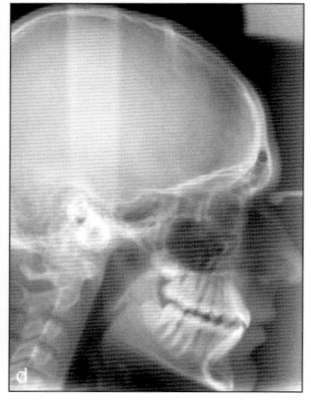

図11-4 顎整形装置を用いて治療した下顎の劣成長を呈する患者の治療前後の側貌（a治療前，b治療後）と側面頭部X線規格写真（c治療前，d治療後）

かもしれない．
　コーンビームCT（cone beam computed tomography：CBCT）や磁気共鳴画像検査法（MRI）のような高度な画像診断法は，OSA患者の診断に有用であり（第7，第8章参照），因果関係の解明に役立つ．しかし，OSAの長期治療における歯・顔面の顎整形治療の役割を明らかにするためには，より精度の高い研究が必要である．

参考文献

1. Linder-Aronson S. Adenoids. Their effect on mode of breathing and nasal airflow and their relationship to characteristics of the facial skeleton and the dentition. A biometric, rhino-manometric and cephalometroradiographic study on children with and without adenoids. Acta Otolaryngol Suppl 1970;265:1-132.
2. Harvold EP, Chierici G, Vargervik K. Experiments on the development of dental malocclusions. Am J Orthod 1972;61:38-44.
3. Woodside DG, Linder-Aronson S, Lundstrom A, McWilliam J. Mandibular and maxillary growth after changed mode of breathing. Am J Orthod Dentofacial Orthop 1991;100:1-18.
4. Solow B, Kreiborg S. Soft-tissue stretching: A possible control factor in craniofacial morphogenesis. Scand J Dent Res 1977;85:505-507.
5. Bayirli B. Relationship of respiratory disease and allergy to malocclusion. Presented at the 108th Annual Session of the American Association of Orthodontists, Denver, 19 May 2008.
6. Seto BH, Gotsopoulos H, Sims MR, Cistulli PA. Maxillary morphology in obstructive sleep apnoea syndrome. Eur J Orthod 2001;23:703-714.
7. Hou HM, Hagg U, Sam K, et al. Dentofacial characteristics of Chinese obstructive sleep apnea patients in relation to obesity and severity. Angle Orthod 2006;76:962-969.

8. Okubo M, Suzuki M, Horiuchi A, et al. Morphological analyses of mandible and upper airway soft tissue by MRI of patient with obstructive sleep apnea hypopnea syndrome. Sleep 2006;29:909-915.
9. Zettergren-Wijk L, Forsberg CM, Linder-Aronson S. Changes in dentofacial morphology after adenotonsillectomy in young children with obstructive sleep apnoea—A 5-year follow-up study. Eur J Orthod 2006;28:319-326.
10. Ali NJ, Pitson D, Stradling JR. Sleep disordered breathing: Effects of adenotonsillectomy on behaviour and psychological functioning. Eur J Paediatr 1996;155:56-62.
11. Gozal D, Pope DW. Snoring during early childhood and academic performance at ages thirteen to fourteen years. Pediatrics 2001;107;1394-1399.
12. Warren DW, Hershey HG, Turvey TA, Hinton VA, Hairfield WM. The nasal airway following maxillary expansion. Am J Orthod Dentofacial Orthop 1987;91:111-116.
13. Pirelli P, Saponara M, Guilleminault C. Rapid maxillary expansion in children with obstructive sleep apnea syndrome. Sleep 2004;27:761-766.
14. Pirelli P, Saponara M, Attanasio G. Obstructive sleep apnoea syndrome(OSAS) and rhino-tubaric dysfunction in children: Therapeutic effects of RME therapy. Prog Orthod 2005;6:48-61.
15. Guilleminault C, Quo S, Huynh NT, Li K. Orthodontic expansion treatment and adenotonsillectomy in the treatment of obstructive sleep apnea in prepubertal children. Sleep 2008; 31:953-957.
16. Cistulli PA, Palmisano RG, Poole MD. Treatment of obstructive sleep apnea syndrome by rapid maxillary expansion. Sleep 1998;21:831-835.
17. Kilinc AS, Arslan SG, Kama JD, Ozer T, Dari O. Effects on the sagittal pharyngeal dimensions of protraction and rapid palatal expansion in Class III malocclusion subjects. Eur J Orthod 2008;30:61-66.
18. Samman N, Tang SS, Xia J. Cephalometric study of the upper airway in surgically corrected Class III skeletal deformity. Int J Adult Orthodon Orthognath Surg 2002;17:180-190.
19. Baik UB, Suzuki M, Ikeda K, Sugawara J, Mitani H. Relationship between cephalometric characteristics and obstructive sites in obstructive sleep apnea syndrome. Angle Orthod 2002;72:124-134.
20. Ozbek MM, Memikoglu TU, Gogen H, Lowe AA, Baspinar E. Oropharyngeal airway dimensions and functional-orthopedic treatment in skeletal Class II cases. Angle Orthod 1998;68:327-336.
21. Hänggi M, Teuscher U, Roos M, Peltomaki T. Long-term changes in the pharyngeal airway following activator-headgear treatment. Presented at the 84th Congress of the European Orthodontics Society, Lisbon, 11 Jun 2008.

第Ⅲ部

睡眠時ブラキシズム（SB）と運動異常症

第12章
睡眠時ブラキシズム(SB)の定義，疫学，病因

Frank Lobbezoo, DDS, PhD
Ghizlane Aarab, DDS
Jacques van der Zaag, DDS

　睡眠時ブラキシズム(Sleep bruxism：SB)は，顎あるいは歯のクレンチング，グラインディングによって特徴づけられる一般的な睡眠関連運動異常症である．ブラキシズムは覚醒時にも起こる．その場合は主に歯のタッピングやクレンチング，あるいは歯を咬合接触させないで顎を固定するような動作が特徴である．本章では，覚醒時ブラキシズムでなく睡眠時ブラキシズムについてのみ扱う．そのほかの睡眠時の口腔顔面運動異常症(顎顔面ミオクローヌスやレム睡眠行動障害など)については第13章で解説する．

　SBの診断の臨床的手法や計測の詳細は第14章に記述されている．そこでも述べているが，SBの診断は睡眠検査室での測定を行ってのみ確定できるものであり，既往歴や臨床評価による診断は不正確である．SBは無害というわけではなく，歯の問題(歯の摩耗[咬耗]や破折，修復物やインプラントの失敗など)から筋骨格系の問題(咀嚼筋の肥大や顎関節の疼痛)や頭痛にいたるまで，口腔顔面領域のさまざまな構造物に悪影響を与える可能性がある．

　こうした問題のいずれかが認められる場合には，SBの治療が示唆される[1]．SBへの対処法には，睡眠衛生の指導，スプリント療法，薬物療法などがある(第17章参照)．

　本章では，まず成人におけるSBの定義と疫学について詳細に述べる．生理病理学の詳細については第15章で扱うので，本章ではSBの病因については簡潔に記述する．小児のSBについては第16章を参照されたい．

定義

　文献によっていくつかのSBの定義があるが，もっとも一般的な3つの定義について記述する．

　2005年，アメリカ睡眠医学学会(AASM)は睡眠関連疾患の国際分類第2版(ICSD-2)を発表した[2]．この改訂にともない，「睡眠関連運動異常症」という新しいカテゴリーが記載された．SBを含め，この改訂版のなかで「睡眠関連運動異常症」に分類されている障害の多くは，以前は「睡眠随伴症」，すなわち，睡眠中に起こる好ましくない行動というカテゴリーに分類されていた．この睡眠随伴症の多くは複合的で，何か目的があって何かを達成しようとするような行動として特徴づけられるが，意味のある目的が認められない行動も含まれる．後者のSBを含む目的の認められない障害は，新しい睡眠関連運動異常症のカテゴリーの

なかに記載されている．ICSD-2では，SBは，「過度の覚醒活動に関連する，睡眠中の歯のグラインディングまたはクレンチングを特徴とする口腔異常機能」と定義されている[2]．

この定義は，睡眠医学の臨床医の間で研究目的に広く用いられている．この定義を適用するためには，患者の自宅での自然な睡眠環境での記録，あるいは視聴覚記録を併用した睡眠検査室での記録によって得られる睡眠（ポリソムノグラフィー）記録が必要となる．

歯科医師向けのブラキシズムの定義は，歯科補綴学用語集（Glossary of Prosthodontic Terms：GPT）に以下のように記載されている[3]．（1）「非機能的な歯のグラインディング」，（2）「咀嚼運動を除いた無意識でリズミカルまたは痙攣性の非機能的な歯のナッシング，グラインディング，クレンチングによって構成される口腔習癖で，咬合性外傷を起こす可能性がある」．これは，機能障害の特徴を明確に描写しているため，歯科臨床においては適切な定義と言える．しかしながら，本章の趣旨からすれば，この定義はあまり有用とは言えない．なぜなら，口腔異常機能や口腔習癖が出現するのが，睡眠状態なのか覚醒状態なのかについて言及されていないからである．覚醒時ブラキシズムと睡眠時ブラキシズムでは，おそらく疫学もメカニズムも異なるものと考えられる．

GPTの定義（3）に類似するものとして，アメリカ口腔顔面痛学会では，「歯のクレンチング，ブレーシング，ナッシング，グラインディングを含む日中または夜間の異常機能活動」と定義されている[4]．あいにく，「覚醒時と睡眠関連」ではなく「昼間と夜間」という言葉を使っているため，この定義は正確性を欠いている（必ずしも夜間に眠っていて，昼間に起きているとはかぎらないため，前者の表現のほうが正確）．さらに，クレンチングとグラインディングは歯科領域では一般に知られた現象であるが，ブレーシング，ナッシングに関しては，より詳細な記述が必要である．ブレーシングはクレンチングと同義と考えられているが，ナッシングという言葉には定義がない．アメリカ口腔顔面痛学会のガイドラインの最新版[4]では，SBは携帯型筋電図検査やポリソムノグラフィーを使用した直接計測によってのみ診断できると述べられている．

以上3つの定義の長所・短所を比べてみると，ICSD-2の定義が明確さと扱いやすさに優れているため好ましいと考えられる．

疫学

SBはよくみられる障害である．しかし，SBの有病率に関する研究では，患者は自己申告あるいは自己申告と臨床所見（咬耗の程度など，数値化が困難なものを含む．第14章参照）の併用に基づいて定義されているため問題がある．このようなアプローチでは，検査室あるいは携帯型装置による客観的な測定に基づいて患者を定義するのと比べ，正確性に劣る．さらに，多くの疫学研究が覚醒時ブラキシズムを睡眠関連ブラキシズムと区別できていないため，この問題をより複雑なものとしている．にもかかわらず，多数の被験者を用いた睡眠研究の実施が困難であるため，いまだに疫学調査には，自覚がもっとも一般的に用いられている．臨床医は，疫学調査に用いられるSBの測定法あるいは定義法の持つこのような問題について認識しておかなければならない．

多くの研究では，併存疾患を持つ患者を除外してSBの有病率を報告しているため，真の有病率を推定することはさらに複雑で難しい．有病率に影響すると考えられる併存疾患としては，不安やそのほかの精神医学的問題，高齢，口腔顔面痛，ダウン症，脳性麻痺などが挙げられる．

たとえば，Aggarwalらは，質問票を用いて大規模な一般集団対象の横断研究を行った[5]．質問に答えた2,000名以上の被験者のうち，口腔顔面痛のある者の34%がグラインディングを自覚しているのに対し，口腔顔面痛のない者でグラインディングを自覚しているのは18%にすぎなかった．すなわち，口腔顔面痛患者はグラインディングの自覚のオッズ比が2.4で，有意に高いことになる（95%信頼区間＝1.7〜3.4）．このことは，併存疾患は交絡因子となる可能性があるので，被験者集団の状態を詳細に記述し，併存疾患の要因を明らかにしておかなくてはならないことを示唆している．

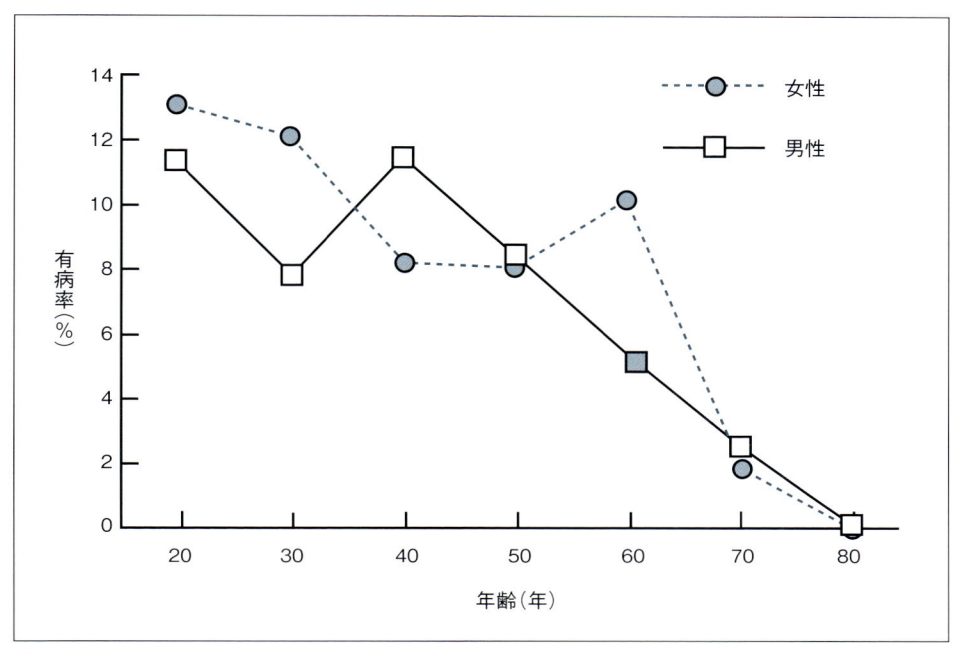

図12-1 「あなたは睡眠時に歯をグラインディングすることがありますか？（とても頻繁にある／頻繁にある／たまにある／まったくない）」という質問票調査での年齢別，性別における肯定的回答（とても頻繁にある／頻繁にある）の割合（％）（Lavigne, Montplaisir[6]より許可を得て転載）.

　良くデザインされた大規模な疫学調査で，これまでのSBの有病率の推定値としてもっとも良い指標となっており，詳細にみる価値のある報告が2つある．カナダで2,000名以上を対象として面接を行った調査[6]では，「あなたは睡眠時に歯をグラインディングすることがありますか？」という4段階評価（とても頻繁にある／頻繁にある／たまにある／まったくない）に関して，成人回答者の8％が「とても頻繁にある」または「頻繁にある」を選んだ．男女間に差はなく，加齢とともに男女とも有病率は低下していた．図12-1に18～29歳では有病率が約13％なのに対し，60歳では約3％に落ちていることを示す．
　Ohayonらによってイギリス，ドイツ，イタリアで行われた電話による大規模な一般集団対象の横断研究[7]では，回答者13,000名以上のうち8.2％が睡眠中のグラインディングを自覚していた．LavigneとMontplaisirの研究[6]と同様に，Ohayonら[7]も，SBの有病率に性差はなく，加齢とともに減少すると報告している．
　この2つの疫学調査で一致しているのは，睡眠時のグラインディングの自覚が，成人の一般集団の約8％にみられること，男女差がないこと，加齢とともに減少する傾向があることである．しかしながら，高齢者では総義歯を装着している者が多く，またSBを抑制する可能性がある薬剤（ベンゾジアゼピンなど，第17章参照）を使用している者も多い．このため，高齢者でのSBの有病率が実際より低く出ている可能性にも注意しなくてはならない．

病因

　疫学調査からは，疾病や障害の有病率に関する示唆を得られるだけでなく，病因に関する洞察も

表12-1 SBと関連するリスクインディケーターの概要とエビデンスの状況[*]

リスクインディケーター	エビデンス
形態学的要因	
口腔顔面の骨格の解剖学的要素	無
咬合や顎関節の形態的要素	無
社会心理学的要因	
不安／ストレス	増大
パーソナリティー（例：競争心）	増大
生理的，生物学的要因	
外傷性損傷	有
遺伝子（遺伝性）	増大
睡眠に関連した覚醒	有
睡眠呼吸障害	有
神経化学的要因（例：カテコラミン）	有
外因性要因	
薬物（例：セロトニン再取込阻害薬）	有
違法薬物（例：エクスタシー）	有
アルコール，カフェイン，喫煙	有

[*]Lobbezooら[11]より引用した概要

得ることができる．しかし，現在までにSBの病因を調べた質の高い論文が不足しているため，リスクファクター（縦断研究によって，発症の確率を直接的に上昇させる原因として示唆される要因）とリスクインディケーター（横断研究によって，単に関連が示唆されるだけの潜在的リスクファクター）がはっきり区別できていない[8]．SBに関する縦断研究が不足しているということは，すなわち文献のなかで病因とされている要因のほとんどが，正確にはリスクインディケーターであることを意味している．いくつかの深く考察されたレビュー論文や書籍のなかでは，この問題が触れられている[9～11]．SBのリスクインディケーターの概要を表12-1に示した．

SBリスクインディケーターは，末梢性と中枢性に分けることができる．口腔顔面の骨格の解剖学的要素や咬合の形態的要素といった末梢性の要因は，あるとしても主な病因とはなっていないであろう．たとえば睡眠検査室を利用した研究[12]のなかで，臨床所見や歯列模型による26項目の咬合要素と頭部X線規格撮影による25項目の角度や長さの計測を行ったところ，SB患者の口腔顔面形態はノンブラキサーと差がないことが示されている．

一方で，社会心理学的問題や生理学的状態といった中枢性の要因は，SBの病因としての役割を果たしていると考えられる．不安や競争心，ストレスといった心理的要因とSBとの因果関係のエビデンス[10,13]は増えてきているものの，未だに結論が出ておらず，ときには論争の的にもなっている．たとえばPierceら[14]は，ストレスの自覚と筋電図によって判定したSBの間に有意な相関が認められたのは，100名中わずか8名であったと報告している．少なくともこの研究サンプルについて言えるのは，SBにおけるストレスなどの心理的要因の影響は意外に少なく，また個人差があるということである．

最近の科学技術の発達により，いくつかの生理学的状態がSBを引き起こしやすくすることが示されてきている（第15章参照）．これらには，睡眠

| 表12-2 | 自己申告によるSBのリスクインディケーターの概要：オッズレシオと95％信頼区間（CIs）[※] |

リスクインディケーター	オッズ比	95％CI
中等度の日中傾眠	1.3	1.1〜1.6
いびき（強くない）	1.2	1.0〜1.4
いびき（強い）	1.4	1.1〜1.8
OAS症候群	1.8	1.2〜2.6
習慣性アルコール摂取（グラス1〜2杯）	1.5	1.1〜1.9
習慣性アルコール摂取（グラス3杯以上）	1.8	1.4〜2.4
習慣性カフェイン摂取（6杯以上）	1.4	1.2〜1.8
習慣性喫煙（20本以下）	1.3	1.1〜1.5
高い生活ストレス	1.3	1.1〜1.6
DSM-Ⅳによる不安障害の診断[15]	1.3	1.0〜1.6

[※]Ohayonら[7]より引用したデータ

に関連した大脳皮質と自律神経の覚醒（脳，呼吸，心臓の活動の急激で過渡的な変化など）や神経化学的変化（ドーパミンやエピネフリンといったカテコラミンなど）も含まれる．薬剤（アンフェタミン，向精神薬，選択的セロトニン再取込阻害薬など）やレクリエーショナル・ドラッグ（エクスタシー＝MDMAなど），アルコール，カフェイン，喫煙といったさまざまな化学物質もSBに関与している．睡眠呼吸障害（いびき，上気道抵抗，無呼吸低呼吸など）もリスクを高めると報告されている．脳の外傷や，脳性麻痺などの神経障害，精神疾患なども影響しているというエビデンスがある．たとえば心的外傷後ストレス障害もSBと関連がある．これらの関連性はこれまでのレビューのなかで詳細に記述されている[9〜11]．

Ohayonらの大規模疫学調査[7]は，SBの有病率だけでなく，自己申告によるSBのリスクインディケーターも明らかにした．それらは，日中傾眠，いびき，閉塞性睡眠時無呼吸（Obstructive sleep apnea：OSA），アルコール摂取，カフェイン摂取，喫煙，ストレスのある生活，不安などである．表12-2に有意なインディケーターとそのオッズ比，95％信頼区間を示した．またLavigneら[16]は，喫煙がSBのオッズを2倍近く上昇させること（オッズ比1.9，95％信頼区間＝1.4〜2.6），喫煙者は非喫煙者と比べてSBによるグラインディング音を有するエピソードの時間あたり回数が有意に多いことを示している．

SBに遺伝的要素がかかわっているかどうかは結局のところ不明である．いくつかの最近の文献では，SBの病因に遺伝的要素がかかわっているという考えを支持しているが[17]，そのメカニズムは未だ解明されていない（第15章参照）．

結論

SBは顎と歯のクレンチングとグラインディングによって特徴づけられる睡眠関連運動異常症に分類される．有病率は男女とも約8％で，加齢とともに減少する．病因はよくわかっていないが，行動学的・生理学的状態がかかわっているようで

ある．SBのリスクインディケーターとしては，不安，精神的ストレス，脳外傷，神経障害，精神疾患，OSA症候群，いびき，日中傾眠，アルコール摂取，カフェイン摂取，喫煙などがある．また遺伝的変異は特定されていないが，遺伝要素も関係しているようである．

前向き研究や実験的研究がないため，SBの本当のリスクファクターは明らかになってはいない．現在わかっているリスクインディケーターがSBとその有害な帰結を防ぎ，もしくは軽減できるかどうかを解明するために，綿密な研究が必要である．

参考文献

1. Lobbezoo F, Blanchet P, Lavigne GJ. Management of movement disorders related to orofacial pain: Principles and practice. In: Sessle BJ, Lavigne GJ, Lund JP, Dubner R(eds). Orofacial Pain and Related Conditions, ed 2. Chicago: Quintessence, 2008:211-217.
2. American Academy of Sleep Medicine. International Classification of Sleep Disorders, ed 2. Westchester, IL: American Academy of Sleep Medicine, 2005.
3. The Glossary of Prosthodontic Terms. J Prosthet Dent 2005;94:10-92.
4. De Leeuw R. Orofacial Pain. Guidelines for Assessment, Diagnosis, and Management, ed 4. Chicago: Quintessence, 2008.
5. Aggarwal VR, McBeth J, Zakrzewska JM, Lunt M, MacFarlane GJ. Are reports of mechanical dysfunction in chronic oro-facial pain related to somatisation? A population based study. Eur J Pain 2008;12:501-507.
6. Lavigne GJ, Montplaisir JY. Restless legs syndrome and sleep bruxism: Prevalence and associations among Canadians. Sleep 1994;17:739-743.
7. Ohayon MM, Li KK, Guilleminault C. Risk factors for sleep bruxism in the general population. Chest 2001;119:53-61.
8. Beck JD. Risk revisited. Community Dent Oral Epidemiol 1998;26:220-225.
9. Lobbezoo F, Naeije M. Bruxism is mainly regulated centrally, not peripherally. J Oral Rehabil 2001;28:1085-1091.
10. Lavigne GJ, Manzini C, Kato T. Sleep bruxism. In: Kryger M, Roth T, Dement WC(eds). Principles and Practice of Sleep Medicine, ed 4. Philadelphia: Saunders, 2005:946-959.
11. Lobbezoo F, van der Zaag J, Naeije M. Bruxism: Its multiple causes and its effects on dental implants. An updated review. J Oral Rehabil 2006;33:293-300.
12. Lobbezoo F, Rompré PH, Soucy JP, et al. Lack of associations between occlusal and cephalometric measures, side imbalance in striatal D2 receptor binding, and sleep-related oromotor activities. J Orofac Pain 2001;15:64-71.
13. Rompré PH, Daigle-Landry D, Guitard F, Montplaisir JY, Lavigne GJ. Identification of a sleep bruxism subgroup with a higher risk of pain. J Dent Res 2007;86:837-842.
14. Pierce CJ, Chrisman K, Bennett ME, Close JM. Stress, anticipatory stress, and psychologic measures related to sleep bruxism. J Orofac Pain 1995;9:51-56.
15. Diagnostic and Statistical Manual of Mental Disorders, ed 4. Washington, DC: American Psychiatric Association, 1994.
16. Lavigne GJ, Lobbezoo F, Rompré PH, Nielsen TA, Montplaisir JY. Cigarette smoking as a risk or exacerbating factor for restless legs syndrome and sleep bruxism. Sleep 1997;20:290-293.
17. Hublin C, Kaprio J. Genetic aspects and genetic epidemiology of parasomnias. Sleep Med Rev 2003;7:413-421.

第13章
睡眠時の口腔顔面運動異常症

Takafumi Kato, DDS, PhD
Pierre J. Blanchet, MD, FRCPC, PhD

　睡眠中の運動性の活動は生理学的なものと病的なものに分けられる[1,2]．いくつかの生理学的な口腔顔面運動は睡眠中に生じる[3]．それらは口腔，咽頭，食道の機能や構造の保護や統合に関与する[4,5]．しかし，睡眠関連疾患においてこれらの運動が多数発生することもありうる[3,5,6]．神経疾患や精神疾患を有する患者に認められる異常な口腔顔面運動は，睡眠時もしくは覚醒時，またはその両方でしばしば観察されている[3,6,7]．ここでは，睡眠時の口腔顔面運動異常症という用語を，正常な運動の発生数が過多になる状態と異常で無目的な運動が認められる状態の両方を指すものとして用いる．

　本章では（1）生理学的な口腔顔面運動とその意義，（2）睡眠関連疾患で生じる異常な口腔顔面運動，（3）睡眠時の異常な口腔顔面運動と関連する運動異常症やほかの医学的要素について解説する．本章で取り上げる睡眠時ブラキシズム（Sleep bruxism：SB）は，第12章で取り上げる一次性（原発性）SBではなく，むしろ二次性（続発性）の口腔顔面運動異常症という概念で取り上げる．

睡眠時の通常の生理的口腔顔面運動

　多数の典型的な生理的口腔顔面運動は睡眠中に存在し，これらは通常健康成人では睡眠の継続性を妨害することはない．しかし，睡眠関連疾患患者で，これらの活動が過大になって睡眠を妨害する可能性がある（表13-1）[1~3]．
　嚥下は睡眠中の顎口腔運動のうちもっとも一般的に観察される[3]．睡眠時の嚥下の発生頻度の低下は，唾液分泌や反射活動の低下と関係している．睡眠中の嚥下は，夜間の誤嚥の防止や酸性逆流物から口腔・咽頭・食道などを保護する可能性が考えられている．
　律動性（リズム性）咀嚼筋活動（Rhythmic

13 | 睡眠時の口腔顔面運動異常症

表13-1 睡眠中の正常な(生理的)口腔顔面運動

顎口腔の運動	正常睡眠での生理	機能	運動が過剰なときに関係する睡眠関連疾患
嚥下	6〜10回/時 成人ではノンレム睡眠の第1・2段階に，小児ではレム睡眠に多い 微小覚醒と関連	気道の防御 食道内の酸に対する防御と除去	睡眠関連胃食道逆流症 睡眠関連異常嚥下 OSA
RMMA	健常者の60% 1〜2回/時 ノンレム睡眠第1・2段階 微小覚醒と関連	唾液分泌や気道開存に関わっているのか未だ不明	睡眠随伴症 睡眠関連胃食道逆流症 SB OSA いびき
寝言	一般によくみられる 大人より小児で多い すべての段階 微小覚醒と関連	睡眠中の情動や夢や認知を反映	睡眠随伴症
顔の表情	すべての睡眠段階 微小覚醒と関連	睡眠中の夢にともなう情動を反映	睡眠随伴症
しゃっくり	すべての睡眠段階 まれに微小覚醒と関連	横隔膜の攣縮(スパスム)によるが役割は不明	睡眠時しゃっくり
ため息	1〜25回/時 すべての睡眠段階	肺のコンプライアンスの増加	OSA
咳嗽	まれ 微小覚醒と関連	誤嚥の防止	睡眠関連異常嚥下 睡眠関連胃食道逆流症 OSA 喘息，慢性の咳嗽
非特異的な咀嚼筋の収縮	すべての睡眠段階 微小覚醒，身体の筋活動や運動に関連	睡眠中の覚醒運動反応の口腔顔面による表現	睡眠断片化を呈する疾患(例，OSA，不眠症など)

(OSA)閉塞性睡眠時無呼吸

masticatory muscle activity：RMMA)は，咀嚼様の1Hz程度のリズムを有する下顎運動で，健常成人の約60％で観察される[8]．RMMAの80％は，浅いノンレム睡眠に発生する．RMMAが，口腔，咽頭，食道などの潤滑に役立っているのか，上気道開存に役立っているのかは今のところわかっていない[4,5]．睡眠随伴症やSBを有する患者でもRMMAが観察されるが，その数や強度が増加し，しばしばグラインディングをともなう．RMMAとSBの病態生理学的関係については第15章を参照されたい．

多くの小児や大人が睡眠中につぶやいたり，唸ったり，話をしたりすることがある．これらは異常に大きいか頻繁でなければ，医学的にはとくに問題とはならない[1,6]．顔をしかめたり，微笑むなどの表情が変化することがあるが，これは睡眠中の感情状態を反映しているのかもしれない．しゃっくりは，横隔膜が急激に収縮することによって生じる喉の音が繰り返されるものであるが，睡眠中でも持続することがある．通常の呼吸よりも大きな深いため息をすると，しばしば呼吸が一時的に停止する．咳嗽は健康な人ではほとんど認められないが，睡眠中の誤嚥から肺を防御すると考えられる．

非特異的な咀嚼筋の収縮は，生理的な体動(睡眠体位の変更)にともなう全身的な筋活動上昇の一部として持続的な筋収縮が顔面領域にも認められるものである．これらは，睡眠段階の移行や，微小覚醒，中途覚醒にともなって出現することがある[1,2]．したがって，このような筋収縮は睡眠が断片化された患者(例：睡眠時無呼吸など)で多数生じており，睡眠の断片化が改善するとともに減少する[1]．

生理的な口腔顔面運動が障害されたり，異常に出現すると(表13-1参照)，夜間や起床時に口腔顔面，咽頭・食道などの自覚症状が生じる可能性がある．また，そのような自覚症状は，睡眠中になんらかの装置を口腔内に装着している患者でも散見される[8,9]．口腔スプリントはSBや随伴する咀嚼筋・顎関節の疼痛に対する管理の1つとして使用されるが，口腔乾燥や流涎などを訴える患者もいる(第17章参照)．下顎前方保持装置(Madibular repositioning (advancement) appliance：MRA)は閉塞性呼吸イベントを減少させる効果があるが，この装置を装着して2〜3週間，つまり呼吸閉塞の改善や使用感を最適な状態に調整するまでの間，口腔顔面症状(歯，咀嚼筋，顎関節の疼痛)や口腔乾燥，流涎を訴えることがある(第10章参照)．

睡眠関連疾患の口腔顔面運動

睡眠関連疾患患者において睡眠時に生じる，もしくは生じうる口腔顔面運動を表13-2に示す．

閉塞性睡眠時無呼吸(obstructive sleep apnea：OSA)を主とした睡眠呼吸障害を持つ患者においては，無呼吸や低呼吸イベントの終了時に体動や身体の筋肉の収縮がしばしば起こるが，同様に咀嚼筋，舌や咽頭周囲筋においても持続的な筋活動が生じることが報告されている[1,2,9]．持続的な顎筋活動は，無呼吸低呼吸が引き起こした覚醒に対する一般的な(正常な)運動応答の一部で呼吸回復を図るために必要である[1,5,9]．SB患者のグラインディングは無呼吸低呼吸イベントと関連することはほとんどないが，OSAの患者では歯ぎしりを自己申告する人が多いという報告がある[10,11]．

起床時の口腔乾燥感が，睡眠中の頻回な口呼吸によって生じることがある[4]．SBとOSAを合併する患者に，下顎前方保持装置を使用すると，顎筋・顎関節の痛み，口腔乾燥感，咬合違和感などの副作用が生じることがある[9]．

睡眠随伴症は，不快で望ましくない行動や情動を体験する現象で，睡眠中に複雑で目的があるようにみえる行動が生じることもある(第3章参照)[6]．多くの睡眠随伴症が成人よりも小児で頻発するが(例：睡眠時遊行症，夜驚症，錯乱性覚醒)，そうではないものもある(例：レム睡眠行動異常症[REM sleep behavior disorders：RBD])[6]．こういった患者では，顔をしかめる，話す，食べる，噛みしめるなどの，多様な口顎運動がグラインディングにともなって生じることがある．寝言や睡眠時遊行症などのいくつかの睡眠随伴症は，SBと遺伝的背景を共有しているとも言われている[12]．

表13-2 口腔顔面領域に異常もしくは過剰な運動を認める睡眠関連疾患

睡眠関連疾患	報告された口腔顔面運動
睡眠呼吸障害	
・OSA症候群	SB，非特異的咀嚼筋活動，ため息
不眠症※	SB
睡眠随伴症	
・ノンレム睡眠: 夜驚症，錯乱性覚醒，睡眠時遊行症	SB，律動性咀嚼筋活動(RMMA)，寝言，しかめっ面，笑い，絶叫，嚥下，摂食行動
・レム睡眠: レム睡眠行動異常症※，悪夢	OMM
・そのほか: 睡眠関連唸り※	
睡眠関連運動異常症	
・レストレスレッグズ症候群※	SB
・周期性下肢運動(周期性四肢運動異常症[障害])※	
睡眠の異常に関連するそのほかの状態	
・睡眠関連顎顔面ミオクローヌス※	SB，咬舌，RBD
・睡眠関連てんかん※	SB，唇鳴らし，息のつまり，ミオクローヌス，顔面筋の単収縮，咬舌
・睡眠関連異常嚥下※	嚥下，咳嗽，むせ
・睡眠関連胃食道逆流症※	律動性咀嚼筋活動(RMMA)，嚥下，むせ，咳嗽

※: この疾患におけるSBの発生率は一般集団とほとんど変わらないようである．

　いくつかの睡眠中にみられる，運動異常症として入眠前の安静覚醒時に症状が出現するレストレスレッグズ症候群や周期性四肢運動異常症(障害)[訳注1]は，主に下肢に認められる睡眠関連運動異常症である[6]．これらの睡眠関連疾患とSBとの共存は少ないといわれている[8]．

　睡眠関連顎顔面ミオクローヌスもしくは口顎ミオクローヌス(oromandibular myoclonus: OMM)は，タッピング様の下顎の上下運動が特徴的で，夜間のグラインディングを自覚する人の約10％でみつけることができる[7]．OMMはSBと区別する必要がある．また，時には夜間の舌咬症を引き起こす可能性がある[13]．OMMを有する患者に合併したり，二次的に生じうる睡眠の問題として，睡眠時てんかん，RBD，不眠が報告されている．したがって，OMMが認められる場合，これらの疾患の有無に注意が必要である．

　睡眠時胃食道逆流症の患者は，目覚めたときに胸やけや口のなかに酸味をしばしば経験する[6]．頻回に生じる胃内容物の逆流は睡眠を妨害し，嚥下をともなうことが多い．睡眠時胃食道逆流，グラインディング，唾液分泌低下や口腔乾燥症を合併すると，歯の酸蝕や咬耗を助長する可能性がある[4]．

　慢性痛を有する患者が，入眠困難(寝つくのに20～30分以上かかる)や夜間中途覚醒後の再入眠困難などの不眠症状を訴えることは珍しいことではない(第Ⅳ部参照)．SBは，不安障害やレストレスレッグズ症候群，睡眠時の周期性四肢運動などを有する疾患でも生じうる[14]．

> **Box 13-1　睡眠中にも運動異常が残存するもしくはSBを呈する運動異常症※**
>
> **運動異常症**
> 　運動過多を呈する運動異常
> 　・口顎ジストニア
> 　・ハンチントン病
> 　・チック（ジル ド ラ トゥレット症候群）
> 　・片側顔面攣縮
> 　運動減少を呈する運動異常症
> 　・パーキンソン病
>
> **薬物・そのほかの物質**
> 　・アルコール，カフェイン，ニコチン（喫煙）
> 　・抗精神病薬やドーパミン受容体遮断薬
> 　・制吐剤（metoclopramide, prochlorperazine）
> 　・カルシウム拮抗薬
> 　・選択的セロトニン再取り込み阻害薬
> 　・リチウム
> 　・精神刺激薬：コカイン，アンフェタミン関連薬物（例：覚せい剤・MDMA）
>
> **そのほかの医学的疾患**
> 　・オリーブ橋小脳萎縮症
> 　・シャイ・ドレーガー症候群
> 　・ウィップル病
> 　・アンジェルマン症候群
> 　・精神遅滞

※主に症例報告による[15, 16, 18]

睡眠時の運動異常と口腔顔面の徴候

　運動異常を有する患者は，身体の運動が異常に亢進（hyperkinetic：運動過多）または抑制（hypokinetic：運動減少）されることによって，さまざまな運動障害（motor disturbances）を示す[15, 16]。覚醒中に認められる異常な口腔顔面運動のなかには睡眠中にも生じるものがある[17]（Box 13-1）。さらに運動異常を有する患者で睡眠中のグラインディングを自覚することも多い[3, 7]。口腔顔面の運動異常を有する患者では，口腔運動機能の障害（咀嚼困難，嚥下障害，構音障害），口腔顔面痛，口腔灼熱感，口腔乾燥，咬耗など，歯科医師が関与すべき症状をしばしば認める[15, 16, 18]。

　覚醒中の口腔顔面の運動異常が睡眠中でも持続することに関するエビデンスは，主に症例報告に基づいた情報から得られている．さらに，睡眠や口腔運動を客観的な方法（ポリソムノグラフィーや筋電図など）をもちいて測定した報告はほとんどない．したがって，運動異常を有する患者における睡眠中の口腔顔面の運動異常の病態生理についてはさらなる研究データの集積が必要である．

運動過多を呈する運動異常症

　口腔顔面ジスキネジアは不規則で過剰で無目的な，顔面，舌，顎の運動が特徴である．無歯顎患者では末梢性に起因する可能性があるものもあり，覚醒中に定型的な様相を呈するが，睡眠中は消退するといわれている[19]．しかし，多くの症例では，口腔顔面ジスキネジアは中枢性の異常（錐

体外路系)であり，通常睡眠中には生じない．
　口顎ジストニアは，下顎・舌・口唇の遅くて捻転を繰り返す攣縮(spasm)が特徴である[15, 16]．ジストニア様の口腔顔面運動はSBと同様に睡眠中にも生じうる．ハンチントン病は，遺伝性の神経変性疾患で，不規則で予知できない舞踏様運動を示すのが特徴である[16]．この疾患の患者に，睡眠中のグラインディングを認める者もいる．
　チックは，目や顔面，首に認められる反復性の，不規則な，常同的な運動である[18]．これらはトゥレット(Tourette)症候群の患者の浅いノンレム睡眠において，微小覚醒，睡眠段階の移行，中途覚醒に関連して出現する．
　片側顔面攣縮(Hemifacial spasm)は片側性で非てんかん性の単収縮が顔面に認められるが，これらは睡眠中でも残存する[17]．
　ボツリヌス毒素の顎筋への注射が，さまざまなタイプの口腔運動異常だけでなく重度のブラキシズム(主に覚醒中)の症例において，短期的な効果があるようだが，その科学的根拠はかぎられている．

運動減少を呈する運動異常症

　パーキンソン病はドーパミン系の神経変性に起因する運動減少異常を特徴とする多系統の神経疾患である[1, 15, 16]．睡眠中でも嚥下困難や流涎が続くが，安静時の口唇や舌の振戦は睡眠中に消失する．グラインディングやジストニア様の口腔顔面運動がパーキンソン病患者で報告されているが，これはレボドパ投与と関連している[7]．

薬物による口腔顔面運動異常症やそのほかの疾患

　向精神薬によって誘発される異常な口顎運動や二次性ブラキシズムも睡眠中に生じうる[20, 21]．いわゆる遅発性ジスキネジアは，長期にわたる抗精神病薬の投与によって引き起こされるもので，口腔顔面の運動のタイプはさまざまであるが，睡眠中は消失ないしは減少する．グラインディングをともなうジストニア様運動は，ドーパミン受容体遮断作用を持つ制吐剤(metoclopramide，prochlorperazine)や，カルシウム拮抗薬(cinnarizine, flunarizine)，選択的セロトニン再取り込み阻害薬，コカイン，リチウム，MDMA(エクスタシー)のようなアンフェタミン関連薬物の服用によっても生じる[20, 21]．
　SBや異常な口腔顔面運動は，てんかん，オリーブ橋小脳萎縮症，シャイ・ドレーガー症候群，ウィップル病(oculomasticatory myorhythmia)，アンジェルマン症候群，精神遅滞などの患者に関する症例報告のなかで記録されている[7, 8, 15, 22]．

診断や治療における歯科医師の役割

　もし患者がグラインディングと付随する口腔顔面症状を自覚している場合，つぎのような病歴の確認が重要である．

・睡眠関連疾患の徴候や症状(例：日中傾眠，睡眠障害，夜間の頻回な覚醒，睡眠中の異常行動，いびき，起床時の口腔乾燥感)
・口腔顔面領域，身体の不随意運動や運動異常に関与する医学的疾患
・睡眠や口腔顔面運動に影響を与える薬物の服用

　これらの特徴があれば，歯科医師は睡眠医学，神経内科などの専門家に患者を紹介すべきである．これら専門医が運動異常の診断・治療を主に担当することになる．歯科医師は，口腔や歯の二次的問題を軽減するという役割ができる．しかし，そのためには，このような疾患や薬物治療に関する知識が必要である．もし，医学的問題がなければ(つまり二次性SBでない)，歯科医師は通常の臨床で行っているようにSBや関連する口腔顔面症状の管理の中心を担うことになる．

結論

　本章では，健常者や医学的疾患患者の睡眠中に生じる生理的・病的な口腔顔面の運動についてまとめた．睡眠中の口腔顔面運動異常症には臨床経

験報告がいくつかあるが，有病率，病態生理，根拠に基づいた臨床治療戦略法についての情報がほとんどない．

また，外傷性の損傷や咬耗などにより口腔顔面に関わる症状が生じる可能性があり，それらの適正な予防や是正を行うようなアプローチが求められる．その点で，歯科医師は種々の顎口腔症状を治療するうえで重要な役割(例：歯の保護のための口腔スプリント療法)を果たすことができる．

患者によっては，潜在的に薬剤や医学的疾患の影響があることを認識しなくてはいけない．もし，何かが疑われる場合，歯科医師は医師に紹介し連携を図ることが好ましく，そうすることによって睡眠中の口腔顔面の運動異常や随伴する症状に対して効率的な管理ができると考えられる．

訳注1：原文の「periodic leg movements during sleep (PLMS：睡眠時周期性下肢運動)」は現象を示すため，ここでは，この現象が多発する睡眠関連疾患である「periodic limb movement disorders(PLMD：周期性四肢運動異常症[障害]」をレストレスレッグズ症候群と併記した．なお，レストレスレッグズ症候群の患者の大部分が，多数の睡眠時周期性下肢運動を示すことが知られている．また，PLMDとPLMSを区別なく混同して解説している専門書や解説があるので，注意が必要である．

参考文献

1. Chokroverty S, Hening WA, Walters AS. An approach to a patient with movement disorders during sleep and classification. In: Chokroverty S, Hening WA, Walters AS(eds). Sleep and Movement Disorders. Philadelphia: Butterworth Heinemann, 2003:201-218.
2. Montagna P. Physiologic body jerks and movements at sleep onset and during sleep. In: Chokroverty S, Hening WA, Walters AS(eds). Sleep and Movement Disorders. Philadelphia: Butterworth Heinemann, 2003:247-259.
3. Kato T, Thie N, Montplaisir J, Lavigne GJ. Bruxism and orofacial movements during sleep. Dent Clin North Am 2001;45:657-684.
4. Thie N, Kato T, Bader G, Montplaisir JY, Lavigne GJ. The significance of saliva during sleep and the relevance of oromotor movements. Sleep Med Rev 2002;6:213-227.
5. Lavigne GJ, Kato T, Kolta A, Sessle BJ. Neurobiological mechanisms involved in sleep bruxism. Crit Rev Oral Biol Med 2003;14:30-46.
6. American Academy of Sleep Medicine. International Classification of Sleep Disorders, ed 2. Westchester, IL: American Academy of Sleep Medicine, 2005.
7. Kato T, Blanchet PJ, Montplaisir JY, Lavigne GJ. Sleep bruxism and other disorders with orofacial activity during sleep. In: Chokroverty S, Hening WA, Walters AS(eds). Sleep and Movement Disorders. Philadelphia: Butterworth Heinemann, 2003:273-285.
8. Lavigne GJ, Manzini C, Kato T. Sleep bruxism. In: Kryger MH, Roth T, Dement C(eds). Principles and Practice of Sleep Medicine, ed 4. Philadelphia: Saunders, 2005: 946-959.
9. Kato T. Sleep bruxism and its relation to obstructive sleep apnea-hypopnea syndrome. Sleep Biol Rhythms 2004;2:1-15.
10. Ohayon MM, Li KK, Guilleminault C. Risk factors for sleep bruxism in the general population. Chest 2001; 119:53-61.
11. Gold AR, Dipalo F, Gold MS, O'Hearn D. The symptoms and signs of upper airway resistance syndrome: A link to the functional somatic syndromes. Chest 2003;123:87-95.
12. Hublin C, Kaprio J. Genetic aspects and genetic epidemiology of parasomnias. Sleep Med Rev 2003; 7:413-421.
13. Loi D, Provini F, Vetrugno R, D'Angelo R, Zaniboni A, Montagna P. Sleep-related faciomandibular myoclonus: A sleep-related movement disorder different from bruxism. Mov Disord 2007;22:1819-1822.
14. Saletu A, Parapatics S, Saletu B, et al. On the pharmacotherapy of sleep bruxism: Placebo-controlled polysomnographic and psychometric studies with clonazepam. Neuropsychobiology 2005;51:214-225.
15. Clark GT, Ram S. Four oral motor disorders: Bruxism, dystonia, dyskinesia and drug-induced dystonic extrapyramidal reactions. Dent Clin North Am 2007; 51:225-243.
16. Lobbezoo F, Blanchet P, Lavigne GJ. Management of movement disorders related to orofacial pain. In: Sessle BJ, Lavigne GJ, Lund JP, Dubner R(eds). Orofacial Pain: From Basic Science to Clinical Management, ed 2. Chicago: Quintessence, 2008: 211-217.
17. Silvestri-Hobson RC. Persistence of daytime movement disorders during sleep. In: Chokroverty S, Hening WA, Walters AS(eds). Sleep and Movement Disorders. Philadelphia: Butterworth Heinemann, 2003:448-455.

18. Lobbezoo F, Naeije M. Dental implications of some common movement disorders: A concise review. Arch Oral Biol 2007;52:395-398.
19. Blanchet PJ, Rompré PH, Lavigne GJ, Lamarche C. Oral dyskinesia: A clinical overview. Int J Prosthodont 2005;18:10-19.
20. Sage JI. Drug-related movement disorders during sleep. In: Chokroverty S, Hening WA, Walters AS (eds). Sleep and Movement Disorders. Philadelphia: Butterworth Heinemann, 2003:430-435.
21. Winocur E, Gavish A, Voikovitch M, Emodi-Perlman A, Eli I. Drugs and bruxism: A critical review. J Orofac Pain 2003;17:99-111.
22. Khatami R, Zutter D, Siegel A, Mathis J, Donati F, Bassetti CL. Sleep-wake habits and disorders in a series of 100 adult epilepsy patients—A prospective study. Seizure 2006;15:299-306.

第14章
睡眠時ブラキシズム（SB）診断への臨床的アプローチ

Kiyoshi Koyano, DDS, PhD
Yoshihiro Tsukiyama, DDS, PhD

睡眠時ブラキシズム（sleep bruxism：SB）は運動性の活動であり，近年，歯科臨床においてますます関心を持たれてきた．SBは生命を脅かす障害ではないが，とりわけ歯科領域では，歯の咬耗，歯や修復物へのダメージ，口腔顔面領域の疼痛や緊張型頭痛などの歯科に関連する問題をとおして，患者のQOLに影響を及ぼす可能性がある．SBの評価法にはさまざまなものがある（Box14-1）．本章では，臨床診断を行ったり，SBの管理（治療）のメカニズム，効果，安全性などを評価するための臨床試験を行ったりする際にモニターすべき，SBに関連する症状（グラインディングや起床時の疼痛など）および徴候（歯の咬耗など）の評価法について解説する．

通常，患者の自己申告と臨床検査とを組み合わせてSBの臨床診断を行う[1,2]．一方，確定診断にはビデオや電気生理学的計測などが必要だが，日常臨床の場では容易には適用できない．なお，これらについては本章の後半で触れる．

質問票

クレンチングやグラインディングをしているという自己申告は，SBの有無を評価するのに役立つ．質問票は臨床および研究で広く用いられている．質問票の最大の利点は，調査対象が大規模であっても対象者の主観的な情報（自覚症状など）を効率よく集められることにある[3,4]．

しかし，質問票にも短所がある．SBに関連する症状や徴候，およびSBの自覚は一定ではなく，大きく変化することが知られている[5]．そのため，SBの有病率を質問票に基づいて調査すると，過小評価や過大評価してしまう可能性がある[6]．研究レベルで長期的に観察した報告によれば，グラインディング音の発生頻度には著しい日間変動が

> **Box 14-1　SBの評価方法**
> - 質問票
> - 臨床検査
> - 口腔内アプライアンス(スプリント):
>   - 口腔内アプライアンスの装着
>   - 口腔内アプライアンスを用いた咬合力の測定
> - 咀嚼筋筋電図記録:
>   - 携帯型(簡易型)筋電図記録装置
>   - 小型筋電図測定・解析装置
> - ポリソムノグラフィー(睡眠検査室)

> **Box 14-2　SB評価時の質問例**[3,10,11]
> - 寝ているときにグラインディングをしていますか？　いつも／たびたび／時々／しない
> - 夜間のグラインディングを誰かに指摘されたことがありますか？
> - 起床時に歯, 歯ぐき, あごに痛みがありますか？
> - 夜間, あなたのグラインディング音を誰かに聞かれたことがありますか？
> - 起床時にあごが疲れたり痛んだことがありますか？
> - 起床時に歯や歯ぐきが痛んだことがありますか？
> - 起床時にこめかみの頭痛を経験したことがありますか？
>
> *これら質問は, 臨床医が診断のプロセスで参考にするものであり,「はい」か「いいえ」を導き出す必要はない. 睡眠や呼吸器疾患についての質問票も併用して良い.

あることがわかっている[7,8]. また, SBの筋活動にはさまざまなタイプの筋収縮(相動性[律動性, リズム性], 持続性, あるいはクレンチングなど)があるが, それらの多くは音をともなわない(グラインディング音が聞こえない)可能性がある[9]. そのため, 多くの患者で, とくに1人で寝ている場合には, 自身がブラキサーであることに気づかない. 通常, スリープパートナー(睡眠同伴者)にグラインディング音がうるさいと指摘されて, 自身がグラインディングをしているのを知ることが多い. したがって, 主観的な自己評価に基づく質問票の妥当性には限界がある. それでも, 質問票の結果は, 少なくとも, 臨床医の診断プロセスに役立つであろう[3,10,11](Box 14-2).

臨床検査(診査)

通常, SBの臨床診断は, スリープパートナー(睡眠同伴者)によるグラインディング音の指摘, 歯の咬耗(図14-1), 歯の動揺, 歯の破折, 修復物や補綴装置の破損(チッピングなど)などに基づいて行う. ほかの臨床症状としては, 顎関節の疼痛や機能障害, 咀嚼筋の疼痛, 起床時の疲労感やこわばり, さらに, 咀嚼筋の肥大や舌・頬への歯の圧痕などが挙げられる. これらの主観的な症状や客観的な徴候は二次的なものなので, それだけで臨床的にSBがあると確定すべきではない.

SBは一定ではなく経時的に変化するため診断が難しい. アメリカ睡眠医学学会(AASM)から, 臨床的に有用なSBの診断基準が呈示されている[12](Box 14-3). アメリカ睡眠医学学会の診断基準は, 問診と臨床検査で得られる指標で構成され, 臨床および研究の両方でSBを実用的に評価できる. ただし, この診断基準でも完全ではなく, SBの確定診断はできない.

実際のところ, 主要な徴候は, 睡眠時のグラインディング音やクレンチングに関するスリープパートナー(睡眠同伴者)の指摘や患者自身の自覚である. しかし, 前述のように, この基準は必ずしも正確ではない. 過度の歯の咬耗はSBの間接的な指標であり, SBの存在を確認するもっとも一般的な臨床症状である[4]. しかしながら, 臨床医は, 歯の咬耗が検査時の数か月あるいは数年前

臨床検査（診査）

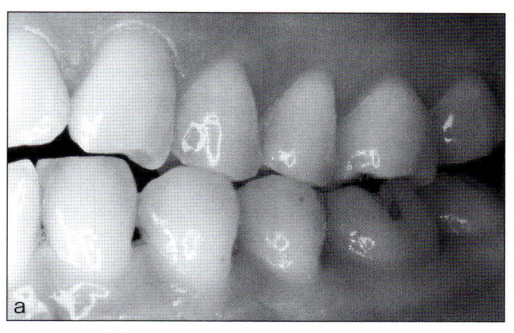

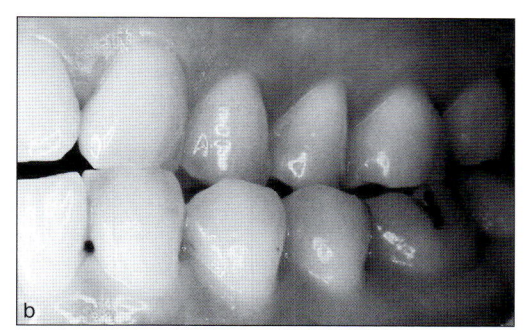

図14-1 (a)咬頭嵌合位において上下顎犬歯に咬耗がみられる．(b)上下顎犬歯のファセット（磨耗面，咬耗面）は側方咬合位にて完全に一致する．歯の咬耗が，切歯，犬歯，小臼歯，大臼歯にみられる．

に起こったものかもしれないということを認識しておく必要がある．歯の咬耗は，機能時（咀嚼など）の磨耗と異常機能時（SBなど）の磨耗が累積した結果生じたものである．そのため，歯の咬耗があるからといって，現在のSB活動を証明するものでもなく，クレンチングをしていることを示すものでもない．さらに，年齢，性別，咬合状態（不正咬合のため咬合接触歯数が少ない患者など），食事，飲料の種類や摂取量，薬物や健康状態（胃食道逆流症［gastroesophageal reflux disease：GERD］や不安）による口腔乾燥，歯の堅さ（耐磨耗性）などの多くの因子が歯の咬耗の程度に関係している[13]．したがって，歯の咬耗の評価で現在のSB活動やその程度を診断することについては，未だに論争がある[13,14]．

アメリカ睡眠医学学会の臨床診断基準には限界があるものの，今現在も有用であり，おそらく今後の改訂で臨床的な妥当性が向上するであろう．たとえば，時間的要素（期間，頻度，持続性，経時的変化など）が考慮され，前述のさまざまな因子（食事，年齢，エナメル質の密度など）の影響が補正できれば，歯の咬耗の評価の正確性は向上するであろう．

Box 14-3　SBの臨床診断基準[12]

・患者が，睡眠時のグラインディング音やクレンチングを申告，あるいは自覚している．
・以下の徴候のうち，1つまたはそれ以上があてはまる：
　- 歯の異常な磨耗が認められる．
　- 起床時に咀嚼筋の不快感，疲労，痛みや顎のひっかかりがある．
　- 強く随意噛みしめをした際に，咬筋の肥大が認められる．
　- 別の睡眠関連疾患，医学的あるいは神経学的障害，薬物使用または物質使用による障害などではうまく説明できない顎筋（咀嚼筋）の活動がある．

装置および記録システム

現在，さまざまなSBの評価ツールが臨床および研究目的で利用できる．たとえば，口腔内アプライアンスによるものや筋活動記録装置などがあ

111

14 睡眠時ブラキシズム(SB)診断への臨床的アプローチ

> **Box 14-4　SBの数値基準[9, 12, 15, 22-24]：携帯型筋電図測定装置およびポリソムノグラフィー**
>
> **携帯型装置の基準**
> ・筋電図：
>   - 振幅：最大噛みしめ時の10％以上(10％MVC)
>   - 持続時間：3秒以上
>   - 間隔(周期性)：各イベントの間隔は5秒
> ・心拍数の変化：ＳＢの筋活動イベント発生時には心拍数が５％上昇
>
> **睡眠検査室での測定における基準**
> ・ＳＢ発生時の筋電図平均振幅：最大噛みしめ時の10％以上(咬筋)
> ・ＳＢエピソード発生時に記録される3タイプの筋収縮パターン
>   - 相動型：3回以上の筋電図バーストがあり，各筋電図バーストは0.25秒以上2秒未満
>   - 持続型(覚醒時のクレンチングに類似)：1回の筋電図バーストが2秒以上持続
>   - 混合型：相動型と持続型の両方がみられるもの
> ・睡眠検査室における診断基準：睡眠1時間あたりの筋電図エピソードの発生頻度に基づく(図14-2を参照)
>   - 低頻度：睡眠1時間あたりの平均が2～4回(相動型，持続型，混合型)※
>   - 中～高頻度：睡眠1時間あたりの平均が4回以上(相動型，持続型，混合型)，または1時間あたり25回の筋電図バースト

※これらの患者では起床時の疼痛や頭痛を訴えるリスクが高い．睡眠関連疾患に関連する呼吸を除外するために呼吸をモニターすることが重要である．

る(Box14-1を参照)．しかしながら，SBの数値基準の標準化が十分でないことや，エビデンスに基づいた妥当性(信頼性，正確性，再現性など)が不足しているため，これらの方法の臨床応用には限界がある[8, 15, 16]．SBには日間変動があり，また，記録装置の装着による不快感や障害(自宅ではなく検査室での記録，電極やケーブルの顔への付着，アプライアンスを口腔内に装着，などにより，SB活動の程度が増加あるいは減少する可能性がある)のため，現在利用可能な装置・方法で得られた結果にはSB活動の状態が正確に反映していない可能性がある．

　全般的にみれば，SBの存在自体はおもに臨床所見でとらえ，後述する装置を用いた方法は臨床研究において有用である．すなわち，SBの診断は，前述の症状や徴候についての臨床医の判断に基づいて行う．残念ながら，現在までのところ，SBを正確に診断するのに簡単で，しかも有効な装置や方法が存在しない．

口腔内アプライアンス

　SBは口腔内アプライアンスを用いて評価されてきた[17～21]．これには，口腔内アプライアンスの磨耗面(磨耗の有無，分布，経時的な増加の程度)の観察を行うものや[17, 18]，口腔内アプライアンスに組み込まれた(埋め込まれた)センサーで歯の接触回数や接触時間を測定し，咬合力をコンピュータで解析するものなどがある[19, 20]．装置上の咬耗を観察することは，磨耗のパターン(前歯部，臼歯部など)を評価するのに役立つが，磨耗を定量化するには高度な方法が必要である[18, 21]．簡単な方法としては，色の異なる樹脂が数層に積層された装置を使用して磨耗を経時的に評価するものがある[17]．しかし，歯列弓の形態や歯の位置(不正咬合など)のせいで装置の厚みが均一にはならないため，そのことが評価の正確さに影響する可能性がある[17, 21]．

　口腔内装置を用いる方法の重大な短所は，自然

装置および記録システム

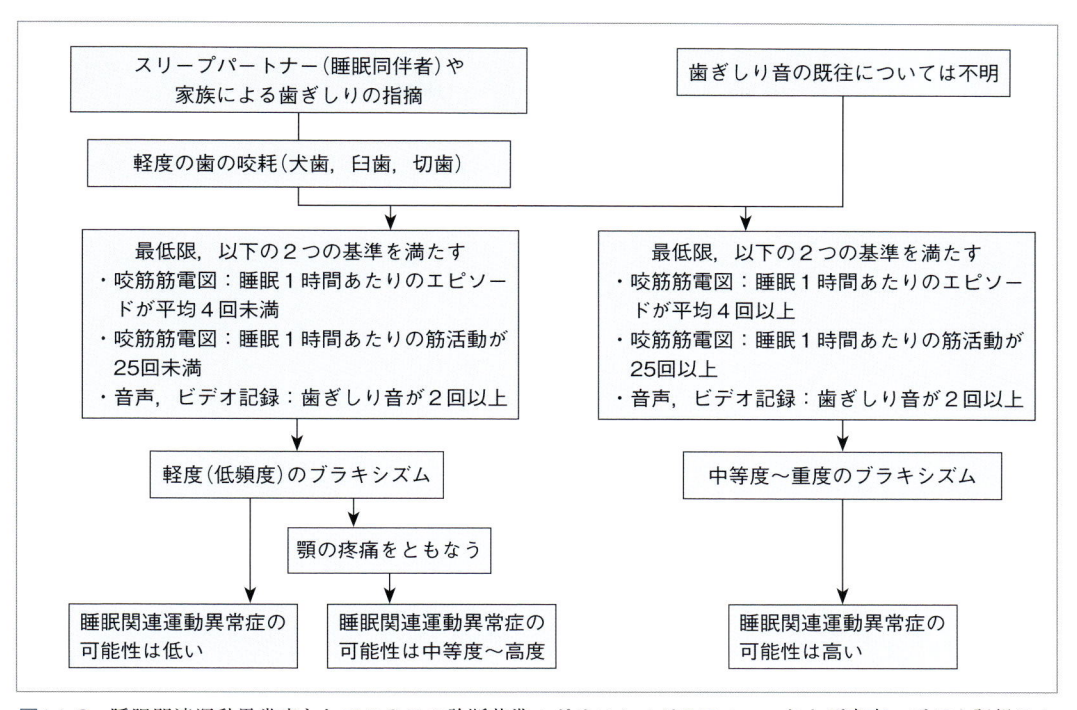

```
┌─────────────────────────────┐         ┌─────────────────────────┐
│スリープパートナー(睡眠同伴者)や│         │歯ぎしり音の既往については不明│
│家族による歯ぎしりの指摘     │         └─────────────────────────┘
└─────────────────────────────┘                      │
              │                                      │
┌─────────────────────────────┐                      │
│軽度の歯の咬耗(犬歯,臼歯,切歯)│                      │
└─────────────────────────────┘                      │
              │                                      │
              ▼                                      ▼
┌─────────────────────────────┐         ┌─────────────────────────────┐
│最低限,以下の2つの基準を満たす│         │最低限,以下の2つの基準を満たす│
│・咬筋筋電図:睡眠1時間あたり │         │・咬筋筋電図:睡眠1時間あたり │
│  のエピソードが平均4回未満  │         │  のエピソードが平均4回以上  │
│・咬筋筋電図:睡眠1時間あたり │         │・咬筋筋電図:睡眠1時間あたり │
│  の筋活動が25回未満         │         │  の筋活動が25回以上         │
│・音声,ビデオ記録:歯ぎしり音 │         │・音声,ビデオ記録:歯ぎしり音 │
│  が2回以上                  │         │  が2回以上                  │
└─────────────────────────────┘         └─────────────────────────────┘
              │                                      │
              ▼                                      ▼
┌─────────────────────────────┐         ┌─────────────────────────────┐
│軽度(低頻度)のブラキシズム   │         │中等度~重度のブラキシズム   │
└─────────────────────────────┘         └─────────────────────────────┘
        │         │                                  │
        │         ▼                                  │
        │  ┌────────────────┐                        │
        │  │顎の疼痛をともなう│                      │
        │  └────────────────┘                        │
        ▼         ▼                                  ▼
┌─────────────┐ ┌──────────────┐          ┌──────────────┐
│睡眠関連運動 │ │睡眠関連運動  │          │睡眠関連運動  │
│異常症の     │ │異常症の      │          │異常症の      │
│可能性は低い │ │可能性は中等度│          │可能性は高い  │
│             │ │~高度         │          │              │
└─────────────┘ └──────────────┘          └──────────────┘
```

図14-2 睡眠関連運動異常症としてのSBの診断基準:ポリソムノグラフィー,および音声・ビデオ記録による数値に基づく[9,12,15].

な(ありのままの)SBとは異なる結果が得られる可能性があるということである.すなわち,オーラルアプライアンスの装着がSB活動に影響する可能性がある.したがって,口腔内装置が診断機器として有効で価値があるかどうかを判断するには,よくデザインされた比較研究が行われ,口腔内装置が自然なブラキシズムに与える影響を評価する必要がある.

咀嚼筋筋電図測定(記録)システム

携帯型筋電図測定(記録)システムはSBの測定を目的として1970年代初頭に開発された.この方法は,最小限のコストで,患者の自宅において複数夜のSB記録ができるという点で革新的であった[7,17].現在,この方法で咀嚼筋活動を経時的に評価することができる.すなわち,SBイベントの数,持続時間,大きさなどを測定でき,その正確さは許容できる程度である[22,23].

携帯型筋電図測定(記録)システムを用いたSB活動の検出および数値化に関する具体的な基準が提唱されている[22](Box14-4,図14-2)が,大規模な集団を対象にした研究はなく,その妥当性については検証されていない.携帯型筋電図測定(記録)システムの重大な短所は,音声・ビデオ測定がない場合,SB関連活動と区別しづらいほかの口腔顔面領域の運動(ため息,咳嗽,寝言など)もあるため,SB関連活動を過大に評価してしまうことにある[16,25].最近の報告では,SB患者において,30%もの咀嚼筋活動がSB関連活動ではなかったとされている[26].また,このシステムを使用する歯科医師は,随伴する睡眠関連疾患(周期性四肢運動異常症[障害],睡眠呼吸障害など)を除外できないということを知っておくべきである[16,25].

近年,小型筋電図測定・解析装置(self-contained EMG detector and analyzer)が開発されている[27].この装置の最大の特徴は,咬筋上の皮膚に装

113

置を貼付するだけで，簡単に咀嚼筋活動イベント数を測定できることである．このシステムは5～6時間以上の筋電図が測定可能で，翌朝，筋活動数（motor activity score）を評価できる．前述の携帯型筋電図測定（記録）システムと同様にSBと関係のない活動は分別できない．

最近になって，さらに新しい小型筋電図測定・解析装置が開発されており，側頭筋前部の筋電図をオンラインで記録し，その信号を処理してグラインディングやクレンチングを検出できる[28]．また，その装置にはバイオフィードバック機能（電気刺激による）も組み込まれており，活動中のSBを変化させる（減少させる）ことができる．

このような小型装置を用いて，SB患者群と非SB患者群，グラインディングの既往のある患者群とない患者群などを対象に調査することによって，これらの装置の診断における妥当性を検証する（感度，特異度，正診率などを検討する）必要がある．また，これらの装置について，チェアーサイドでの診断の正確さについては検証されていないが，これらの機器を用いて，許容できる程度の正確さでSBを測定でき，さらにSBとSB以外の口腔顔面領域の運動とを区別できれば，大規模な集団を対象とした研究においても有用な方法となるであろう．

ポリソムノグラフィー

通常，ポリソムノグラフィー（睡眠検査室）によるSBの記録にあたっては，多数の信号をモニターする．すなわち，脳の活動を測定するための脳波（EEG），筋活動を測定するための筋電図，心拍数の変動を評価するための心電図（ECG），動脈血酸素飽和度を測定するためのパルスオキシメーター，呼吸の変動をモニターし睡眠呼吸障害を検出するための鼻口腔サーミスターや鼻カニューレ用圧トランスデューサー（これらは腹部や胸部のベルトに装着した状態で使用する）などが用いられる．ほかの口腔顔面領域の活動（咳嗽，嚥下，寝言など）を除外してSBを正確に評価するためには，前述の各項目を音声・ビデオデータと同時に記録しなくてはならない[15, 16, 26]．さらに正確には，SBは咀嚼筋（通常は咬筋であり，側頭筋の場合もある）の筋活動に基づき，SB関連のパターンを認識するための明確な基準（Box14-4，図14-2参照）を用いて数値化する．

睡眠検査室での測定の長所の1つは，高度に管理された環境での記録により，随伴する睡眠関連疾患（睡眠時無呼吸や周期性四肢運動異常症［障害］など）を同定し，SBと関連のない睡眠中の口腔顔面領域の活動（ミオクローヌス，嚥下，咳嗽など）を除外できることにある[26, 29]．また，疼痛や心肺系の問題，睡眠中の痙攣，暴力的な錯眠（睡眠時の攻撃的な異常行動）（第3章参照）のような，医学的な疾患を有する患者において，微小覚醒や頻脈，睡眠段階の変化のようなSBに関連する生理学的変化も観察できる．したがって，ポリソムノグラフィーを用いた検査（研究）では，睡眠に関連する生理学的事象の多面的な解析が可能である．睡眠検査室におけるポリソムノグラフィーを用いた評価（筋電図に基づく）には，非常に高い信頼性があると報告されている[24, 30]．しかしながら，主要な欠点として，ポリソムノグラフィー測定時の睡眠環境が普段とは違うため，それに耐えられない患者がいる可能性があることである．睡眠環境の違いが，自然なSBの発生に影響を与える可能性がある．ほかの短所としては，複数夜の記録にはたいへん費用がかかり，また，得られたデータの処理に長時間を要することなどもある．ポリソムノグラフィーの記録は，研究目的としては有用である．一方，臨床診断に用いるには，日常的に用いるのではなく，医学的な疾患を有する患者において説明困難な所見（歯や修復物の破損が頻繁に生じるなど）がある場合や，睡眠関連てんかんによると思われるタッピングがある場合などにおいてのみ推奨される[16]．

ブラキシズムの評価に関する今後の方向性は，直接的で信頼性があり，かつ迅速にブラキシズム活動を測定できる方法を確立することにある．臨床診断には，簡単で使いやすいもの，たとえば，装置の設置・設定が簡単で，患者の睡眠を障害することなく日常で用いることができ，さらに，有効なデータを迅速に取り出せるものが有用であろう．この点で，小型筋電図測定・解析装置は，科学的にその妥当性が検証され（SBをSBと関連のない活動から明確に判別し，随伴する医学的に複

雑な睡眠関連疾患を区別できるアルゴリズムが確立され)れば，大いに可能性がある．なお，これらは，大規模な集団を対象にした研究でその科学的な妥当性が検証され，さらに，確実に診断でき，費用対効果の面でも妥当であることが確認されてから，日常臨床で用いるべきである．

結論

現在のところ，臨床においてSBを評価するには，スリープパートナー(睡眠同伴者)の指摘と合わせて，SBと関連する症状や徴候を調べるのが，もっとも効果的で妥当な方法であろう．前述のような装置や記録方法は，研究用としては価値があるものの，臨床の場で用いるには制約がある．現在のところ，簡単な装置で，かつSBの確定診断が行えるものはない．

しかしながら，無呼吸低呼吸症候群，周期性四肢運動異常症(障害)，てんかんなどの睡眠関連疾患や医学的問題を随伴する患者を対象として，筋電図記録を用いることができる．そのような場合，患者のかかりつけの医師との綿密な協力が必須である．

今日まで，臨床診断を行うにあたって，診断の妥当性，技術的妥当性，治療法の決定の際に重大な示唆を与えるかどうか，費用対効果などの点で合理的，迅速かつ信頼性の高い方法はない．臨床医は，質問票や臨床検査の結果を分析する際には，過大評価の可能性があるため，十分に注意しなければならない．SBの評価のために，口腔顔面領域の活動を識別可能で，かつデータ処理が簡単な，スマートで(性能が良く)有用なシステムが開発されれば，臨床医と患者の双方がその恩恵を受けるであろう．

参考文献

1. Molina OF, dos Santos J Jr, Nelson SJ, Nowlin T. A clinical study of specific signs and symptoms of CMD in bruxers classified by the degree of severity. Cranio 1999;17:268-279.
2. Gavish A, Halachmi M, Winocur E, Gazit E. Oral habits and their association with signs and symptoms of temporomandibular disorders in adolescent girls. J Oral Rehabil 2000;27:22-32.
3. Lavigne GJ, Montplaisir JY. Restless legs syndrome and sleep bruxism: Prevalence and association among Canadians. Sleep. 1994;17:739-743.
4. Carlsson GE, Egermark I, Magnusson T. Predictors of bruxism, other oral parafunctions, and tooth wear over a 20-year follow-up period. J Orofac Pain 2003; 17:50-57.
5. Egermark I, Carlsson GE, Magnusson T. A 20-year longitudinal study of subjective symptoms of temporomandibular disorders from childhood to adulthood. Acta Odontol Scand 2001;59:40-48.
6. Lobbezoo F, Lavigne GJ. Do bruxism and temporomandibular disorders have a cause-and-effect relationship? J Orofac Pain 1997;11:15-23.
7. Rugh JD, Harlan J. Nocturnal bruxism and temporomandibular disorders. Adv Neurol 1988;49:329-341.
8. Lavigne GJ, Guitard F, Rompré PH, Montplaisir JY. Variability in sleep bruxism activity over time. J Sleep Res 2001;10:237-244.
9. Lavigne GJ, Rompré PH, Montplaisir JY. Sleep bruxism: Validity of clinical research diagnostic criteria in a controlled polysomnographic study. J Dent Res 1996;75:546-552.
10. Glass EG, McGlynn FD, Glaros AG, Melton K, Romans K. Prevalence of temporomandibular disorder symptoms in a major metropolitan area. Cranio 1993;11: 217-220.
11. Pintado MR, Anderson GC, DeLong R, Douglas WH. Variation in tooth wear in young adults over a two-year period. J Prosthet Dent 1997;77:313-320.
12. American Academy of Sleep Medicine. International Classification of Sleep Disorders, ed 2. Westchester, IL: American Academy of Sleep Medicine, 2005.
13. Johansson A, Johansson AK, Omer R, Carlsson GE. Rehabilitation of the worn dentition. J Oral Rehabil 2008;35:548-566.
14. Pergamalian A, Rudy TE, Zaki HS, Greco CM. The association between wear facets, bruxism, and severity of facial pain in patients with temporomandibular disorders. J Prosthet Dent 2003; 90:194-200.
15. Rompré PH, Daigle-Landry D, Guitard F, Montplaisir JY, La-vigne GJ. Identification of a sleep bruxism subgroup with a higher risk of pain. J Dent Res 2007; 86:837-842.
16. Lavigne GJ, Khoury S, Abe S, Yamaguchi T, Raphael K. Bruxism physiology and pathology: An overview for clinicians. J Oral Rehabil 2008;35:476-494.
17. Pierce CJ, Gale EN. Methodological considerations concerning the use of Bruxcore plates to evaluate nocturnal bruxism. J Dent Res 1989;68:1110-1114.

18. Korioth TW, Bohlig KG, Anderson GC. Digital assessment of occlusal wear patterns on occlusal stabilization splints: A pilot study. J Prosthet Dent 1998;80:209-213.
19. Nishigawa K, Bando E, Nakano M. Quantitative study of bite force during sleep associated bruxism. J Oral Rehabil 2001;28:485-491.
20. Baba K, Clark GT, Watanabe T, Ohyama T. Bruxism force detection by a piezoelectric film-based recording device in sleeping humans. J Orofac Pain 2003;17:58-64.
21. Onodera K, Kawagoe T, Sasaguri K, Protacio-Quismundo C, Sato S. The use of a Bruxchecker in the evaluation of different grinding patterns during sleep bruxism. Cranio 2006;24:292-299.
22. Ikeda T, Nishigawa K, Kondo K, Takeuchi H, Clark GT. Criteria for the detection of sleep-associated bruxism in humans. J Orofac Pain 1996;10:270-282.
23. Harada T, Ichiki R, Tsukiyama Y, Koyano K. The effect of oral splint devices on sleep bruxism: A six-week observation with an ambulatory electromyographic recording device. J Oral Rehabil 2006;33:482-488.
24. Gallo LM, Lavigne G, Rompré P, Palla S. Reliability of scoring EMG orofacial events: Polysomnography compared with ambulatory recordings. J Sleep Res 1997;6:259-263.
25. Kato T, Thie NM, Huynh N, Miyawaki S, Lavigne GJ. Topical review: Sleep bruxism and the role of peripheral sensory influences. J Orofac Pain 2003;17:191-213.
26. Dutra KMC, Pereira FJ Jr, Rompré PH, Huynh N, Fleming N, Lavigne GJ. Oro-facial activities in sleep bruxism patients and in normal subjects: A controlled polygraphic and audio-video study. J Oral Rehabil 2008 Oct 18 [Epub ahead of print].
27. Shochat T, Gavish A, Arons E, et al. Validation of the BiteStr ip screener for sleep bruxism. Oral Surg Oral Med Oral Pathol Oral Radiol Endod 2007;104:e32-e39.
28. Jadidi F, Castrillon E, Svensson P. Effect of conditioning electrical stimuli on temporalis electromyographic activity during sleep. J Oral Rehabil 2007;34:152-159.
29. Kato T, Montplaisir JY, Blanchet PJ, Lund JP, Lavigne GJ. Idiopathic myoclonus in the oromandibular region during sleep: A possible source of confusion in sleep bruxism diagnosis. Mov Disord 1999;14:865-871.
30. Bowley JF, Stockstill JW, Pierce CJ. Reliability and validity of instrumentation used to record nocturnal clenching and/or grinding. J Orofac Pain 1993;7:378-385.

第15章
睡眠時ブラキシズム(SB)の病態生理

Gilles J. Lavigne, DMD, MSc, PhD, FRCD(C)
Henri Tuomilehto, MD, PhD
Guido Macaluso, MD, DDS, MDS

本章では睡眠時に突如生じるグラインディングに関連する生理学的事象についての概要を説明し，睡眠時ブラキシズム(sleep bruxism：SB)に関するさまざまな仮説を見直すことを目的とする．ここでの議論ではとくに脳，心臓ならびに呼吸の機能に関連した顎筋活動の定量分析を行った近年の研究に焦点をしぼり，SBおよびそれに付随する睡眠-覚醒関連パターンについて詳細に述べる．

20世紀の後半においては，SBの原因はストレス，不安，咬合干渉，大脳基底核におけるドーパミン活性であり，小児においては扁桃の肥大かあるいはアレルギーであると信じられていた[1〜3](図15-1参照)．SBの起源に関する既存の概念や仮説については，咬合干渉を除いて現在何らかの科学的な根拠がある[3〜5](咬合干渉については本章では説明していない)．SBの起源については単一の，または，単純な機序では説明がつかない．

睡眠時の口腔運動活動

睡眠中には口腔顔面領域の運動活動がいくつか発現することがある．これらの活動は，正常な現象，潜在的な疾患の臨床徴候，あるいは異常状態を示す主要部分であるかもしれない．これらの口腔運動活動には，嚥下，寝言，咳嗽，うめき声，頭部・口唇・下顎の運動，そして閉口筋(たとえば，咬筋，側頭筋)と開口筋(たとえば，舌骨上筋)が協調したリズミカルな反復運動が含まれる[6,7]．このような活動はしばしば身体の他部位の動きに付随して起こる[6]．

前述の口腔運動活動とは別個に，明瞭な咀嚼筋活動パターンが基本的なSBのパターンを構成していることが示されている．この独特な運動パターンは，以下に示すように筋活動が各々特定の閾値に達してかつ特定の頻度で繰り返されるとき，律動性(リズム性)咀嚼筋活動(rhythmic masticatory muscle activity：RMMA)[5,6,8]と

15 | 睡眠時ブラキシズム(SB)の病態生理

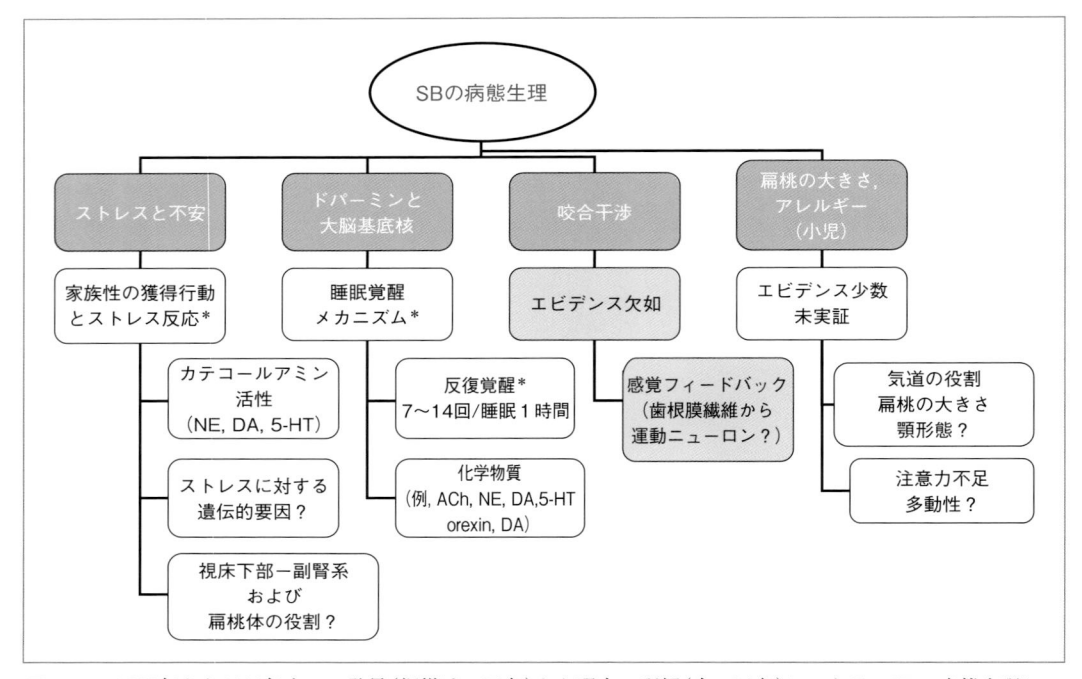

図15-1 1960年から1980年までの発見(網掛けの四角)から現在の理解(白い四角)にいたる，SBの病態生理についての歴史的変遷．(ACh)アセチルコリン，(NE)ノルエピネフリン，(DA)ドーパミン，(5-HT)セロトニン．*心臓活動，呼吸活動，筋活動の上昇を表す(図15-2参照).

呼ばれる(第14章参照)．SBのエピソードについては3種類のタイプに分類される．

1. 相動型：0.25～2秒持続する短時間で反復性の3回以上連続した筋放電をともなう顎筋の収縮
2. 持続型：2秒以上持続している活動
3. 混合型：両方のタイプのエピソード

SBの10エピソードのうち9は相動型または混合型である．最近のグラインディング事象を自覚している若年でかつSB以外については健康な患者において，SB患者は2つの群に大別できる．(1)RMMAエピソードが低頻度(すなわち，睡眠1時間あたり約2回)である群，および(2)RMMAエピソードが高頻度(睡眠1時間あたり4回以上)を示す群である[8]．一晩でグラインディングを1回または2回しか観察されない被験者もいれば，80回もグラインディングが観察される被験者も存在する．ブラキサーは睡眠中，そのほかの口腔顔面活動を行うがこれらは全口腔顔面活動のうち最大30％を占めている[7]．睡眠関連ブラキシズムの既往を指摘されたことがない健常者の最大60％に低頻度(睡眠1時間あたり1回程度)のRMMAエピソードを認めるという事実を知っておくことは重要である[5,6]．

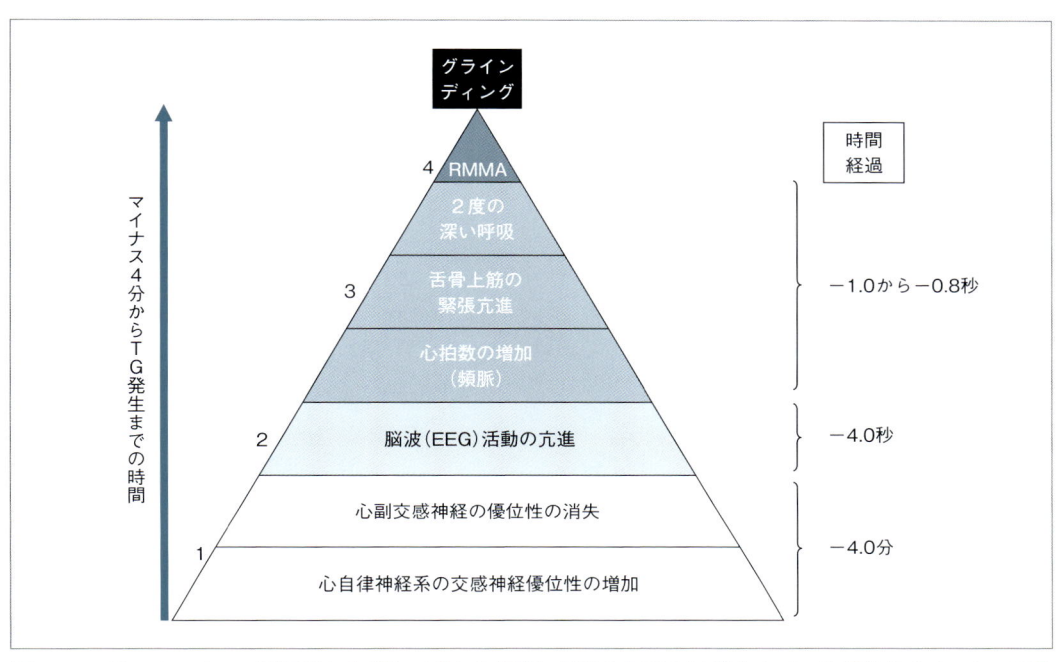

図15-2 グラインディング(TG)に先行して起こる覚醒に関連するRMMA発生までの生理学的イベントの時系列．(EEG)脳波．

睡眠時ブラキシズム(SB)の機序：睡眠中の覚醒反応および自律神経活性化

　前述したように(第1章と第2章参照)，睡眠には周期があり，ノンレム(non-REM：non-rapid eye movement，非急速眼球運動)睡眠とレム(REM：rapid eye movement，急速眼球運動)睡眠に分類される．ノンレム睡眠は軽睡眠期(睡眠段階1，睡眠段階2)と深睡眠期(睡眠段階3，睡眠段階4)からなる．ブラキサーにおける口腔運動の多くは軽睡眠期(睡眠段階1，睡眠段階2)，そしてごくまれにレム睡眠期に観察される．精神医学的疾患かつ／または神経学的疾患に罹患している患者，ならびに中枢神経系に作用する薬物を使用している患者において，レム睡眠期におけるSBが高頻度に起こる[1,5,6]．

　口腔運動イベントの分布は睡眠周期において一定ではない．深睡眠期から軽睡眠期またはレム睡眠期への変わり目でブラキシズムのエピソードはまとまって発生する．このことは，短時間の睡眠中の覚醒反応(すなわち，筋緊張にともなって生じて一過性に3～10秒持続する脳，心臓および呼吸の再活性のことであり，この短時間の覚醒は「微小覚醒」と呼ばれる)が出現することにより特徴づけられる．睡眠中の覚醒反応は自然に生じ，また繰り返し起こる生理学的現象であり，cyclic alternating pattern(CAP)と呼ばれる偽周期型に分類される[9]．

15 | 睡眠時ブラキシズム(SB)の病態生理

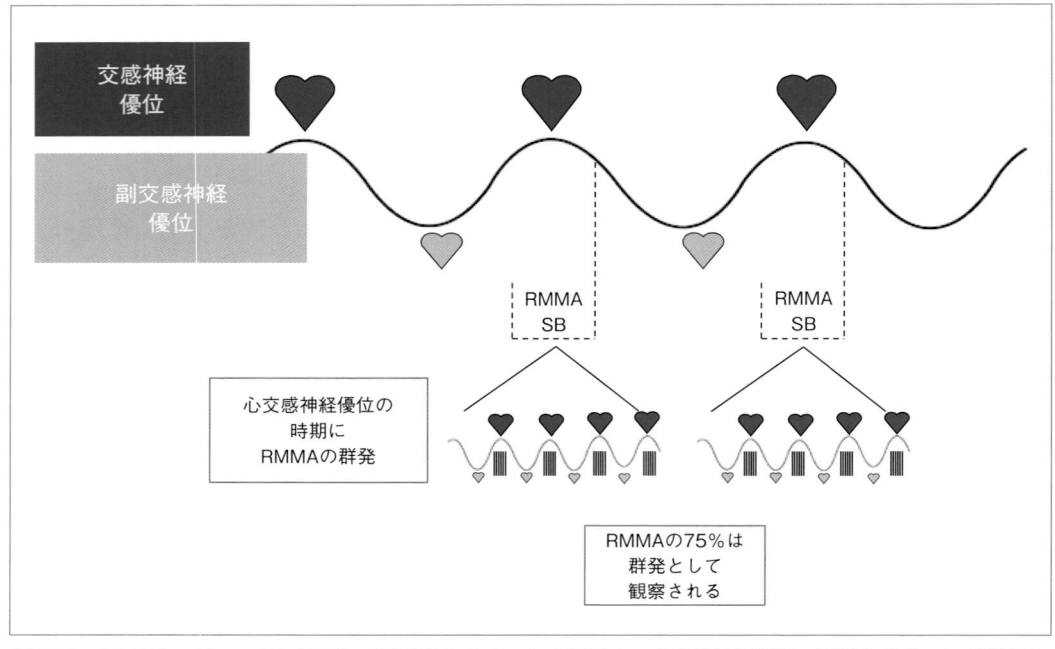

図15-3 RMMAエピソードに並行して認められるノンレム睡眠中の心自律神経活動の周期的変動．SBは群発として発現する．

　SBイベントの85%近くがこのようなごく自然な覚醒状態中に観測され，また特定の生理活動の時系列順(ascending sequence)に従っていることが最近明らかになった(図15-2参照)[5,6,10,11]．

1. グラインディング発生8〜4分前に，心臓の交感神経系支配が優位となる(アクセル様効果)．それと同時に副交感神経の影響が低下する(ブレーキ様効果：図15-3参照)．
2. グラインディング発生4秒前に，急速に大脳皮質の活動(脳波活動)頻度が上昇する．
3. グラインディング発生1秒前に，努力吸気(鼻気流)の振幅が100%以上の増大を示すと同時に心拍数が約25%上昇する．さらに付随して舌骨上筋(顎筋および気道確保に関連する筋肉)が緊張する．
4. ついで閉口筋(咬筋，側頭筋)においてRMMAが始まり，それと同時にグラインディングが生じる．

　RMMAの脳内ジェネレーターの部位は未だ正確にはわかっていない[10]．覚醒時にリズム性の咀嚼運動は脳幹内(三叉神経核，顔面神経運動核，網様体外側野，橋尾側核，運動前野の介在ニューロン，および主知覚核)のネットワークにおいて複雑な相互作用によって制御されている．中枢性パターン・ジェネレーターは三叉神経核吻側の極に位置する「咀嚼」のネットワークを示す大域的な名称である[12]．咀嚼運動の振幅や持続時間は口腔粘膜，歯周組織，顎筋筋紡錘に存在する受容体，そしておそらく顎関節受容体からの感覚フィードバックと密接に相互作用し合い，中枢性パターン・

ジェネレーターによって調節されている．しかしながら，RMMAの機序に咀嚼の中枢性パターン発生器がかかわっていることを示す直接的根拠は未だ存在しない．

それにもかかわらず，SBに関連する顎筋のリズム性の収縮はおそらく脳幹に機序があるとされている[5,10]．睡眠中の覚醒反応の程度によりいくつかの咀嚼運動パターンが活性化されているかもしれない．経頭蓋磁気刺激を用いた最近の研究によると，SB患者の顎運動の活性はおそらく皮質下に由来するものであると示唆されている．なぜならば，SBを有する患者と対照群との間で，覚醒時においては皮質の誘発刺激に対する反応に違いが生じておらず，この所見は睡眠時にも同様であると考えられるからである[13]．ブラキシズムイベントに関連する機序について説明されているものの，このことがブラキシズム以外の異常を持たない健常者におけるブラキシズム発生原因の特定にはいたらない．本章の以下のセクションでは，SBの機序に関連していると推測される要因について既存のエビデンスをアップデートあるいは修正する．

ストレス，不安，および視床下部-副腎系

急性の脅威（たとえば，外科処置，交通事故，または闘争・逃走反応）や慢性の作業負荷によってカテコールアミン（ノルエピネフリン，エピネフリン，およびドーパミン）の放出が増大するという発見を受けて，ストレスの概念は20世紀に広く知れ渡るようになった．視床下部-下垂体系は副腎からのカテコールアミン放出を制御するとされている．睡眠時にグラインディングを認める場合には，小児においても成人においても高濃度の尿中カテコールアミンが観察されている[5]．これはSBを有する患者においてストレス因子が作用した結果であると解釈されている．さらに最近では，質問票に基づく研究結果からブラキシズム患者はストレスへの対処方法が不足している傾向があることが示された[14]．これは睡眠関連ブラキシズムを自覚しており，また非常にストレスが多く心配事が増加している15歳以上のヨーロッパ人を対象に行われた大規模疫学調査の結果と一致している[15]．

しかしながら，前述の研究は質問票に基づいており，睡眠中のグラインディングについての客観的な根拠が欠如していることから，その結果については注意して解釈されるべきである．事実，筋電図記録を用いた北アメリカでの２つの研究では，ストレスとSB関連のグラインディングとに強い相関は認められていない．そのうち一方の研究では，記録された睡眠に先立ち，生活上のストレスを24時間並行して自己レポートに記載した．その結果，わずか８％の被験者のみにおいて，日常生活のストレスと筋電図記録されたSBとに相関が認められたにすぎない．また，日常のストレスをより強く訴えた被験者ほど心配，短気，および抑うつ（うつ病）を報告する傾向にあった[16]．

この所見は，睡眠１時間あたりのRMMAエピソード数がSBの定義に用いられるという研究によって支持されている．RMMA頻度の低いSB患者群，RMMA頻度の高いSB患者群および健常被験者群の間で，記録前日に生活上のストレスや心配事を訴えた被験者の割合については差が認められなかった[8]．興味深いことにRMMAが低頻度であった被験者は，その時点でのストレスが睡眠検査室条件に関連しているということや起床時に顎の疼痛を訴える傾向にあった．このデータは，ストレスが増大するとSBが増大するという仮説には矛盾した．

神経化学

睡眠と覚醒の行動学的および生理学的な特徴は，網様体から視床，視床下部，および大脳皮質に投射される上行性入力または網様体から脊髄，筋肉，心臓または肺に投射される下行性入力によるいくつかの神経経路および神経化学的に複雑なネットワークによって制御されている[17-19]（詳細は図15-1，第２章参照）．覚醒状態と睡眠の発生や維持に関する役割を果たす主たる神経化学物質のうち，ドーパミン，セロトニン，ノルエピネフリンおよびγアミノ酪酸（GABA）とRMMA発生との因果関係を示す証拠はほとんどない（第17章参照）．覚醒性にかかわる物質であるアセチルコリン，ヒスタミン，または，オレキシン（ヒポク

レチンとして知られている）がRMMAの機序において役割を果たしているという証拠は現在のところまったく存在しない．しかし，将来これらの物質の大部分がRMMAの発生においてそのような役割を果たすことが発見されることは驚くには足らないと考えられる．

20世紀の中頃において，神経変性性運動障害，そのなかでもとくにパーキンソン病においてドーパミンの重要性について認識され，ドーパミンがグラインディングの発生に関連する可能性が示唆された．また，同様に証拠は乏しいけれども，神経変性疾患または精神障害を有する患者の症例報告のなかで，セロトニンとノルエピネフリンによる薬物療法がSBを有する患者に対して治療効果があるかもしれないことが報告されている[5,6,20]．しかし，のちに行われた睡眠関連ブラキシズムを指摘されたことがある若年者ならびに健常者を対象としたランダム化比較試験においては，ドーパミンがRMMAの発現に対して主要な役割を担うことは確認できなかった[5,6]．カテコールアミン前駆体（ドーパミン，エピネフリン，およびノルエピネフリン前駆体）であるレボドパ（Levodopa）には睡眠1時間あたりのRMMAイベントの数を減少させる緩やかな効果があった．しかし，ドーパミン作動薬であるブロモクリプチン（Bromocriptine）は効果を示さなかった．

同様に，SB患者においてRMMAの発生にセロトニンが関係するというエビデンスも乏しい．ほとんどの研究が，トリプトファン（triptophan，セロトニン前駆体）または三環系抗うつ薬アミトリプチリンのどちらが潜在的治療効果を試すように設定されていた．しかし，これらの薬物はRMMAにほとんど影響を与えないことがわかった[5,6,20]．

また，睡眠と覚醒状態が複雑なネットワークによって支配されるように，筋緊張の変化も覚醒しているときからノンレム睡眠，レム睡眠へ移行する時にノルアドレナリン作動性ニューロン，コリン作動性ニューロンおよびGABA作動性ニューロンを介した一連の相互作用により起こる[10,19,21]．覚醒や高レベルの警戒（たとえば，ストレス）を維持するためにノルエピネフリンが役割を果たすことはよく知られている[17]．さらに，ノルエピネフリンは睡眠中の筋緊張に対する強力なメディエーターであり，つまりレム睡眠を特徴づける筋緊張の消失に対して優位に働く[21]．クロニジン（中枢効果をともなうアゴニスト）がRMMAの頻度を減少させたことを示した近年のランダム化比較試験から，SB患者においてRMMAの発生にノルエピネフリンが影響することが支持された[22]．しかしながら，この結果はクロニジンの注入により若年でかつ血圧が正常な被験者の20％が重篤な血圧低下を引き起こされたという事実によって阻害された．

GABAは睡眠の発症に重要な役割を示す脳の主要な抑制性神経化学物質の1つである．しかしながら，GABAは睡眠，覚醒，運動の制御に関するほとんどすべてのニューロンに影響するので，SBの発生における役割はおそらく間接的であると考えられる．もっとも臨床的に近い類似物質としては，ジアゼパムとクロナゼパムがあるが，両者ともにSBを減少させる．しかしながら，それらの物質には，眠気，めまい，依存の危険性などの著明な副作用がある[1,5,23]．

3人の高齢患者を対象とした症例報告のなかで，感情と動機づけに対して大きな役割を果す大脳辺縁系にはブラキシズムの発生に関与する役割があることを示唆している[24]．さらにその筆者らはノルアドレナリン作動性，ドーパミン作動性，そしてコリン作動性による前頭前野と腹側被蓋野（両方の辺縁系の構造）との相互作用についても示唆している．これらの所見についてはさらなる検討が必要ではあるが，その結果は前述したように自律神経系の覚醒反応性とRMMAとの関連の解明に貢献するかもしれない．最近の動物実験による免疫組織学的研究において，咀嚼，辺縁系（扁桃体），そして自律神経の経路のなかにシナプス結合が存在することが示された．このことは，リズミカルな顎運動をストレス反応性に関連づける間接的な証拠であると考えられる[25]．

遺伝的要因

今日までに，ブラキシズムおよびブラキシズム関連の歯の咬耗の遺伝的背景に関する最初のエビデンスが質問票結果や双子に関する分析結果から

引き出されている[5,6,26]. これらの調査により, グラインディングを自覚している被験者の20%から50%に, 直接的な親族にグラインディングを行う者がいたことが明らかになった. また, 一卵性双生児は高い一致率でブラキシズムを認める可能性を共有している[26].

SBと関連して発現するいくつかの遺伝子やタンパク質の検索を開始する前に, SBの動きの多様性, 病因論, および病態生理についてさらに特徴づけることが, より明確な遺伝子表現型(危険因子, 臨床的徴候, および症状を含む)を確立するためには必須である. そのような研究の結果はおそらくSBがいくつかの遺伝子発現(すなわち多型性)に関連していることを結論づけるであろう.

結論

SBの正確な病態生理は明らかになっていない. しかし, RMMAとグラインディングは, 睡眠中の反復性の短覚醒に関連づけられる自然かつ継続的な生理学的活動の過活性化によって二次的に発生するものであることが, 最近の実験的研究の結果から示唆されている. しかしながら, RMMAを客観的計測として用いるかぎりは, SBとストレス, 不安, 視床下部-副腎系との相関を支持するエビデンスはどう考えても純粋には評価され得ない. さらに, 脳活動の変化のみでなく, 突然の自律神経系心臓活動と呼吸活動の変化が, SBに先行して発現することが示されている. このことから, SBの病態生理には, 自律神経系の短くて強い過活性化が密接に関係している可能性が示唆される. いくつかの不確定なエビデンスはSBが遺伝的因子を有していることを示唆してはいるが, 特定の個体がSBの遺伝的素因を有しているかどうかが明瞭に示される必要がある.

参考文献

1. Rugh JD, Harlan J. Nocturnal bruxism and temporomandibular disorders. Adv Neurol 1988;49:329-341.
2. Marks MB. Bruxism in allergic children. Am J Orthod 1980; 77:48-59.
3. Okeson JP. Management of Temporomandibular Disorders and Occlusion, ed 6. St Louis: Mosby, 2008.
4. Kato T, Thie NM, Huynh N, Miyawaki S, Lavigne GJ. Topical review: Sleep bruxism and the role of peripheral sensory influences. J Orofac Pain 2003; 17:191-213.
5. Lavigne GJ, Khoury S, Abe S, Yamaguchi T, Raphael K. Bruxism physiology and pathology: An overview for clinicians. J Oral Rehabil 2008;35:476-494.
6. Lavigne GJ, Manzini C, Kato T. Sleep bruxism. In: Kryger HM, Roth T, Dement WC(eds). Principles and Practice of Sleep Medicine, ed 4. Philadelphia: Saunders, 2005: 946-959.
7. Dutra KM, Pereira FJ Jr, Rompré PH, Huynh N, Fleming N, Lavigne GJ. Orofacial activities in sleep bruxism patients and in normal subjects: A controlled polygraphic and audio-video study. J Oral Rehabil 2009;36:86-92.
8. Rompré PH, Daigle-Landry D, Guitard F, Montplaisir JY, La-vigne GJ. Identification of a sleep bruxism subgroup with a higher risk of pain. J Dent Res 2007; 86:837-842.
9. Parrino L, Zucconi M, Terzano GM. Sleep fragmentation and arousal in the pain patient. In: Lavigne G, Sessle BJ, Choinière M, Soja PJ(eds). Sleep and Pain. Seattle: IASP Press, 2007: 213-234.
10. Lavigne GJ, Huynh N, Kato T, et al. Genesis of sleep bruxism: Motor and autonomic-cardiac interactions. Arch Oral Biol 2007;52:381-384.
11. Khoury S, Rouleau GA, Rompré PH, Mayer P, Montplaisir J, Lavigne GJ. A significant increase in breathing amplitude precedes sleep bruxism. Chest 2008;134:332-337.
12. Kolta A, Brocard F, Verdier D, Lund JP. A review of burst generation by trigeminal main sensory neurons. Arch Oral Biol 2007;52:325-328.
13. Gastaldo E, Quatrale R, Graziani A, et al. The excitability of the trigeminal motor system in sleep bruxism: A transcranial magnetic stimulation and brainstem reflex study. J Orofac Pain 2006;20:145-155.
14. Schneider C, Schaefer R, Ommerborn MA, et al. Maladaptive coping strategies in patients with bruxism compared to non-bruxing controls. Int J Behav Med 2007;14:257-261.
15. Ohayon MM, Li KK, Guilleminault C. Risk factors for sleep bruxism in the general population. Chest 2001;119:53-61.
16. Pierce CJ, Chrisman K, Bennett ME, Close JM. Stress, anticipatory stress, and psychologic measures related to sleep bruxism. J Orofac Pain1995;9:51-56.
17. Espanä RA, Scammell TE. Sleep neurobiology for the clinician. Sleep 2004;27:811-820.
18. Saper CB, Scammell TE, Lu J. Hypothalamic regulation of sleep and circadian rhythms. Nature 2005; 437:1257-1263.

19. Luppi PH, Gervasoni D, Verret L, et al. Paradoxical (REM) sleep genesis: The switch from an aminergic-cholinergic to a GABAergic-glutamatergic hypothesis. J Physiol Paris 2006;100:271-283.
20. Winocur E, Gavish A, Voikovitch M, Emodi-Perlman A, Eli I. Drugs and bruxism: A critical review. J Orofac Pain 2003;17:99-111.
21. Pal D, Mallick BN. Neural mechanism of rapid eye movement sleep generation with reference to REM-OFF neurons in locus coeruleus. Indian J Med Res 2007;125:721-739.
22. Huynh N, Lavigne GJ, Lanfranchi PA, Montplaisir JY, de Champlain J. The effect of two sympatholytic medications—propranolol and clonidine—on sleep bruxism: Experimental randomized controlled studies. Sleep 2006;29:295-307.
23. Saletu A, Parapatics S, Saletu B, et al. On the pharmacotherapy of sleep bruxism: Placebo-controlled polysomnographic and psychometric studies with clonazepam. Neuropsychobiology 2005;51:214-225.
24. Chen WH, Lu YC, Lui CC, Liu JS. A proposed mechanism for diurnal/nocturnal bruxism: Hypersensitivity of presynaptic dopamine receptors in the frontal lobe. J Clin Neurosci 2005;12:161-163.
25. Mascaro MB, Bittencourt JC, Casatti CA, Elias CF. Alternative pathways for catecholamine action in oral motor control. Neurosci Lett 2005;386:34-39.
26. Hublin C, Kaprio J, Partinen M, Koskenvuo M. Sleep bruxism based on self-report in a nationwide twin cohort. J Sleep Res 1998;7:61-67.

第16章
小児の睡眠時ブラキシズム（SB）

Nelly Huynh, PhD
Christian Guilleminault, MD, BioID

歯のグラインディングやクレンチングといった定型的な動きが特徴とされるブラキシズムは，覚醒時あるいは睡眠時に認められる．睡眠時ブラキシズム（sleep bruxism：SB）は，歯のグラインディングをともなうか，もしくはともなわずに生じる，律動性（リズム性）咀嚼筋活動（rhythmic masticatory muscle activity：RMMA）の発現を特徴とする（第14章を参照）．健康な成人の60％においても，睡眠中に歯のグラインディングをともなわないRMMAの発現がみられる[1]．SBは，付随する顎筋痛や咀嚼筋肥大，顎機能障害，耳鳴り，頭痛の原因になりうる．小児にSBがある場合，歯の破折，知覚過敏，軽度から重度にいたる歯の咬耗，病的動揺，歯周靭帯や歯根膜の損傷，セメント質増殖症，咬頭破折，歯髄炎，歯髄壊死，歯肉の退縮や炎症，歯槽骨吸収，非う蝕性の歯頸部歯質欠損が生じることが報告されている[2~4]．

疫学

小児のSBは，乳切歯の萌出にともない1歳未満に発症しうる．歯の咬耗に関する報告に基づいてSBの有病者率を推定したところ，小児（14％～38％）のほうが成人（推定8％）より高い割合であることが示唆された[5~7]．しかしながら，保護者を対象にした縦断的アンケート調査によると，2.5歳の有病者率は10.4％，6歳では32.6％と報告されている[8]．小児に歯のクレンチングやグラインディングが発症している可能性は，保護者がブラキシズムの徴候や症候に気づいている場合の1.8倍である．また，小児に精神的障害が付随している場合は3.6倍，睡眠中によだれをたれる場合は1.7倍，夢遊病者である場合は1.6倍の頻度でブラキシズムを発症する可能性があることが報告されている．保護者と一緒に就寝する，あるいは就寝時の分離不安がある小児はSBの有病者率が多かったことも興味深い[8]．SBの有病者率に性差はなかった．

ダウン症患者に関する覚醒時ブラキシズムあるいはSBは，3歳から14歳の患児のおおよそ42％に認められる[9]．しかし，健常児とダウン症児の間には，SB有病者率の差はないという報告もある[10]．また，脳性麻痺児では，36.9％から69.4％と高い割合でブラキシズムを発症していることが，臨床評価で示唆されている[11, 12]．

これらの研究から，小児のブラキシズムは，保護者が睡眠時の小児の状態や行動を十分に把握していないために，過小診断されていることが示唆

125

病態生理学

小児のSBに関する病態生理は未解明である（病態生理学に関する詳細は第15章を参照）．小児に関する近年の研究では，咬合要因とブラキシズム発症に有意な関係は認められなかった[13]．しかし，SBの診断は臨床検査と自己申告のみに基づいて行われており，確証のあるポリソムノグラフィーや音声ビデオの記録を用いていないため，発見効果に限度がある．

ストレスと心理社会的影響

成人のブラキシズムにおいて，しばしば存在すると言われているストレスと心理学的要因の関係についての情報が不足している．しかしながら，ある患者対象研究では，小児のブラキシズム有病者は不安感を持つ可能性が通常の16倍であることが明らかになった[14]．対象群と比較すると，ブラキシズムを有する小児はエピネフリンとドーパミンの尿中濃度が高いことがわかっている[15]．

睡眠時所見

5歳から18歳の小児において，SB発現の66％は脳波記録の覚醒と関連しており，とくにノンレム睡眠の第2段階とレム睡眠中に頻発する[16]．

1つのSB発現の開始期に先行して生じる一連の現象は，成人では明らかになりつつあるが，小児においては確認が必要である．（1）1分前に交感神経活動が増加，（2）4秒前に脳波周波数が増加，（3）1秒前に頻脈をともなう呼吸振幅の増加，（4）0.8秒前に舌骨上筋の筋活動が増加，そしてついには，（5）歯のグラインディングをともなう，あるいはともなわないRMMAの発生[17, 18]．

薬理学と神経化学

ドーパミンやノルエピネフリンは，成人のSBの病態生理学において作用しているだろうが（第15章と第17章を参照），小児における作用は不明である．

しかしながら，注意欠陥多動性障害（attention-defict/hyperactivity disorder：ADHD）の小児では，中枢神経系刺激薬による薬理学的な治療を受けている患児のほうが，ADHDの治療を受けていない患児やSBのない対象児に比べて，ブラキシズムの有病率が高かった（二次的なSBとみなされている）[19]．

遺伝性および家族性素因

SBは継続する特徴がある．SBを有する成人の86％以上は，小児のときからブラキシズムを発症していたと報告されている．遺伝子の伝達形式については未だ明らかにされていない．一卵性双生児（r＝0.58）のほうが，二卵生双生児（r＝0.20）より高率に，歯のグラインディング症状を認めたという報告があった[20, 21]．また，ほかの研究は，両親の一方がブラキシズムを行っている場合，その小児がブラキシズムを発症する確率は1.8倍になることを報告していた[7]．しかしながら，双生児を対象とした研究で示されたように，環境要因もまたSBの進行に重篤な影響を与えている．以上より，遺伝形式は，多型性であると思われる[20]．

危険因子

SBに関するさまざまな危険因子は，表16-1に挙げられている．10人の小児を対象とした，睡眠に関する先行研究では，被験者の40％が注意や行動の問題に関するチェックリストで高得点を示した[16]．またほかの研究では，持続的なブラキシズムを有する小児は，ADHDの有病率が高い傾向を示すことが報告されてきた[8]．ほかの心理的障害を有する小児もまたブラキシズム発症のリスクが高かった[7]．

気道開存

SB発現の直前に著しい呼吸振幅の増加が生じ

表16-1　SBの危険因子

付随する状況	根拠に基づく影響力
睡眠時異常行動	
夜尿	＋＋＋
寝言	＋＋＋
夢中歩行	＋＋＋
内科的, 心理的状態	
睡眠呼吸障害やいびき	＋＋＋
口蓋扁桃や咽頭扁桃の形態	＋＋＋
アレルギー	＋
注意欠陥多動性障害	＋＋
不安	＋＋
頭痛	＋＋
就寝時の分離不安	＋＋
薬剤	
メチルフェニデート	
（例：リタリン　ノバルティスファーマ）	＋＋
選択的セロトニン再取り込み阻害薬	
（例：パロキセチン, フルオキセチン,	
フルボキサミン, セルトラリン）	＋＋＋
ノルエピネフリン−セロトニン再取り込み阻害薬	
（例：ベンラファクシン）	＋＋
抗精神病薬（例：ハロペリドール）	＋＋
付随する口腔習癖	
咬爪癖, ペン咬み, など	＋＋

＋＋＋＝強い根拠, ＋＋＝中程度の根拠, ＋＝弱い根拠

ることから, 患者のなかにはSBが気道開存の回復に寄与している可能性が示唆される[22]. SBと睡眠呼吸障害との関連性はこれまでも報告されている. ある研究では, 17人の小児SB患者のうち, 16人にいびきがあることが, 保護者の聞き取り調査から明らかになった[23]. さらに, 鼻閉のある患児の65.2％にブラキシズムが認められた[24]. 睡眠呼吸障害のある小児に関する2つの研究では, ブラキシズムや歯のグラインディングの発症が, 口蓋扁桃摘出により45.5％から11.8％へ, アデノイド口蓋扁桃摘出術により25.7％から7.1％へそれぞれ減少したと報告している[25,26]. モントリオール大学で行われた横断的研究（被験者数604名, 対象年齢7歳から17歳）によると, ブラキシズムとⅡ級不正咬合との関連を調べたところ, オッズ比が高値を示した（骨格性2.2［1.3〜3.7］, 歯性1.9［1.1〜3.0］）. さらに, 口蓋幅径が狭い小児にはいびきが頻発した（オッズ比2.2［1.0〜4.7］）[27].

診断的評価

　SBの診断は，医療面接，臨床評価，ポリソムノグラフィーによる客観的評価（第14章を参照）に基づき行われる．医療面接ではクレンチングや歯のグラインディングの既往歴について調べる．SB患者のこれらの既往歴は，通常，兄弟や保護者が患者の睡眠中にグラインディング音を聞いたことがあるかで確認される．寝室のドアを開いたまま就寝する保護者からは，ドアを閉じて就寝する保護者の1.7倍の頻度で，ブラキシズムに関する情報が聴取されている[7]．

　面接担当者は抗うつ薬や抗精神病薬，麻薬（通称，エクスタシーとして知られている3,4-メチレンジオキシ-N-メチル・アンフェタミン）などの使用薬剤についても聴取する必要がある．歯の破折や知覚過敏の増悪の報告もまた，覚醒時および睡眠時のクレンチングに関連していると思われる．さらに，睡眠中のよだれは1.7倍，寝言は1.6倍の頻度でブラキシズムに関連しているだろう[7]．

　臨床医は，顎筋痛，顎機能障害（顎運動の制限，関節雑音の発現），頭痛（ほとんどは一過性）などの付随症状についても質問する必要があり，とくに朝の起床時に生じているものであれば，これらすべては覚醒時および睡眠時のクレンチングが関与している．また，頭痛のある小児（23.3%）はそうでない小児（16.5%）に比べ，高率にブラキシズムを発症している[28]．

　臨床評価では，顎機能障害やほかの関節疾患による疼痛の可能性を除外するための頭頸部触診や，頬粘膜の検査（頬の内側や舌の縁に残る歯の裂溝や隆線の痕跡），唾液分泌作用の評価（唾液の欠乏や唾液分泌量の低下による歯の咬耗リスクの増大），歯の咬耗の重症度検査などを行う必要がある．さらに，咬筋肥大も歯のクレンチングやグラインディングの間接的徴候となる．

外来もしくは睡眠検査室でのモニタリング

　睡眠中に生じる下顎の異常な筋活動を観察し，その存在を立証するため，外来記録や検査室内でのポリソムノグラフィー計測は有効である．外来での記録は，患者が在宅中の睡眠時でも計測可能な携帯型（簡易型）筋電図記録装置で行われる．しかしながら，このような外来記録はSBに対して特異的に行われるものではなく，音声ビデオ記録が併用されなければ，SBの診断を裏づけるものにはならない．なぜならば，睡眠中に生じる口腔の筋活動の約30%は，SBに特異的なものではないからである．

　検査室における赤外線照明下でのポリソムノグラフィーと音声ビデオの同時計測（最低1つの咬筋EMG記録，脳波図，脚電極，全呼吸状態のモンタージュをともなう）により，睡眠中の周期性四肢運動や睡眠時無呼吸，不眠症，睡眠てんかんなどを付随する睡眠関連疾患が除外される．

　成人においてSBのEMG発生率は毎晩変わりやすく（約25%），歯のグラインディング音を発するSB期の変動は50%に近い[29]．

SBのスコア化と重症度基準

　成人については，SBの採点方法と基準は向上してきた（第14章を参照）が，小児では有効性が立証されていない．しかしながら，類似した基準を小児に応用してきた研究者もいる[16]．成人の睡眠呼吸障害の診断基準を改訂したのと同じように，成人の診断基準に別の区分値を使用して，小児に応用できるように改訂することは可能かもしれない（たとえば，閉塞性睡眠時無呼吸［obstructive sleep apnea：OSA］の定義は，成人における睡眠1時間あたり5回以上の無呼吸低呼吸状態から，小児では1回以上に修正された）．

管理

　小児のSBに対する有効な治療法は未だわかっていない．成人の場合，睡眠衛生やリラクセーションのような対応が重要かもしれない．しかし，根拠に基づいた研究は明らかに不足している．第17章で成人について述べられた効果的で安全な薬剤やオーラルアプライアンスの使用は，小児においても評価されなければならない．さらに，SB発症と関係している睡眠時無呼吸を有する小児の呼

Box 16-1　小児のSBにおける初期愁訴の管理 *

歯のグラインディング音，または歯の傷害と咬耗
- 行動の改善：保護者や患者はリラクセーション法や睡眠衛生について教育される必要がある．これは分離不安にも応用することができる（たとえば，段階的に分離したり，ごほうび法を用いたりする）．
- 歯科的アプライアンス：歯科的アプライアンスに関しては，これまで成人のみで研究されており，根拠が不足しているため，小児の使用に関しては確実で安全であるという結論にいたっていない．もしオーラルアプライアンスを使用するのであれば，成長発育を妨げてはいけない．成人では，4週間以内の使用による初期の低下で，SB指数は基準値まで回復する[30, 31]．さらに成人では，1年後の全体的な適応は50％になると推定される[30]．小児患者群では，保護者が高いレベルでアプライアンス使用に協力し，自分たちの子どもの口腔衛生を維持することは，大きな負担となる．

起床時の顎筋痛と頭痛
- 睡眠専門医への紹介：患者は，上気道抵抗症候群や睡眠時無呼吸の可能性を詳しく調べるために，専門医へ送られるべきである．患者の症状に日中傾眠，起床時の頭痛，あるいは胃食道逆流があれば，睡眠時無呼吸症候群もしくは上気抵抗症候群を付随しているかどうかを調査することは重要である．片頭痛のある小児は，伝えられるところによれば，対象群と比較してブラキシズム（29％）といびき（23％）による睡眠障害を経験している[32]．
- 薬歴：薬剤のなかには，睡眠中の体動（例：メチルフェニデート）や，なかには呼吸障害（例：オピオイド）を悪化させるものもあるため，薬歴には，使用薬剤のすべてが含まれるべきである．
- 薬物療法：成人患者群において，さまざまな筋弛緩薬（例：メプロバメート，ジアゼパム，ロラゼパム，クロナゼパム）やボツリヌス毒素が，SBの治療管理に用いられてきた．しかしながら，小児におけるこれらの薬物療法の効果や安全性は，研究されてこなかった．最近の予備的研究から，トラゾドンが6歳から18歳の外傷性熱傷のある小児のSB発作を減少させることが判明した[33]．それでもなお，小児においては，SBのポリソムノグラフィーや音声ビデオ記録による無作為抽出化された縦断的試験が必要とされる．
- 頭位：ブラキシズムの発症者は，頭位をより前下方に傾けていることが報告されてきた[34]．また，ほかの研究では，頚椎の筋肉と関節の機能障害が，小児SBの原因となっている可能性が示唆されている．頸部を上方に向けたマニピュレーションを行うことで，自覚症状が完全に緩和することが認められているが，この知見は未だ立証されていない[35]．

* 小児においては，根拠に基づいた妥当性の確認がなされていないので，すべての治療研究で注意が必要である．

吸機能の改善に，矯正治療や外科処置が有効であることは知られていない．しかし，扁桃肥大があると歯のグラインディング発症の危険因子となることが報告されているため，この題材は興味深いものである．

小児のSBは，長期間，年単位で持続し[8, 20]，毎晩様相が変わり[29]，症状を繰り返し，効果的な治療法がない．また，長期管理に関する資料が不足していることから，小児SBの管理は，長期間の調査や臨床的関与の研究課題として価値がある（Box16-1）．

結論

小児のSBは，保護者や臨床医がその特徴を十分に把握していないこと，さらには，保健医療の専門家間で学際的な意思の疎通が不足していることが原因で，睡眠医学では十分に診断されていない．また，危険因子や病態生理学，因果関係に関する知識と根拠が不足しているため，健康状態もまた十分に管理されていない．

今後の研究から，SBと歯のグラインディング

を有する小児すべてに，介入が必要となるわけではないことを究明することが望まれる．現状では，予防や管理の方法を支持する研究が不足しているため，重篤な不正咬合や歯の傷害，付随する医学的問題（たとえば，疼痛や呼吸障害）が生じている小児だけに，実際のところ対応がかぎられている．

参考文献

1. Lavigne GJ, Rompré PH, Poirier G, Huard H, Kato T, Montplaisir JY. Rhythmic masticatory muscle activity during sleep in humans. J Dent Res 2001;80:443-448.
2. Widmalm SE, Gunn SM, Christiansen RL, Hawley LM. Association between CMD signs and symptoms, oral parafunctions, race and sex, in 4-6-year-old African-American and Caucasian children. J Oral Rehabil 1995;22:95-100.
3. Barbosa Tde S, Miyakoda LS, Pocztaruk Rde L, Rocha CP, Gavião MB. Temporomandibular disorders and bruxism in childhood and adolescence: Review of the literature. Int J Pediatr Otorhinolaryngol 2008;72:299-314.
4. Ommerborn MA, Schneider C, Giraki M, et al. In vivo evaluation of noncarious cervical lesions in sleep bruxism subjects. J Prosthet Dent 2007;98:150-158.
5. Laberge L, Tremblay RE, Vitaro F, Montplaisir J. Development of parasomnias from childhood to early adolescence. Pediatrics 2000;106:67-74.
6. Ohayon MM, Li KK, Guilleminault C. Risk factors for sleep bruxism in the general population. Chest 2001;119:53-61.
7. Cheifetz AT, Osganian SK, Allred EN, Needleman HL. Prevalence of bruxism and associated correlates in children as r 7 rted by parents. J Dent Child (Chic) 2005;72:67-73.
8. Petit D, Touchette E, Tremblay RE, Boivin M, Montplaisir J. Dyssomnias and parasomnias in early childhood. Pediatri 8 2007;119:e1016-e1025.
9. Lopez-Perez R, Lopez-Morales P, Borges-Yanez SA, Maupomé G, Parés-Vidrio G. Prevalence of bruxism among Mexican children with Down syndrome. Downs Syndr Res Pract 2007;12:45-49.
10. Buckley S. Teeth grinding. Downs Syndr Res Pract 2007;12:16.
11. Peres AC, Ribeiro MO, Juliano Y, César MF, Santos RC. Occurrence of bruxism in a sample of Brazilian children with cerebral palsy. Spec Care Dentist 2007;27:73-76.
12. Ortega AO, Guimaraes AS, Ciamponi AL, Marie SK. Frequency of parafunctional oral habits in patients with cerebral palsy. J Oral Rehabil 2007;34:323-328.
13. Demir A, Uysal T, Guray E, Basciftci FA. The relationship between bruxism and occlusal factors among seven- to 19-year-old Turkish children. Angle Orthod 2004;74:672-676.
14. Monaco A, Ciammella NM, Marci MC, Pirro R, Giannoni M. The anxiety in bruxer child. A case-control study. Minerva Stomatol 2002;51:247-250.
15. Vanderas AP, Menenakou M, Kouimtzis T, Papagiannoulis L. Urinary catecholamine levels and bruxism in children. J Oral Rehabil 1999;26:103-110.
16. Herrera M, Valencia I, Grant M, Metroka D, Chialastri A, Kothare SV. Bruxism in children: Effect on sleep architecture and daytime cognitive performance and behavior. Sleep 2006;29:1143-1148.
17. Huynh N, Kato T, Rompré PH, et al. Sleep bruxism is associated to micro-arousals and an increase in cardiac sympathetic activity. J Sleep Res 2006;15:339-346.
18. Lavigne GJ, Huynh N, Kato T, et al. Genesis of sleep bruxism: Motor and autononeic-cardiac interactions. Arch Oral Biol 2007;52:381-384.
19. Malki GA, Zawawi KH, Melis M, Hughes CV. Prevalence of bruxism in children receiving treatment for attention deficit hyperactivity disorder: A pilot study. J Clin Pediatr Dent 2004;29:63-67.
20. Hublin C, Kaprio J, Partinen M, Koskenvuo M. Sleep bruxism based on self-report in a nationwide twin cohort. J Sleep Res 1998;7:61-67.
21. Hublin C, Kaprio J. Genetic aspects and genetic epidemiology of parasomnias. Sleep Med Rev 2003;7:413-421.
22. Khoury S, Rouleau GA, Rompré PH, Mayer P, Montplaisir JY, Lavigne GJ. A significant increase in breathing amplitude precedes sleep bruxism. Chest 2008;134:332-337.
23. Ng DK, Kwok KL, Poon G, Chau KW. Habitual snoring and sleep bruxism in a paediatric outpatient population in Hong Kong. Singapore Med J 2002;43:554-556.
24. Grechi TH, Trawitzki LV, de Felicio CM, Valera FC, Alnselmo-Lima WT. Bruxism in children with nasal obstruction. Int J Pediatr Otorhinolaryngol 2008;72:391-396.
25. DiFrancesco RC, Junqueira PA, Trezza PM, de Faria ME, Frizzarini R, Zerati FE. Improvement of bruxism after T & A surgery. Int J Pediatr Otorhinolaryngol 2004;68:441-445.
26. Eftekharian A, Raad N, Gholami-Ghasri N. Bruxism and adenotonsillectomy. Int J Pediatr Otorhinolaryngol 2008;72:509-511.
27. Morton P. Sleep-disordered breathing in the child and adolescent orthodontic patient [thesis]. Montréal: Université de Montréal, 2008.

28. Zarowski M, Mlodzikowska-Albrecht J, Steinborn B. The sleep habits and sleep disorders in children with headache. Adv Med Sci 2007;52(suppl 1):194-196.
29. Lavigne GJ, Guitard F, Rompré PH, Montplaisir JY. Variability in sleep bruxism activity over time. J Sleep Res 2001;10:237-244.
30. Dube C, Rompré PH, Manzini C, Guitard F, de Grandmont P, Lavigne GJ. Quantitative polygraphic controlled study on efficacy and safety of oral splint devices in tooth-grinding subjects. J Dent Res 2004;83:398-403.
31. van der Zaag J, Lobbezoo F, Wicks DJ, Visscher CM, Hamburger HL, Naeije M. Controlled assessment of the efficacy of occlusal stabilization splints on sleep bruxism. J Orofac Pain 2005;19:151-158.
32. Miller VA, Palermo TM, Powers SW, Scher MS, Hershey AD. Migraine headaches and sleep disturbances in children. Headache 2003;43:362-368.
33. Shakibaei F, Harandi AA, Gholamrezaei A, Samoei R, Salehi P. Hypnotherapy in management of pain and reexperiencing of trauma in burn patients. Int J Clin Exp Hypn 2008;56:185-197.
34. Velez AL, Restrepo CC, Pelaez-Vargas A, et al. Head posture and dental wear evaluation of bruxist children with primary teeth. J Oral Rehabil 2007;34:663-670.
35. Knutson GA. Vectored upper cervical manipulation for chronic sleep bruxism, headache, and cervical spine pain in a child. J Manipulative Physiol Ther 2003;26:E16.

第17章
睡眠時ブラキシズム（SB）の管理

Ephraim Winocr, DMD

睡眠時ブラキシズム（sleep bruxism：SB）の理想的な治療とは，明確な原因論に基づき，SBにより生じる障害を修復し，再発防止のために原因因子を取り除くことを目的とするものであろう．しかし，SBの病態生理については不明な点が多く，いくつかの点，たとえばSB発症における感覚フィードバックや咬合の担う役割などについては未だ議論の余地がある．そのため，決定的なSBの治療法，予防法は明らかでないままである．これらの理由からSBへの対処を示す場合に「治療」という代わりに「管理」という言葉を用いることが多い．なお，SBの病因，病態生理の詳細は第12章，第15章，SBと疼痛の関係については第21章，疼痛と睡眠の薬理については第23章にて述べる．

一般に行われる管理療法とは，疾患の背景にある原因因子や病因を直接コントロールし取り除くというよりは，むしろ，患者の症状を改善，軽減する方向に「支援」するものである．SBを対象とした管理は，顎口腔系の諸器官や補綴修復物に起こり得るダメージを防ぐことを目的に行われる．つまりこれらのアプローチはSBに関連した咀嚼筋の活動亢進と，その結果生じる歯の損傷，咀嚼筋や顎関節の不快感や疼痛，頭痛などをターゲットとする．しかし，咀嚼筋の活動亢進を管理するだけでは，歯の咬耗，ストレスや唾液の性状の変化で生じる口渇あるいは口腔乾燥症，頭痛，睡眠呼吸障害（いびき，上気道抵抗症候群，低換気症候群，睡眠時無呼吸低呼吸）などのようにSBに付随するほかの問題には対応できない．臨床医はSBに対してどのような治療が必要であるかを決定する前に，SBの寄与因子，発症因子および永続因子を十分に考慮したうえで適切な診断を行うべきである．

多くの場合，ブラキシズムは一過性あるいは一時的なものである．期待される治療効果の評価は，患者が享受できる利益（症状の緩解やQOLの向上）と不利益（副作用）とを比較することによって行われるべきである．

本章ではSBの対処法として，歯科的な咬合か

17 | 睡眠時ブラキシズム（SB）の管理

表17-1　SBの管理※

管理	効果	根拠のレベル	特記事項
顎口腔の管理			
・オーラルアプライアンス			
-マウスガード／トゥースプロテクション	中立	弱い	短期使用
-オクルーザルアプライアンス／トゥースアブトラクション	効果あり	中等度	睡眠呼吸障害を増悪する危険性
-MRA	効果あり	中等度	短期使用
-前歯接触型スプリント（NTIスプリント）	効果あり	中等度	短期使用
・歯科治療			
-咬合調整・矯正	疑問	低い	避けるべきである
薬物療法+			
・鎮静薬・筋弛緩薬			
-クロナゼパム	効果あり	中等度	依存の危険性
-ジアゼパム・ブスピロン	効果あり	ケースレポート	依存の危険性
・セロトニン関連薬			
-トリプトファン	効果なし	中等度	
-アミトリプチリン	効果なし	中等度	
・ドーパミン系薬物			
-レボドパ	適度	中等度	
-ペルゴリド	効果あり	ケースレポート	
-ブロモクリプチン	効果なし	中等度	
・心作用性薬			
-クロニジン	効果あり	中等度	起床時低血圧の重度の危険性
-プロパラノロール	効果なし	弱い	
行動療法++			
・SBの原因と増悪因子の説明	疑問	弱い	
・生活上のプレッシャーによって起こる 昼間のクレンチングや歯のこわばりの除去	疑問	弱い	
・生活習慣の改善：就寝前の睡眠衛生，リラクゼーション，自己催眠，休息の導入	疑問	弱い	
・バイオフィードバック	疑問	弱い	
・リラクセーションと呼吸のフィジカルトレーニング	疑問	弱い	
・心理療法によるストレスと生活上のプレッシャーの管理	疑問	弱い	
その他の管理			
・ボツリヌストキシン	疑問	弱い	

※Lavigneらの研究より[1]．+：急性または重度な短期間の管理．++：強い根拠はない

らのアプローチ，薬物療法，ボツリヌストキシン注射および行動・心理学的療法について概説する（表17-1）．また，章末に小児のSBについても述べる．

咬合からのアプローチ

　SBに対する歯科的な咬合からのアプローチとしては（1）非可逆的治療法（咬合調整，オーラルリハビリテーションおよび矯正治療），（2）可逆的で一時的な療法（オクルーザルアプライアンス）という2つ異なる方法が挙げられる．SBの病態生理に関する最近の知見では，SBが主に中枢性に制御される現象と関連した疾患であるととらえられている．過去においてはSBのような非機能的な活動が歯根膜感覚の亢進などの末梢性の要因によって生じる，あるいは持続すると考えられていたが（第2章参照），SB発症におけるこれらの末梢性入力の役割は限定的である．それゆえ，歯列や咬合に重篤かつ不当なダメージを与える可能性のある，不可逆性の咬合調整は避けるべきである．また，長い人生のなかで一時的な現象である可能性が高いSBの管理のためにオーラルリハビリテーションや矯正治療行うことについてもその妥当性を支持する確固たるエビデンスはない．

　オクルーザルアプライアンスは，SBやSBに関連する口腔顔面痛，顎関節症状の管理に広く用いられている．しかし，有用性が認められ広く臨床で用いられているにもかかわらず，その作用メカニズムについては明らかに議論の余地があり，文献的にも不明な点が多いことが指摘されている[5]．

　近年，米食品医薬品局（US Food and Drug Administration：FDA）によって，侵害受容三叉神経性抑制（nociceptive trigeminal inhibition：NTI）による筋緊張抑制システムが承認された．このシステムは，クレンチングとグラインディング時の筋電図（EMG）が，咬合接触が前歯部のみに存在する場合に低下するという仮説に基づいており，事実，クレンチングとグラインディング時の側頭筋前部・後部および咬筋のEMGは，前歯部にバイトストップを付与すると付与しない場合に比較して有意に減少することが示されている[2]．最近のシングル・ブラインド（被験者のみをブラインド）のクロスオーバー・ランダム化比較試験では，NTI（前歯接触型スプリント）を用いることにより，睡眠時の閉口筋EMGに強い抑制効果が得られ，従来のオクルーザルアプライアンス（occlusal appliance：OA）ではそのような効果は認められないことが示されている[3]．しかし，EMGで示される筋活動の値が必ずしも臨床徴候と直接関連しているわけではない．一方，顎関節症（temporomandibular disorders：TMD）の臨床徴候に対するNTIとOAの影響を比較したランダム化比較試験によると，対象としたすべての測定項目においてOAにより優れた効果が認められている[4]．また，NTIスプリントを用いた被験者のうち1名に，6か月間のフォローアップ時点で咬合の不調和が認められた．NTIスプリントは前歯部のみを被覆し歯列全体を被覆しないことから，臼歯部の挺出または前歯部の圧下を引き起こす可能性があり，短期間の使用にかぎるべきである．

　これまでにもっとも多く研究され，安全性が高いとされるOAは，スタビライゼーション型スプリントである．このスプリントは，片顎の歯列全体を被覆する可徹性のアクリルレジンプレートで，装着することにより咬合の安定とスムーズな滑走運動が可能となる．クロスオーバーのランダム化比較試験により，スタビライゼーション型スプリントとパラタルアプライアンス（platal appliance：PA）のSBに対する影響が検討されている[6]．PAの形態は咬合面を被覆していないこと以外はスタビライゼーション型スプリントと同様である．この研究によりSBにともなう咬筋EMGの減少がいずれのスプリント装着時においても認められ，その効果は2～3週間の短期間なものであったと報告されている．

　また，同様のアプライアンス（OAまたはPA）を用いた二重盲検法を用いたランダム化比較試験によると，OA，PAどちらのアプライアンスもSBのレベル並びに標準的な睡眠パラメーターに対して有意な影響を及ぼさなかったことが報告されている[7]．この研究の著者らは，個々の患者ごとにアプライアンスの適応を考慮することを推奨している．今後，OAの適応症と禁忌症についてのガ

イドラインを整備する必要があると考えられる．

TMD患者の管理におけるOAの効果については，とくに論争の的となっている．たとえば，ある批判的な批評によればOAの装着によりTMDの症状が70%～90%軽減されると結論づけられているが[5]，最新の批評によるとTMDの治療におけるOAの治療効果の有無についてのエビデンスは不十分であると結論づけられている[8]．また，上顎に使用されるOAは，睡眠時無呼吸低呼吸などの睡眠呼吸障害患者に対して悪影響を及ぼすとされている．Gagnonらは[9]，OAの装着により呼吸障害が悪化するリスクが増す可能性を示唆し，OA療法を行う前にいびきと睡眠時無呼吸に関する問診を行うことを推奨している．睡眠呼吸障害の詳細については第4章と第7章を参照されたい．

最近のランダム化比較試験では，短期間（連続6夜間）のスタビリゼーション型スプリン使用によりSBイベントが42%減少し[10]，上下顎の両顎にアプライアンスを作製し，下顎を前方整位させることなく装着した場合にもSBはおおよそ40%減少したと報告されている．一方で，従来いびきや睡眠時無呼吸の治療に用いられる下顎前方保持装置（mandibular repositioning appliance：MRA）を，最大下顎前方移動距離の25%と75%前方へと下顎を整位して装着した場合のSBの減少量は，前述の条件のおよそ2倍にあたる77%と83%であったと報告されている．しかしながら，研究終了時に行ったアンケートの結果により，多くの被験者は上下顎に装着するMRAよりは違和感の少ないOAを好む傾向にあることが明らかになった．最近行われた，個々の患者の歯列に適合したより小さいMRAを用いた比較研究においても同様の結果が報告されている[11]．

上記のような短所もあるが，MRAにOAと比較してより大きいSB抑制効果が期待できるという事実はSBの病因を考察するうえできわめて重要である．すなわち，睡眠中に生じる下顎，舌および周囲軟組織の後方偏位による気道閉塞に抵抗して，SBが気道開存という機能的役割を担っているという仮説が成り立つ[12,13]．この理論は，SBは明らかな閉塞性睡眠時無呼吸（obstructive sleep apnea：OSA）をともなわない低換気症候群や上気道抵抗症候群に関連して生じる可能性を示唆している．すなわち，睡眠中の呼吸を改善するための装置や治療法によりSBを制御できると考えられる．しかし，これらの仮説を実証するためには今後，厳密な科学的検証を経る必要がある．

このようにさまざまな議論はあるものの起床時の咀嚼筋痛，スリープパートナー（睡眠同伴者）による指摘およびそのほかの臨床診断や睡眠検査室における測定によってSBが疑われるとき，まずはオクルーザルアプライアンス療法の適用を考慮するべきである．OA療法を適用する場合には，定期的にその効果をモニターしながら，OAによる悪影響や治療費に見合った効果が得られているかどうかについての評価を慎重に行うべきである．さらに，患者がOSAを示唆するいびき，睡眠中の呼吸停止や息詰まり，起床時の頭痛，日中の眠気などを訴える場合には，二次性睡眠呼吸障害について睡眠専門医を受診するように指示すべきである．

薬物療法

SBは主に中枢性の因子が関与する疾患としてとらえられており（第12章，第15章参照），その治療に特定の薬物が有効である可能性がある．しかしながら，現時点では安全かつ決定的な治療効果が期待できる薬物は特定されていない．ブラキシズムと薬剤についてのレビューにより以下のように結論づけられている．

「ブラキシズムに対する各種薬物の効果を結論づけるための科学的根拠に基づくデータは不十分である．ドーパミン，セロトニンおよびアドレナリンの作用に関連する特定の物質は，ヒトや動物においてブラキシズムを抑制または増悪させることが報告されているが，文献的には一定の見解は得られておらず，また，多くの報告は症例報告に基づいている．したがって，ブラキシズムに対する各種の薬物の効果を実証するためには，よりコントロールされた科学的根拠に基づく研究が必要である」[14]

近年，いくつかのSBに対する薬物療法につ

いての研究が報告されている．ポリソムノグラフィーを用いたプラセボコントロール研究では，長時間作用性ベンゾジアゼピンであるクロナゼパムの服用により，咀嚼筋EMGよって評価したSBレベルや睡眠の質が有意に改善したと報告されている[15]．しかしながら，クロナゼパムには長期投与により薬剤への耐性や依存性を生じる可能性ある．また，副作用として倦怠感・眠気・筋緊張低下（睡眠時無呼吸低呼吸患者には禁忌）・運動障害などがある．これらの理由から臨床家はクロナゼパムの長期投与を計画する場合には注意深く慎重に行う必要がある．

SBの発生機序を解明することを目的としたランダム化比較試験では，クロニジン（αアドレナリン受容体作動薬）の中程度量の投与が，SB発現に先行する心臓の交感神経性興奮を抑制し，結果としてSBレベルを抑制することが示されている．この結果は，通常のSB発生時に観察される自律神経系の睡眠覚醒変化を妨げることによるSB抑制効果と考えられる．クロニジン服用患者の20%に起床時の低血圧が認められることから，今後SBに対するクロニジンの効果の用量依存研究を行い，その安全性の評価が必要であると結論している．

以上のことから，現状ではSBに対する推奨できる決定的な薬物療法は認められない．薬物療法はSBの原因に対する根治療法となる可能性があり，今後，この分野においても周到に立案され科学的根拠に基づいた研究が必要不可欠であることは言うまでもない．

ボツリヌストキシン注射

嫌気性菌であるClostridium botulinum（ボツリヌス菌）が産生する神経毒であるタンパク質ボツリヌストキシン（Botulinum Toxin：BT）は，SBの管理に適用可能な薬物である．BTを筋注すると，神経筋接合部に限局した前シナプス小胞からのアセチルコリンの放出が抑制され，運動神経線維を3〜4か月間，一時的かつ可逆的にブロックして，筋収縮を抑制することができる．BTタイプAは，筋肉の過緊張や攣縮が特徴的な臨床症状を有する疾患の対症療法に広く用いられている．

医科領域においてBTは，主に限局性ジストニアや斜頸といった運動性障害に用いられる[17]．1つのメタ分析により，痙性斜頸やまぶたが開けにくくなる眼瞼痙れんに罹患している患者に対してBTが有効あることが示されている[18]．またBTは，顎口腔領域に生じるジストニアの治療法としても認知されており，開口，閉口および顎偏位をともなうジストニアに対する治療法がすでに報告されている[19]．

BTの注射は，重症の口顎ジストニア（ほかの疾患に付随する二次性のグラインディングやブラキシズムを含む）の症状を一時的に安全かつ効率的に軽減し，患者のQOLを向上させる方法であるが，決定的で完治が期待できる治療法ではなく，症状を一時的に緩解するための手段としてとらえるべきである．さらに，この薬物には多くの問題や懸念が残されている．すなわち，会話や咀嚼障害をきたす局所的な筋の弱化や中枢神経系への逆行として知られる全身的な合併症（神経細胞体内の逆行性移動）などである[17]．2008年にFDAは市販されているBT製剤（Botox．Allergan, USA）の安全性についての見解を示した．そこでは，FDAの認可，未認可にかわらずBTタイプAとタイプB投与後に生じた呼吸器系への悪影響や死亡転帰例などのBTの全身性副作用についての報告が示されている．これらの副作用事例は，ボツリヌス中毒が局所注射後に全身性に広がったために起こったことを示唆している[20]．また，BTが高価であることから，経済的な理由から低所得者や健康保険未加入者などの多くの患者に対して適用することができない．

BTが重度のブラキシズムやグラインディングの管理に有用な薬物であることを示唆する臨床研究が報告されている．また，最近のランダム化比較試験（予備研究）により，ブラキシズムに関連する筋痛が，BTタイプAの注射により軽減することが報告されている．しかしながら，ブラキシズムの診断とブラキシズムレベルの定量化にポリソムノグラフィーを用いていないことから，これらの研究が覚醒時ブラキシズムを対象としているのか，SBを対象としているのかが不明である[21]．

咀嚼筋の疼痛や口腔顔面痛へのBT注射の効果

については，明らかに議論の余地がある[22〜25]．SBやそれに関連する慢性口腔顔面痛の管理に用いるBTの安全性と有効性を評価するためには[24]，今後，ランダム化比較試験が行われるべきであり，それらの研究においてはSBの評価を適切な装置を用いて正確に行う必要がある（第14章参照）．

行動療法と心理学的療法

SBの対処に用いる行動療法には，バイオフィードバック，精神分析，催眠療法，漸進的筋弛緩法，瞑想，睡眠衛生，ハビットリバーサル法，集中実施法などが含まれる．最近のランダム割り付け研究において，SBに対する認知行動療法とOAの有効性の比較が行われている[26]．この報告にある認知行動療法とは，問題解決訓練，漸進的筋弛緩法，夜間のバイオフィードバック，娯楽活動や喜びを増加させることを狙った行動活性化療法である．その結果，OAを用いた群と認知行動療法を用いた群の両群ともに，治療後にSB活動は有意に減少し，ブラキシズムと随伴症状に関する自己評価と心理的障害スコアも減少し，積極的にストレス・コーピングを行おうとする態度が増加した．しかしながら，これらの効果は比較的小さく，いずれの項目についても両群間に有意な違いはみられなかった．以上のことから，著者らは，バイオフィードバックとストレス・コーピングに対するカウンセリングの併用が，SB患者に対する長期的に有効な，もっとも有望な治療法であるという仮説を確認するにはいたらなかったと結論づけており，治療効果の検討にはさらなるコントロール研究が必要であるとしている[26]．また，オクルーザルアプライアンスと認識行動療法の併用が，どちらか一方のみの治療と比較して相加的あるいは相乗的な効果をもたらすか否かについても不明である．

SB管理の原則を広範囲にレビューしたLobbezooらは[27]，SBに対する行動療法の価値は，今日まで報告されている方法の多くが十分な科学的根拠に基づいたものでないことから，疑問の余地があるとしている．しかしながら，彼らは臨床経験と研究経験を基にストレスのコントロールが，SBを管理するうえで有用であると示唆している[28]．行動療法に関する良くデザインされた研究，たとえばノンレムの深い睡眠段階が多く覚醒の少ない良質な睡眠を実現するための睡眠制限療法を用いた研究には，とくに大きな期待が寄せられており，この分野での今後の研究が推奨される．このようなアプローチはSBが睡眠覚醒と強く関連しているということを示す報告を基盤としている．睡眠行動療法を基盤とした不眠症や睡眠の質の低下に対する治療法の長期的効果には目を見張るものがある（Smithらの論文[29]と第24章参照）．

小児のSBに対する考え方

SBは親を心配させる小児によくみられる現象である（第16章参照）[1]．しかし，小児のSBとTMDに関して言えば，少なくとも1つの研究により乳歯列期の咬耗とTMD症状との間に有意な関連性は認められていない[30]．この研究では，小児の咬耗の程度はTMDの正しい評価や治療の必要性の判断の根拠にはならないとしている．小児のSBに対する行動療法や口腔内療法を用いた治療法の有効性を支持する直接的な科学的根拠は示されてないが，文献的には不安，活動亢進および気道の閉塞がSBのリスクファクターであることが示唆されている．

小児を対象に感情ならびにストレスの状態を尿中カテコールアミン濃度により間接的に測定した研究により，尿中エピネフリンならびにドーパミンの濃度と，SBに関連するグラインディングとの間に正の相関が報告されている[31]．さらに，心理学的訓練が乳歯列期の小児のSBを減少させる効果があることも示唆されている[32]．しかし，臨床において実効性のある小児のSBに対する行動療法の指針を示すには，今後より強力な科学的根拠が必要である．

また注意欠陥多動性障害（attention-deficit/hyperactivity disorder：ADHD）に対する薬物治療を受けている小児は，副作用としてグラインディングが現れるリスクの高いことが報告されている．年齢，性別のマッチした対照群を設定した比較研究において，ADHDの薬物治療を受けてい

る小児群は，薬物を服用していないADHD小児群あるいは対照群と比較すると，明らかに高頻度でブラキシズムが認められることが報告されている[33]．ADHDの薬物治療を受けているグループのうちメチルフェニデートなどの中枢神経系興奮剤を服用している小児において，SBに関連したグラインディングがより高頻度で親から報告されている．しかし，病を患う小児の親は，健常小児の親と比較して小児の行動や病気に対してより強い関心を持つため，その結果として小児の習癖をより注意深く観察している可能性も否定できない．

SBにより歯にダメージを受けているADHDの小児に対する最善の治療法については未だ一定のコンセンサスはないが，薬物の変更，投与量の変更またはソフトスプリントの使用などが考えられるが，スプリントについては，口腔咽頭領域の成長を阻害しないように定期的に作り直す必要がある．

小児のSBの身体的原因因子についての研究により，重度のグラインディングのある小児において，アレルギーまたは気道閉塞をとり除くべきであると報告されている．小児のSBは耳管粘膜に生じる間欠的なアレルギー性浮腫による鼓室内圧の上昇によって生じることが示されている[34]．また，睡眠呼吸障害とブラキシズムとの間に正の相関関係があるという仮説も示されている[35]．これは，アデノイド口蓋扁桃摘出術後にブラキシズムが減少したという臨床観察により間接的に支持されている[36]．さらにVelezらは，SBが低呼吸と気道開存に関連していることから，頭位が小児の呼吸に影響し，さらにSBの発症に部分的に関与していると推測している．彼らは，これら呼吸に関連したブラキシズムの発症メカニズムについての今後の研究の必要性を述べている（第16章参照）．

小児のSBの原因や発症の防止についての系統立った研究は少ないため，SBの為害作用（歯科にかぎらず）を防ぐためには，歯科も含めた精神科医，理学療法士，耳鼻咽喉科医による多面的な評価が必要である．混合歯列期の小児でSBが疑われる咬耗に対しては，ソフトスプリントの使用が推奨される．しかし，臨床医は，歯列の成長や咬合状態の変化を定期的に注意深くチェックするべきである．

臨床医に対してSB管理の治療指針を示すためには，SBを客観的に測定した結果（ポリソムノグラフィーによる筋活動測定）を用いたランダム化比較試験が必要である．幼少期のグラインディングが成人まで持続する可能性はあるが，小児期にSBを制御することや乳歯列に対するSBの管理を行うことが，成人になった後のグラインディングの予防に有効であるという科学的根拠はない[37]．

最近の考え方

Huynhらは，SBの管理に関するエビデンスのレベルは，以下の2つの判断基準を用いて測られるべきであると提案している[38]．その1つが治療必要回数（number needed to treat：NNT）を用いた評価で，いくつかのランダム化比較試験を統合して全体の結論を導く．もう1つが，エフェクトサイズを用いた評価で，同一デザインの異なる研究を用いてプラセボと比較した治療効果を評価する．現状で得られる文献を基に算出されるNNT，エフェクトサイズおよび検出力を基に判断すると，短期的にはMRA，クロニジンおよびOAが，成人のSBを効果的に減少させるといえる．しかし，MRAとクロニジンの使用には重大な副作用がある．すなわち，MRAの長期使用による顎口腔の形態変化の可能性と，クロニジンによる起床時の顕著な低血圧である．また，前述のクロナゼパムの長期投与は薬物依存性の危険から選択不可能である．

Huynhらは，これらのことを考慮して，現時点では歯の保護と歯ぎしり音の軽減を目的としたOAが選択すべき治療法であろうと述べている[38]．もちろん，OAを用いても筋活動の減少の持続時間は数週間であり，OAにはSBに対する根本的治療効果は期待できない．さらに，閉塞性睡眠時無呼吸低呼吸症候群のような睡眠呼吸障害が疑われる患者にOAを使用する際には注意が必要であり，MRAの使用も考慮すべきである．

小児のグラインディングを親から指摘された場合，気道開存を評価するべきである．小児の行動や生活様式に関する指導は有用であり，重度の歯のダメージを有する混合歯列期の小児たちに対し

ては，ソフトスプリントの使用が望ましい．

結論

OAから薬物療法，精神医学的療法まで，さまざまなSBの管理法が提案されてきた．それらはSBに関連する歯の損傷，口腔顔面痛，頭痛などの症状の軽減することを目的としている．臨床医は，患者にとって最適な管理の方策を決定する前に，SBに関連した障害の現状評価と将来の予知，付随する問題点（不安，気道開存，睡眠呼吸障害の危険性などの問題），OAと薬物療法の副作用や禁忌などをすべて考慮にいれる必要がある．臨床医がSBの管理を行ううえでよりどころとなる科学的根拠に基づく診療ガイドラインを提示するためには，今後，系統だった良質の研究が行われることが期待される．

参考文献

1. Lavigne GJ, Manzini C, Kato T. Sleep bruxism. In: Kryger HM, Roth T, Dement WC (eds). Principles and Practice of Sleep Medicine, ed 4. Philadelphia: Saunders, 2005: 946-959.
2. Becker I, Tarantola G, Zambrano J, Spitzer S, Oquendo D. Effect of a prefabricated anterior bite stop on electromyographic activity of masticatory muscles. J Prosthet Dent 1999;82:22-26.
3. Baad-Hansen L, Jadidi F, Castrillon E, Thomsen PB, Svensson P. Effect of a nociceptive trigeminal inhibitory splint on electromyographic activity in jaw closing muscles during sleep. J Oral Rehabil 2007; 34:105-111.
4. Magnusson T, Adiels AM, Nilsson HL, Helkimo M. Treatment effect on signs and symptoms of temporomandibular disorder—Comparison between stabilisation splint and a new type of splint (NTI). A pilot study. Swed Dent J 2004;28:11-20.
5. Okeson JP (ed). Management of Temporomandibular Disorders and Occlusion, ed 6. St Louis: Mosby, 2008.
6. Harada T, Ichiki R, Tsukiyama Y, Koyano K. The effect of oral splint devices on sleep bruxism: A 6-week observation with an ambulatory electromyographic recording device. J Oral Rehabil 2006;33: 482-488.
7. van der Zaag J, Lobbezoo F, Wicks DJ, Visscher CM, Hamburger HL, Naeije M. Controlled assessment of the efficacy of occlusal stabilization splints on sleep bruxism. J Orofac Pain 2005;19:151-158.
8. Al-Ani MZ, Davies SJ, Gray RJM, Sloan P, Glenny AM. Stabilization splint therapy for temporomandibular pain dysfunction syndrome. Cochrane Database Syst Rev 2004;1:CD002778.
9. Gagnon Y, Morisson F, Rompré PH, Lavigne GJ. Aggravation of respiratory disturbances by the use of an occlusal splint in apneic patients: A pilot study. Int J Prosthodont 2004;17:447-453.
10. Landry ML, Rompré PH, Manzini C, Guitard F, de Grandmont P, Lavigne GJ. Reduction of sleep bruxism using a mandibular advancement device: An experimental controlled study. Int J Prosthodont 2006;19: 549-556.
11. Landry-Schönbeck A, De Grandmont P, Rompré PH, Lavigne GJ. Effect of an adjustable mandibular advancement appliance on sleep bruxism: A crossover adjustable study. Int J Prosthodont (in press).
12. Lavigne GJ, Kato T, Kolta A, Sessle BJ. Neurobiological mechanisms involved in sleep bruxism. Crit Rev Oral Biol Med 2003;14:30-46.
13. Khoury S, Rouleau G-A, Rompré PH, Mayer P, Montplaisir J, Lavigne GJ. A significant increase in breathing amplitude precedes sleep bruxism. Chest 2008; 134:332-337.
14. Winocur E, Gavish A, Voicobich M, Emodi-Perlman A, Eli I. Effects of drugs on bruxism: A critical review. J Orofac Pain 2003;17:99-111.
15. Saletu A, Parapatics S, Saletu B, et al. On the pharmacotherapy of sleep bruxism: Placebo-controlled polysomnographic and psychometric studies with clonazepam. Neuropsychobiology 2005;51:214-225.
16. Huynh NT, Lavigne GJ, Lanfranchi PA, Montplaisir JY, de Champlain J. The effect of 2 sympatholytic medications—propranolol and clonidine—on sleep bruxism: Experimental randomized controlled studies. Sleep 2006;29:307-316.
17. Ward AB, Molenaers G, Colosimo C, Berardelli A. Clinical value of botulinum toxin in neurological indications. Eur J Neurol 2006;13 (suppl 4):20-26.
18. Balash Y, Giladi N. Efficacy of pharmacological treatment of dystonia: Evidence-based review including meta-analysis of the effect of botulinum toxin and other cure options. Eur J Neurol 2004;11:361-370.
19. Bhidayasiri R, Cardoso F, Truong DD. Botulinum toxin in blepharospasm and oromandibular dystonia: Comparing different botulinum toxin preparations. Eur J Neurol 2006;13 (suppl 1): 21-29.

20. US Food and Drug Administration. Early Communication about an Ongoing Safety Review: Botox and Botox Cosmetic (botulinum toxin type A) and Myobloc (botulinum toxin type B). Available at: http://www.fda.gov/medwatch/safety/2008/safety08.htm#botox.
21. Guarda-Nardini L, Manfredini D, Ferronato G. Total temporomandibular joint replacement: A clinical case with a proposal for post-surgical rehabilitation. J Craniomaxillofac Surg 2008;36:403-409.
22. Nixdorf DR, Heo G, Major PW. Randomized controlled trial of botulinum toxin A for chronic myogenous orofacial pain. Pain 99:465-473.
23. Bentsianov B, Zalvan C, Blitzer A. Noncosmetic uses of botulinum toxin. Clin Dermatol 2004;22:82-88.
24. Ihde SKA, Konstantinovic VS. The therapeutic use of botulinum toxin in cervical and maxillofacial conditions: An evidence-based review. Oral Surg Oral Med Oral Pathol Oral Radiol Endod 2007;104:e1-e11.
25. Clark GT, Stiles A, Lockerman LZ, Gross SG. A critical review of the use of botulinum toxin in orofacial pain disorders. Dent Clin North Am 2007;51:245-261.
26. Ommerborn MA, Schneider C, Giraki M, et al. Effects of an occlusal splint compared with cognitive-behavioral treatment on sleep bruxism activity. Eur J Oral Sci 2007;115:7-14.
27. Lobbezoo F, van der Zaag J, van Selms MK, Hamburger HL, Naije M. Principles for the management of bruxism. J Oral Rehabil 2008;35:509-523.
28. Winocur E, Gavish A, Emodi-Perlman A, Halachmi M, Eli I. Hypno-relaxation as treatment for myofascial pain disorder: A comparative study. Oral Surg Oral Med Oral Pathol Oral Radiol Endod 2002;93:429-434.
29. Smith MT, Perlis ML, Park A, et al. Comparative meta-analysis of pharmacotherapy and behavior therapy for persistent insomnia. Am J Psychiatry 2002;159:5-11.
30. Goho C, Jones HJ. Association between primary dentition wear and clinical temporomandibular dysfunction signs. Pediatr Dent 1991;13:263-266.
31. Vanderas AP, Menena-Kou M, Kouimtzis TH, Papagiannoulis L. Urinary catecholamine levels and bruxism in children. J Oral Rehabil 1999;26:103-110.
32. Restrepo CC, Alvarez E, Jaramillo C, Vélez C, Valencia I. Effects of psychological techniques on bruxism in children with primary teeth. J Oral Rehabil 2001;28:354-360.
33. Malki GA, Zawawi KH, Melis M, Hughes CV. Prevalence of bruxism in children receiving treatment for attention deficit hyperactivity disorder. J Clin Pediatr Dent 2004;29:63-68.
34. Marks MB. Bruxism in allergic children. Am J Orthod 1980;77: 48-59.
35. DiFrancesco RC, Junqueira PAS, Trezza PM, de Faria MEJ, Frizzarini R, Zerati FE. Improvement of bruxism after T & A surgery. Int J Pediatr Otorhinolaryngol 2004;68:441-445.
36. Vélez AL, Restrepo CC, Peláez-Vargas A, et al. Head posture and dental wear evaluation of bruxist children with primary teeth. J Oral Rehabil 2007;34:663-670.
37. Hublin C, Kaprio J, Partinen M, Koskenvuo M. Sleep bruxism based on self-report in a nationwide twin cohort. J Sleep Res 1998;7:61-67.
38. Huynh NT, Rompré PH, Montplaisir JY, Manzini C, Okura K, Lavigne GJ. Comparison of various treatments for sleep bruxism using determinants of number needed to treat and effect size. Int J Prosthodont 2006;19: 435-441.

第Ⅳ部

睡眠と口腔顔面痛

第18章
慢性痛の病態生理の概念化

Claudia M. Campbell, PhD
Robert R. Edwards, PhD

　　痛は，国際疼痛学会において「実際の組織傷害や組織傷害の可能性のある場合にともなってみられる，あるいはそのような傷害の観点から述べられる不快な感覚的情動的体験である」と定義されている[1]．たとえば非常に限局した疼痛（ほかの三叉神経の分枝に及ばない歯の疼痛など）はびまん性の疼痛（線維筋痛症，最近の用語では筋骨格性慢性広範囲性疼痛，など）とは異なった現象であるというように，経験される疼痛は有用な情報をもたらす．

　疼痛の感覚は，進化的な観点からは，受傷したことあるいはそれ以上の傷害が起こっているということを伝える警告として重要であるが，有益な感覚から慢性痛として知られる病的な難治性の状態に変化しうる．そのようなケースにおける疼痛（慢性痛における病態）とは，単に自覚症状というものではなく，固有の神経系の疾患である．慢性痛は，時に，治癒すると見込まれる時間を過ぎても遷延する疼痛として記されるが，治癒する速度やその治癒にかかわる因子についてほとんどわかっていないことから，この定義は不十分である．さらに，疼痛障害は特異的な傷害に必ずしも結びついていない．いくつかの慢性痛性疾患，たとえば線維筋痛症（広範囲性疼痛）や筋筋膜痛，顎関節症（temporomandibular disorders：TMD），過敏性腸症候群，などのなかには明示可能な末梢組織の傷害がないものもしばしばあり，セントラルセンシティビティシンドローム（第21章参照）として記述されることが多くなっている．

　もっとも一般的な表現として，慢性痛は単に3か月から6か月あるいはそれ以上の期間遷延する疼痛と記されることがある．この単純な表現上

の定義によって，膨大な経済的，心理社会的影響を生じる慢性痛が多発している．経済的損失だけでも驚異的で，先進国で年間1兆円以上と推定されている[2]．人口全体における慢性痛の罹患率について調べた最近の研究では，その頻度は11.0%から46.5%という高値までばらつきがある[3]．慢性痛は生活の質を低下させ，しばしば肉体的障害（不能）を生じさせ[4]，自殺の重大な危険因子となっており[5]，医科，歯科の管理において，疼痛管理が不可欠な要素であると言える．さらに，慢性痛患者のおよそ3人に2人は臨床的な不眠症（第3章参照）や気分の変容，抑うつ（うつ病）といった合併症をともなっており，これらはさまざまな健康上の継発問題をともないうる（第22章参照）．

　疼痛は，とくに歯科治療においては，健康管理を求める第1の理由であるが，疼痛の管理について特別に教育を受けた医療従事者はあまりいない．歯科医師が顔面痛や頭痛，TMDといった，疼痛が中心的な要素を占める慢性症候群を治療する必要性は増加している．疼痛には自殺率の増加のような有害な影響があるので，慢性痛によって起こりうる現象や慢性痛を生じやすい高リスクグループの特定について，理解を向上させることが重要になってきている．

　この総説においては，慢性痛症候群の発症を裏打ちする機序や過程のいくつかが幅広い用語で概説されており，慢性痛の病態の発症，遷延，増悪に関与しうる個人差が検討されている．これらは，いずれも，疼痛感覚のさまざまな側面を評価しうる定量感覚検査（quantitative sensory testing：QST）の使用に焦点を当てて考察されている．たとえば，最近の顎関節症の危険因子に関する前向き研究は，QST（つまり，この章で後述するところの，機械的，温熱，化学的疼痛誘発刺激を用いて疼痛閾値や耐性を評価する器具や方法）によって急性痛の感受性が増加していると評価された人は，遷延する口腔顔面痛を発症するうえで，より大きなリスクを有しているかもしれないことを示している[9]．口腔顔面痛に関するさらなる情報がほしい読者は，Sessleらによる最近の本[10]を読むことを推奨する．

遷延痛の機序

　疼痛機構（侵害刺激の処理）は上行性と下行性の系からなり，同時に並行して機能している．上行性の疼痛伝達は，神経信号のカスケードが稼働するようにセットされることで，組織が傷害された可能性の情報を脳に伝える過程である．末梢における侵害信号の伝達は，一般に一次性求心線維と呼ばれる2つの代表的な末梢神経線維のグループを介して起こる．冷覚とよく限局する痛覚は速い伝導の有髄線維であるA-δとA-β線維を介して伝えられる．これよりも遅く伝導する無髄のC線維は，侵害性の熱，機械，あるいは局在性に乏しい刺激によって生じる侵害信号を伝導する[11]．一般に，A-δ線維は最初に感じられる疼痛感覚に関与していると考えられており，しばしば「鋭い」とか「針でツンと突くような」と表現される．これに対し，C線維の活性化はびまん性の「疼くような」あるいは「やけるような」感覚を引き起こす傾向にある．このような感覚の受容体はほとんどすべての多細胞動物に共通したものであり，疼痛の意識体験を形作るうえで共同して働く．

　これらの上行性の刺激伝導系は，もちろん分離して働くことはなく，多くの局所的調節因子が作用する対象となる．たとえば，組織損傷が生じると，たとえばカリウムイオンや，サブスタンスP，プロスタグランジン，ヒスタミン，ロイコトリエン，ブラジキニンといった調節因子が遊離して，炎症性反応が起こる（第19章参照）．これらの物質はすべて末梢の受容体や一次性求心線維に変化をもたらす潜在能力を有しており，これらの変化には，活性化のための閾値の低下や受容野の拡大，自発的活動の発生，通常は非活動・沈黙している侵害受容線維の動員などが含まれる．これらやほかの同様の変化は末梢性感作の要因となり，脊髄への侵害刺激の増強を引き起こす．

末梢性ならびに中枢性の感作

　末梢性感作は，閾値の低下（たとえば，疼痛を感受する可能性の増大）であり，皮膚や筋や関節に存在する神経終末や侵害受容器の反応の増大に

よってもたらされたものである．ほとんどの人はこの感覚を経験したことがある．例を挙げれば，日焼けした皮膚では，普段は疼痛を感じない皮膚への接触がきわめて痛いと感じる．これはアロディニアという言葉で表わされる（これは末梢性，中枢性あるいはその両方の機序による）．この末梢性感作は組織傷害の部位において炎症性化学物質や伝達性タンパクの放出が起こることによってもたらされ，末梢の侵害受容器や線維の反応性が増大することで疼痛の感受性を変化させる．

慢性痛に関連した持続性あるいは反復性の神経線維の活動は，管理された実験条件で近似して再現させることができる．慢性痛状態における疼痛線維の反復する活動は中枢での疼痛経路の機能や活動を変化させ，侵害刺激にかかわる感覚情報の中枢での処理を変化させるのであろうとの仮説がなされている．この一連の過程は，中枢の感作と名づけられている．これは，脊髄や脳における神経伝達物質や受容体の活動力や効力を増大させる神経調節物質によって形成維持され，中枢神経系（Central nervous system：CNS）における増大したニューロンの興奮性をもたらす．たとえば，遷延した末梢からの侵害受容入力は，脊髄後角におけるN-メチル-D-アスパラギン酸活性の増大をきたし，脊髄においてA-β線維の疼痛経路への機能的なつながりをもたらし，またCNS全体でのグリア細胞からの炎症性サイトカインの放出を導く[12]．

中枢の感作の多面的な過程は，協調的に働いて組織傷害の部位を超えた広い範囲での感覚過敏，圧痛，疼痛を引き起こす．中枢の感作が線維筋痛症や広範囲筋骨格痛，過敏性腸症候群，筋筋膜痛やTMDの疼痛といった慢性痛症候群において大切な役割を担っているということが明らかになってきている（第21章を参照）．

侵害受容ならびに疼痛に対する上行性下行性影響

疼痛を感受し，疼痛に反応するに際しての侵害受容の統合は，脊髄から上位脳へ並行する２つの疼痛の上行経路が活動することによって生じる．この２つの主たる経路は，（１）侵害受容の感覚処理のための脊髄視床路で，視床から皮質にいたるさまざまな中継や投射を含み，（２）疼痛の体験の情動面の情動的評価を行うための視床辺縁系路であり，これには側坐核，扁桃体，視床下部，島皮質，帯状回，前頭皮質がある．急性あるいは実験的な条件では，これらの経路の活性化は，侵害受容性刺激を軽減する下行性影響の活性化を同時にともない，疼痛の情動的負担を減じる．慢性痛においては，このような機序は変化するであろう．

正常な状態においては，脊髄の修飾組織の過剰な興奮は，局所的な機序や下行性疼痛抑制機構（図18-1左方を参照）によって相殺される．疼痛を感受するとそれに対して複数の脳の部位が脊髄のいろいろな部位に下行性の信号を伝達する．しかし，下行性疼痛抑制回路の異常調節は，多くの患者における慢性痛病態の病因としての働きをすると考えられている．部分的には，このプロセスは疼痛の門をなし，（門調節理論[13]において）脊髄や延髄レベルで疼痛信号の伝達を調整すると理論づけられている．

下行性疼痛調節機構の神経解剖学や生理学の議論は，本章で扱うべき内容ではないが（これ以上の情報はSessle[10]を参照），複数の皮質，皮質下構造物が役割を持っており，中脳灰白水道や吻側腹側延髄のような中脳部位が深くかかわっているのは明らかである．数多くの神経伝達物質や神経調節物質が関係しているが，セロトニン作動性ならびにオピオイド性神経伝達物質がこれらの下行性機構の主役をなすものである．

慢性痛は，感作の過程に加えて脳と脊髄における疼痛抑制回路の効果減弱で特徴づけられる．確かに多くの慢性痛は，疼痛に対しての平均以上の感受性と平均以下の疼痛抑制能によって特徴づけることができる[14]．総じて慢性痛は侵害性刺激の中枢での伝達過程の変容にかかわっており，現在では慢性痛は中枢神経系の疾患と位置づけられている（つまり，傷害組織から伝達される神経信号は中枢神経系の病的で長期的な変化をもたらす）[14]．顎関節症や線維筋痛症，筋骨格性慢性広範囲性疼痛，過敏性腸症候群および情緒障害や認知障害，疲労を含めたそれらの重複症候群など，多くの特発性疼痛関連病態がしばしば併発することは，潜在的に中枢神経系が関連した一般的な機序

18 | 慢性痛の病態生理の概念化

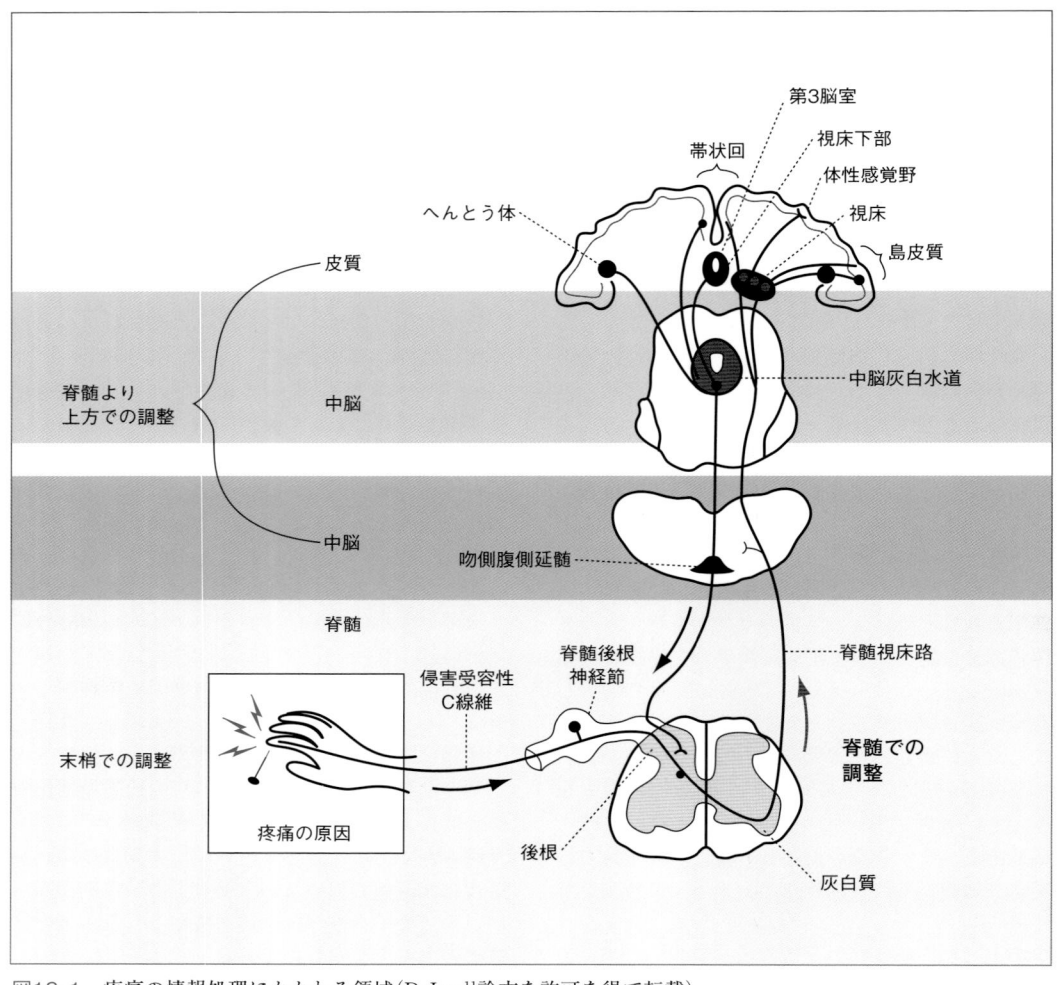

図18-1 疼痛の情報処理にかかわる領域（DeLeo[1]論文を許可を得て転載）．

の組み合わせが存在することを示唆している．

疼痛の評価

　患者において脊髄や脳の神経活動を直接評価することは，予定手術を受ける患者において細胞記録がなされる場合にかぎって可能である．脳の画像診断は疼痛に関連した脳の細胞性または代謝性活動を間接的に評価する方法を提供する．侵害受容経路と疼痛伝達機構の統合性は末梢の疼痛関連刺激（たとえば，機械，温熱または化学刺激）と（1）誘発電位の皮質での記録（ミリ秒から秒単位での伝達）；（2）感覚運動反応（たとえば秒単位で

の逃避反射）；または（3）患者からの疼痛の申告（たとえば秒から分単位での，点数評価，ビジュアルアナログスケール，言葉による評価を用いた疼痛尺度）を合わせることで推測することができる．

定量感覚検査(QST)

QSTは，標準的侵害刺激（たとえば，温度刺激：冷刺激または熱刺激，機械刺激：圧または振動刺激，化学刺激：侵害性物質の注入）を厳密に管理した状況で加えることで，疼痛に対する感覚過敏や下行性疼痛抑制系の機能異常の存在を示すことができる．CNSの感作を介した疼痛の内因性調節の機能統合を評価するための複雑な方法が開発された．この方法は，疼痛の時間的集積またはワインドアップ現象と呼ばれる．これらの方法は，短時間に侵害刺激を反復して与え，疼痛反応が増強することを観察することでなされる．反復刺激によって患者による疼痛評価が劇的に増加すれば，CNSの過剰な興奮を反映しているとみなされる[14]．

広範性侵害抑制調節(DNIC)

そのほかの内因性疼痛抑制機構の評価として広範性侵害抑制調節（diffuse noxious inhibitory controls：DNIC）のパラダイムを使うことで可能である[14]．端的に述べれば，DNICは，ある疼痛が身体の離れた部位に加えられた別の疼痛感覚を抑制するという現象である．これは，一過性の侵害刺激を加えつつ，異所性（体の他の部位：一過性の刺激を加えるのが前腕であれば脚など）に凝縮した（持続した）侵害刺激を加え，その刺激を加える前と加えている間に，一過性の侵害刺激に対する反応を評価することで知ることができる．一般に，一過性の侵害刺激に対する反応は凝縮した刺激を同時に付与している間は減弱する．このような検証手段は，どのように臨床的な疼痛や侵害受容が処理され，調節されるかを表すものとして，正常な疼痛抑制機能を評価するのに用いられる．抑制の強さは中枢性の内因性鎮痛機構の有効度を知るのに寄与する．

このような実験的疼痛研究は，臨床的疼痛処理を倣って表すことで活用されるが，必ずしも臨床的な疼痛の複雑性をとらえているものではない．しかしながら，多くの研究が，臨床的疼痛を予知するうえで実験的疼痛を導入することの論理的根拠を示している[15]．たとえば，疼痛の画像研究では，急性で標準化された，実験室で付与された侵害刺激が，疼痛の処理にかかわる脳部位の中枢神経活動の大きさに相関することを示している[16,17]．このように，時間的集積やDNICのようなQST技法は，ヒトの神経系が疼痛関連情報をどのように処理しているのかをよく理解するための覗き窓を用意してくれているのである．

慢性痛患者における中枢神経の感覚過敏の科学的根拠

体性，内臓性，神経障害性，そして炎症性慢性痛を含む多くの慢性痛症候群は，広義の痛覚過敏（疼痛に対する増強した反応）や下行性疼痛抑制の減弱した効果によって生じうる痛覚過敏によって特徴づけられる[18]．線維筋痛症や頭痛，TMD，関節リウマチ，複合性局所疼痛症候群，過敏性腸症候群，そしてそのほか多くの疼痛性疾患が，疼痛を訴える部位において疼痛の感受性を増強するということは，まったく驚きに値しない．しかしながら，これだけでは，この疼痛反応の変化が末梢の関与によるのか，中枢の疼痛に対する感覚過敏によるのかを見分けることはできない．現在，これらの病態やほかの多くの病態が，疼痛の部位と離れていて原因疾患の局所病態と関係がないと思われるような解剖学的部位においても感受性の増強がみられることで特徴づけられるという十分な証拠がある．たとえば，TMDの患者の指や手，脚においては，圧感閾値が減少している[19,20]．

このような広い範囲での疼痛の感受性増大がみられれば，びまん性，広範囲の慢性痛の発生を予見しうるという証拠が示されており[21]，これは，一般にも比較的よくみられることであるが，とくにTMDや過敏性腸症候群のような局部性疼痛症候群を患う人ではよくみられる．広範囲の慢性痛は，苦悩の増大，機能の抑制，さらには早期の死亡といった強まった負の疼痛連鎖と関連してい

る[7,22,23]．この領域の文献は決定的なものではないが，DNICの障害などのような中枢神経系における疼痛処理の不適応の特徴は，とくに慢性の広範囲疼痛の病因に関係していると考えられており，この概念は本章で詳細に後述する．

加えて，多くの慢性痛疾患も，増強した疼痛の時間的集積やDNICの障害をともなっている．たとえば，時間的集積の反応の検査において，Staudとその共同研究者[24]は，線維筋痛症の患者は対照に比べて急速に評価値の増大を示すことを見出しており，このことはCNSの感受性が大きいことを示している．線維筋痛症の患者はまた，DNICを介した検査で対照に比較して内因性鎮痛機構の欠如を示している[25]．

疼痛調整の変調が認められている疾患のリストには，特発性の疼痛疾患と神経障害性の疼痛疾患の双方があり，線維筋痛症，頭痛または片頭痛，過敏性腸症候群，変形性股関節症，僧帽筋筋痛，膣前庭痛と末梢神経傷害（Cambellほか[26]の総説参照）が含まれる．また，健康な人では，DNICの活性または効果が臨床上の疼痛と逆比例するということも興味深い[27]．これらの所見は，広義の慢性痛疾患は，しばしば中枢神経系の感覚過敏や下行性疼痛調整の異常が特徴となっており，それらの因子が線維筋痛症のような遷延する広範囲の疼痛で特徴づけられる症候群においてもっとも強く病因としてかかわっているということを示唆している．概してDNICがうまく働かない，疼痛の時間的集積が増強しているというエビデンスは，線維性筋痛症（慢性広範囲性疼痛）の研究でもっとも強力であり，これは線維筋痛症がCNSの疼痛処理の秩序を失った疾患であるからであろう[28,29]．

誰が慢性痛に陥るのか？

複数の生物心理社会的因子（対処方法や文化など）が慢性痛と関係していることは明らかであり，また最近の研究は，遷延痛への進展やその経過を決定するうえで，CNSにおける疼痛の処理に，遺伝的，心理学的因子にともなって個人の多様性が大きく影響しているという根拠を強調している．Edwards[14]は個人の疼痛の感受性と疼痛抑制能力，先天的なCNSの疼痛処理を示すうえでの多様性は，慢性痛疾患へ進展する危険性に影響を与えると仮定している．この理論は，内因性疼痛抑制機能の低下をともない，高度に疼痛への感受性がある人は，慢性痛状態へ進展し，遷延する危険性が高いことを示している．

いくつかの異なる流れの研究が，まずは実験的疼痛導入法を用いてこの仮説を実証している．たとえば，数多くの研究がTMDのような慢性痛疾患をともなった人は対照と比較して侵害刺激に対してより大きな感受性を示すという根拠を示した[30]．しかし，このような所見では，疼痛処理の個人差が慢性痛への進展しやすさを増大させるという環境と，変調した疼痛処理にともなって引き続き慢性痛への進展が生じるという環境とを区別することはできない．それゆえ，疼痛の進展における個人差を評価するために経時的に個人を追跡観察する前向き研究が大きな関心となる．

数多くの最近の外科的研究が，基礎疼痛感受性と急性の術後痛の関係について研究している．手足の切断術，腹腔鏡下の胆嚢摘出術，前十字靱帯の修復術，婦人科手術，下腹部手術，前立腺生検，椎間板手術を受けた人において，術前の実験的疼痛に対する反応は術後1週までの疼痛の強さと有意に相関が認められた（Macrae[31]の総説参照）．個々のケースにおいて疼痛により大きな感受性を有していることを示す項目（たとえば，疼痛の閾値が低いこと，疼痛に対する我慢強さが低いこと，標準化された侵害刺激に対する疼痛の評価が大きいこと）は，より強い術後急性痛の申告と関連があった．いくつかの報告で，術前のQST反応は帝王切開後の急性痛を予知することを示している[32,33]．

慢性痛への進展や慢性痛の遷延を評価する長期にわたる研究はわずかに2，3本しかない．とくに興味深いこととして，Sladeとその共同研究者[34]は，侵害刺激に強い感受性を有する人では感受性を有さない人に比べて，2倍以上のリスクをもってTMDが発症したことを見出した．それ以外の革新的な前向き研究として，Yarnitskyとその共同研究者[35]は，内因性の疼痛抑制能における個人間の相違によって慢性の開胸手術後の疼痛の発症のリスクを予見しうるかを検討している．術

図18-2 DNICと慢性痛の発症の可能性との関係を示した予知曲線（Yarnitskyら[35]論文から許可を得て転載）.

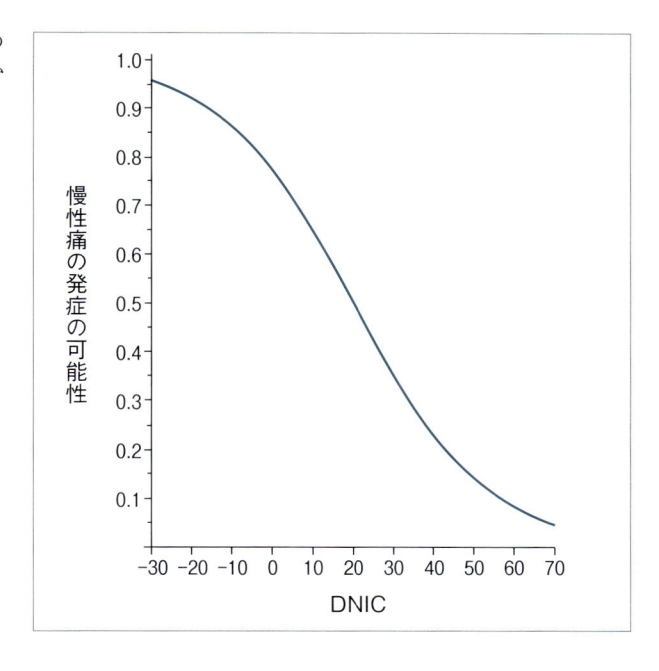

前に著者らは侵害熱刺激を患者の前腕に加えて，この疼痛が，反対側の手を湯のなかに漬けて弱く感じるようになるときの温度を評価しており，すなわちDNIC（前述したように，ある疼痛刺激が内因性の鎮痛機構を賦活し別の刺激からの疼痛を抑制すること）を解析している．著者らは，術前のDNIC評価と急性術後痛の強さの双方によってそれぞれ，誰が開胸後の慢性痛に進展するかを予知しうることを見出した．DNICが十分に働かない患者では，術後急性痛の感受性が平均以上の人に対して2倍以上，長期にわたる開胸手術後の疼痛を経験しやすかった．図18-2にDNICと慢性痛発症の関係を示す予知曲線を表す．

疼痛にかかわる遺伝子

過去数十年にわたって，疼痛の感受性や疼痛の影響に対し，遺伝子が関与していることを実質的に示す動物研究の論文が急速に増えてきている[36]．ヒトの研究では，QSTの利用が疼痛感覚の遺伝的側面に関する並行した研究の発展を促すことに役立っている．最近の3つのQST手法を用いた研究では疼痛感受性の遺伝的傾向が3種類の侵害刺激の間で22％から46％見積もられると報告している[37]．ヒトの研究では，ある1つのヌクレオチド多型が疼痛反応を多様化するのに関係していることが今や確実となっており，これらの多くの研究が，慢性痛の発症を含めて，疼痛の感受性や臨床的な疼痛の反応における遺伝子型の影響を示

すのにQSTを用いている[38].

最近示された「疼痛遺伝子」の1つの例として，テトラヒドロビオプテリン合成のための速度制御酵素であるGCHI（GTPシクロヒドロラーゼI）の遺伝子コード化において，1つのヌクレオチドの多型が複数生じていることが研究されている．テトラヒドロビオプテリンは，カテコラミン，セロトニン，一酸化窒素の生成において，また神経障害性疼痛と炎症性疼痛の鍵となる調整因子としての機能において不可欠な共同因子である．最近の研究で，あるGCHI遺伝子型が，術後痛の減弱や機械，熱，化学侵害刺激に対する感受性の減弱に関係していることが確認されている[39,40]．要約すると，これらの研究はすべて，侵害受容過程において遺伝的要因が潜在的に強く影響していることを示唆しており，動物における遺伝子研究の所見を患者の臨床研究に置き換えるうえでQSTを用いることのきわめて重要な役割を浮き彫りにしている．

将来の研究

総じて，本章で総説した研究は，検査を行っている個々のQST反応（とくにDNIC）の潜在的有用性を強調しており，また，ベースラインとしての疼痛の感受性と実際の疼痛の処理が臨床的な疼痛や術後痛の進展に影響を与える機序を示している．個人を経時的に観察し，疼痛の進展における個人差を評価した前向きの時間経過を追った研究はたいへんに興味のあるものであり，臨床的に重要なものである．それらの研究は，疼痛感覚の変化，慢性痛の発症の根本機序を知り，概念を確立するうえでの手助けとなるかもしれない．

集積した科学的根拠が示すのは，遺伝的多様性や疼痛に関連した標識を遺伝子解析して調べることの重要性である．たとえば，ある遺伝子多型は中枢性あるいは末梢性の疼痛機構にかかわる酵素の機能を促進したり抑制したりすることで，慢性痛の発症を防止したり抑制したりしているのかもしれない[2,41]．注目すべきこととして，DNICと遺伝子標識は，個人間の相違（それぞれ抑制の強さと対立遺伝子頻度）を計るものである．たとえば，健康な人でのDNIC[26]と対立遺伝子頻度[40]には人種間の相違があり，将来の研究によって，これらの因子がコントロールされるべきである．

QSTと遺伝子解析の利用によって，慢性の難治性疼痛疾患を発症したり，さらに悪化・増悪したりすることにかかわる，増強した危険徴候のある患者を知ることができるかもしれない．このことは，術後管理において評価することにもっとも意義があり，臨床的な有用性があるだろう．危険的側面や遺伝子表現型，遺伝子型において弱いとみなされる人には，標準的な医療でなく付加的な配慮が適当かもしれない．これらの個人差を調べる研究やこれらの患者を増強した危険のなかに置くことを制御するということに的を絞った方策で実践することが，将来的なうねりとなるであろう．

結論

慢性痛の発症に影響，寄与する因子は数多くあり，複雑である．末梢神経ならびにCNSの疼痛関連情報処理の変化が重要な役割を担っている．発病前の，遷延痛に対する生物学的（遺伝的素因）あるいは行動上の（機能異常の対処方法）危険因子を特定することは，非常に重要であり，この発見が慢性痛発症予防のための注力を導き，慢性痛の発病率を抑えることに的を絞った早期の治療法をもたらすことになるかもしれない．

非常に疼痛に感受性の強い人は，慢性痛の罹患度が高いようであり，オーダーメード治療はこれらの人における慢性痛発症傾向の上昇を抑えるかもしれない．発症前の疼痛感受性のような因子を評価することは簡単なことであり，このことは患者にとってかなり大きな利益となるので，これからの臨床診療では，常時そのような評価を合わせて行っていくことになるであろう．

参考文献

1. International Association for the Study of Pain, Task Force on Taxonomy. Pain terms, a current list with definitions and notes on usage. In: Merskey H, Bogduk N (eds). Classification of Chronic Pain, ed 2. Seattle: IASP Press, 1994:209-214.
2. Max MB, Stewart WF. The molecular epidemiology of pain: A new discipline for drug discovery. Nat Rev Drug Discov 2008;7:647-658.
3. Elliott AM, Smith BH, Penny KI, Smith WC, Chambers WA. The epidemiology of chronic pain in the community. Lancet 1999;354:1248-1252.
4. Vasudevan SV. Clinical perspectives on the relationship between pain and disability. Neurol Clin 1989;7:429-439.
5. Tang NK, Crane C. Suicidality in chronic pain: A review of the prevalence, risk factors and psychological links. Psychol Med 2006;36:575-586.
6. Sessle BJ. Recent developments in pain research: Central mechanisms of orofacial pain and its control. J Endod 1986;12:435-444.
7. Macfarlane GJ, McBeth J, Silman AJ. Widespread body pain and mortality: Prospective population based study. Br Med J 2001;323:662-665.
8. Turk DC. Clinical effectiveness and cost-effectiveness of treatments for patients with chronic pain. Clin J Pain 2002;18:355-365.
9. Diatchenko L, Slade GD, Nackley AG, et al. Genetic basis for individual variations in pain perception and the development of a chronic pain condition. Hum Mol Genet 2005;14:135-143.
10. Sessle BJ, Lavigne GJ, Lund JP, Dubner R (eds). Orofacial Pain: From Basic Science to Clinical Management, ed 2. Chicago: Quintessence, 2008.
11. DeLeo JA. Basic science of pain. J Bone Joint Surg Am 2006;88 (suppl 2):58-62.
12. Curatolo M, Arendt-Nielsen L, Petersen-Felix S. Central hypersensitivity in chronic pain: mechanisms and clinical implications. Phys Med Rehabil Clin North Am 2006;17:287-302.
13. Melzack R, Wall PD. Pain mechanisms: A new theory. Science 1965;150:971-979.
14. Edwards RR. Individual differences in endogenous pain modulation as a risk factor for chronic pain. Neurology 2005;65:437-443.
15. Edwards RR, Sarlani E, Wesselmann U, Fillingim RB. Quantitative assessment of experimental pain perception: Multiple domains of clinical relevance. Pain 2005;114:315-319.
16. Coghill RC, McHaffie JG, Yen YF. Neural correlates of interindividual differences in the subjective experience of pain. Proc Natl Acad Sci U S A 2003; 100:8538-8542.
17. Staud R, Craggs JG, Robinson ME, Perlstein WM, Price DD. Brain activity related to temporal summation of C-fiber evoked pain. Pain 2007;129:130-142.
18. Bonica JJ. Neurophysiologic and pathologic aspects of acute and chronic pain. Arch Surg 1997;112:750-761.
19. Svensson P, List T, Hector G. Analysis of stimulus-evoked pain in patients with myofascial temporomandibular pain disorders. Pain 2001;92:399-409.
20. Ayesh EE, Jensen TS, Svensson P. Somatosensory function following painful repetitive electrical stimulation of the human temporomandibular joint and skin. Exp Brain Res 2007;179:415-425.
21. Gupta A, McBeth J, Macfarlane GJ, et al. Pressure pain thresholds and tender point counts as predictors of new chronic widespread pain in somatising subjects. Ann Rheum Dis 2007;66:517-521.
22. McBeth J, Macfarlane GJ, Silman AJ. Does chronic pain predict future psychological distress? Pain 2002;96:239-245.
23. McBeth J, Jones K. Epidemiology of chronic musculoskeletal pain. Best Pract Res Clin Rheumatol 2007; 21:403-425.
24. Staud R, Cannon RC, Mauderli AP, Robinson ME, Price DD, Vierck CJ Jr. Temporal summation of pain from mechanical stimulation of muscle tissue in normal controls and subjects with fibromyalgia syndrome. Pain 2003;102:87-95.
25. Lautenbacher S, Rollman GB. Possible deficiencies of pain modulation in fibromyalgia. Clin J Pain 1997;13:189-196.
26. Campbell CM, France CR, Robinson ME, Logan HL, Geffken GR, Fillingim RB. Ethnic differences in diffuse noxious inhibitory controls. J Pain 2008;9:759-766.
27. Edwards RR, Ness TJ, Weigent DA, Fillingim RB. Individual differences in diffuse noxious inhibitory controls (DNIC): An association with clinical variables. Pain 2003;106:427-437.
28. Staud R, Spaeth M. Psychophysical and neurochemical abnormalities of pain processing in fibromyalgia. CNS Spectr 2008;13:12-17.
29. Bradley LA. Pathophysiologic mechanisms of fibromyalgia and its related disorders. J Clin Psychiatry 2008;69 (suppl 2):6-13.
30. Diatchenko L, Nackley AG, Slade GD, Fillingim RB, Maixner W. Idiopathic pain disorders—Pathways of vulnerability. Pain 2006;123:226-230.
31. Macrae WA. Chronic post-surgical pain: 10 years on. Br J Anaesth 2008;101:77-86.
32. Nielsen PR, Norgaard L, Rasmussen LS, Kehlet H. Prediction of post-operative pain by an electrical pain stimulus. Acta Anaesthesiol Scand 2007;51:582-586.
33. Strulov L, Zimmer EZ, Granot M, Tamir A, Jakobi P, Lowenstein L. Pain catastrophizing, response to experimental heat stimuli, and post-cesarean section pain. J Pain 2007;8:273-279.

34. Slade GD, Diatchenko L, Bhalang K, et al. Influence of psychological factors on risk of temporomandibular disorders. J Dent Res 2007;86:1120-1125.
35. Yarnitsky D, Crispel Y, Eisenberg E, et al. Prediction of chronic post-operative pain: Pre-operative DNIC testing identifies patients at risk. Pain 2008;138:22-28.
36. Mogil JS, McCarson KE. Identifying pain genes: Bottom-up and top-down approaches. J Pain 2000;1:66-80.
37. Kim H, Neubert JK, San MA, et al. Genetic influence on variability in human acute experimental pain sensitivity associated with gender, ethnicity and psychological temperament. Pain 2004;109:488-496.
38. Diatchenko L, Nackley AG, Tchivileva IE, Shabalina SA, Maixner W. Genetic architecture of human pain perception. Trends Genet 2007;23:605-613.
39. Tegeder I, Costigan M, Griffin RS, et al. GTP cyclohydrolase and tetrahydrobiopterin regulate pain sensitivity and persistence. Nat Med 2006;12:1269-1277.
40. Campbell CM, Edwards RR, Carmona S, et al. Polymorphisms in the GTP cyclohydrolase gene (GSHI) are assoscisted with ratings of capsaicin pain. Pain 2009;141:114-118.
41. Woolf CJ. Novel analgesic development: From target to patient or patient to target? Curr Opin Investig Drugs 2008;9:694-695.

第19章
睡眠不足と疼痛の相互作用のメカニズム

Monika Haack, PhD
Jennifer Scott-Sutherland, PhD
Navil Sethna, MB, ChB, FAAP
Janet M. Mullington, PhD

臨床的疼痛の経験により睡眠障害が引き起こされることがある[1]．睡眠不足そのものが侵害受容機構の機能を神経可塑的に（すなわち不可逆的に）変化させるという意見を支持する強力な経験的証拠が過去30年にわたって蓄積されてきた．睡眠不足により疼痛過敏が引き起こされること，すなわち末梢入力の非存在下で起こる筋痛，頭痛，胃痛あるいは全身の疼痛といった疼痛刺激に対する感受性の増大が生じることが示されてきた[2]．この関係はさまざまな実験的睡眠モデル（たとえば全体的なあるいは部分的な睡眠剥奪や睡眠障害）や疼痛測定の手法（たとえば疼痛の申告や定量感覚検査［quantitayive sensory testing：QST］）を用いて数多くの研究において証明されてきた．

臨床的には，睡眠不足と疼痛の双方向の関係が睡眠不足と慢性痛を永続化し，増幅するという悪循環を生み出していくことが知られている[3]．劣悪な夜間の睡眠は疼痛を増強し，今度は疼痛が睡眠を破壊する．不良な睡眠の質と量がさらに疼痛を悪化させる．この複雑な睡眠と疼痛の負の関係はさまざまな生物学的，心理学的要因によって影響されることがある．

しかしながら，睡眠不足と疼痛の間の双方向のつながりが十分に証明されているにもかかわらず，その相反的な関連を説明する基礎的な神経化学的メカニズムに関する直接的な科学的知識は驚くほど少ない．その知識は睡眠と疼痛の相互作用を解きほぐし，安全にかつ効果的に患者の精神的，肉体的な健康度を向上させるための方策を体系化するのに不可欠である．本章では疼痛感受性に及ぼす睡眠障害の影響ならびにその逆に睡眠障害に及ぼす疼痛感受性の影響に関与している神経化学的および免疫学的要因に焦点を当てる．第20章はこの神経生物学的物質の臨床応用について論じる．

19 | 睡眠不足と疼痛の相互作用のメカニズム

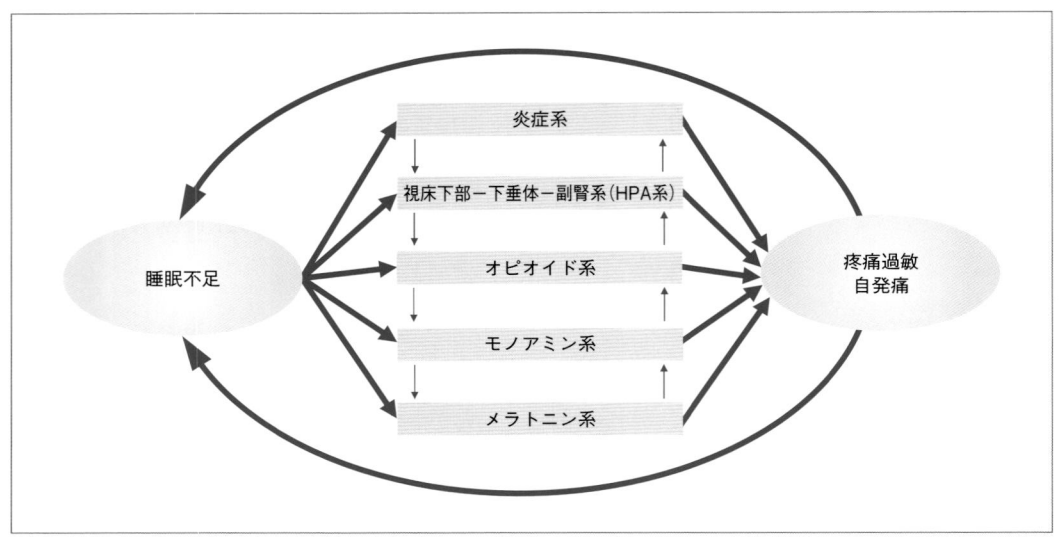

図19-1 睡眠不足誘発性の疼痛増強に関連する可能性のあるメカニズム.

相互作用の潜在的メカニズム

　疼痛は，オピオイド系，モノアミン系，視床下部－下垂体－副腎系(HPA系)，免疫系，およびメラトニン系といった神経的ならびに非神経的要素を含む多様な神経生物学的メカニズム[4]によって引き起こされる．疼痛の病態生理学に含まれるそれらの要素のなかには，睡眠不足に影響を受けるものがあり，それゆえ，睡眠不足誘発性の自発痛と疼痛過敏の出現を媒介する可能性のある候補となるかもしれない．疼痛に及ぼす睡眠不足の影響を媒介すると考えられてきたメカニズムを次項において論じる(図19-1)．

オピオイド系

　オピオイド系は侵害受容過程を修飾することがよく知られており，有痛性のイベントは動物やヒトのさまざまな脳部位における内因性のオピオイドペプチドの放出と関連している[5]．Hicksとその共同研究者たち[6]はレム(REM: rapid eye movement，急速眼球運動)睡眠を剥奪するとオピオイド系の変化によってラットの疼痛感受性が増加するという仮説を立てた．Ukponmwanとその共同研究者はラットを使い，ストレス，エンケファリン阻害剤の脳室内投与，あるいはμ-オピオイド作動性モルヒネにより実験的に活性化した内因性ならびに外因性オピオイドの鎮痛特性が，レム睡眠を剥奪すると失われることを示した．このことは，レム睡眠の剥奪による疼痛過敏化効果はオピオイドの抗侵害受容メカニズム[7]を通して修飾されることを示している．
　睡眠－覚醒調節および睡眠不足による疼痛過敏化におけるオピオイド系の役割は，ヒトにおいていまだ直接には述べられていないが，Smithとそ

の共同研究者ら[8]は多数回強制的に覚醒させることにより睡眠不足の状態にすると，その一部が内因性オピオイド系やモノアミノ系によってもたらされる「自然な」疼痛下行抑制が傷害されることを示した．ヒトの睡眠不足によって誘発された疼痛過敏におけるオピオイド系の役割を直接評価するためには，オピオイド作動薬や拮抗薬を用いた介入研究が必要である．

モノアミン系

モノアミン系（セロトニンとノルエピネフリン）とオピオイド系は密接に関連しており，相互作用により侵害受容を含めたいくつかの行動機能を修飾することができる．健康なセロトニン作動系は，ノルアドレナリン系ニューロンとともに，内因性の疼痛抑制であるμ-オピオイド作動性の侵害受容の遮断機能に必要であるように思われる[9]．疼痛の修飾にセロトニンレセプターが関与していることは，線維筋痛症のような種々の臨床的疾患を管理する際にセロトニン再取り込み阻害薬が鎮痛効果を顕すことによっても示唆される．

セロトニン作動系は睡眠－覚醒の調節にもかかわっており，動物実験に基づいて重要な役割を演じていると長い間考えられてきた．たとえばJouvet[10]は，セロトニンの合成をブロックすることによって重篤な不眠症を引き起こすことに成功した．その一方で，動物の睡眠を剥奪すると，さまざまな脳部位における細胞外セロトニンレベルの減少[11]やセロトニン1Aレセプターの脱過敏化といったセロトニン作動系の障害が起こる．セロトニン作動系が疼痛と睡眠－覚醒の調節（たとえばセロトニンタイプ1と2レセプター）にかかわっているとすると，このシステムの変調は睡眠不足による疼痛過敏効果を発現する原因となる可能性があるため，さらなる研究が求められる．

視床下部－下垂体－副腎系（HPA系）

HPA系は肉体的，心理的ストレスに対する反応を司る．視床下部から副腎皮質刺激ホルモン放出ホルモンが放出されると，脳下垂体から副腎皮質刺激ホルモンの放出が促され，さらにそれにより副腎皮質から糖質コルチコイド（ヒトにおいてはコルチゾール，ラットにおいてはコルチコステロン）の放出が促される．主要なストレスホルモンであるコルチゾールはさまざまな免疫機能と強力な抗炎症作用を有する．

ストレスが疾患感受性に影響を及ぼす主要な機序は，炎症反応中に起こるHPA系の賦活やそれに引き続いて起こる前炎症性サイトカイン産生の抑制あるいは抗炎症性サイトカイン産生のアップレギュレーションであるように思われる[12]．関節リウマチ，線維筋痛症，あるいは頭痛のような慢性痛を有する患者においては，副腎皮質に反応性の減退が生じることが報告されている．これが免疫調節機構の減弱化をまねき，炎症のリスクを増加させるかもしれない．

HPA系の活動性は強固な24時間周期のサーカディアンリズム（概日リズム）を有しており，夕刻に観察されるコルチゾール濃度は最小で，睡眠の終わりにピーク値を示す．ヒトにおいて睡眠剥奪あるいは睡眠断片化実験を行うと，コルチゾールの分泌がゆっくりと増加することが知られている．睡眠が慢性的に破壊されると，HPA系の影響が蓄積され，健康状態が脅かされることになる[13]．

コルチゾールと合成糖質コルチコイド（たとえばプレドニゾロンやデキサメタゾン）は前炎症性あるいは前疼痛性のサイトカインの分泌やプロスタグランジンE_2の生合成[14]を変化させ，侵害受容システムを間接的に変調する[15, 16]．

免疫系

炎症性機構の賦活は種々の疼痛状態や実験的な睡眠障害の重要な特徴である．炎症マーカーは，睡眠剥奪や種々の疼痛状態になると上昇する．プロスタグランジン（prostaglandin：PG）系と前炎症性サイトカイン系は疼痛と睡眠－覚醒の調節にかかわっており，その役割を概説する．

炎症マーカーと疼痛

PGは炎症の重要な特徴のいくつかを調節している[17]．それらは細胞膜の主要な脂肪成分であるアラキドン酸のような不飽和脂肪酸に由来するア

イコサノイドと呼ばれる脂質中間物質の部類に属している．遊離アラキドン酸は，サイトカイン，成長因子および外傷部位のほかの炎症過程によって，また中枢神経系においてシクロオキシゲナーゼ1（COX-1）とシクロオキシゲナーゼ2（COX-2）という触媒の活動を通してPGに変換される．ヒトの体内には内因性に生産されたいくつかのPG（PGD$_2$，PGE$_2$，PGF$_2\alpha$，PGI$_2$，トロンボキサンA$_2$）がある．

PGE$_2$は疼痛の伝達と疼痛過敏化に主要な役割を有しているように思われるが，ほかのPGは前疼痛性の特性を有していることが示されている．PGは一次性感覚ニューロンの感作を通して疼痛過敏化を誘発し，末梢の侵害受容性の神経末端において受ける数多くの刺激に対する侵害受容性の反応閾値を低下させる[18]．PGはさまざまな実験的な炎症モデルや臨床的な疾患において増加することが見出されてきた．臨床疾患における増加には顎関節症（temporomandibular disorder：TMD）患者やリウマチ患者の滑液中のPGの増加や歯周疾患患者の歯周組織内のPGレベルの上昇が含まれる[19〜21]．さらに，炎症性疾患における疼痛の発生にPGが関与していることは，主としてCOX-1あるいはCOX-2酵素の阻害を通してPG合成を防ぐことによって作用する非ステロイド性抗炎症薬（nonsteroidal anti-inflammatory drugs：NSAIDs）が著明な鎮痛効果を有することが示されていることがその証拠である．

古典的な疼痛感作物質としてのPGは別にして，インターロイキン-1（IL-1），インターロイキン-6（IL-6）および腫瘍壊死ファクター-α（Tumor necrosis factor-α：TNF-α）のようなサイトカインは，動物モデルにおいて疼痛過敏をまねく一次感覚ニューロン感作能力を有する可能性のある疼痛誘発あるいは疼痛促進因子として認識されてきた[22]．たとえば，IL-6は主に単球とマクロファージによって生産される小さなタンパク質であるが，脂肪細胞，ニューロン，グリア細胞といった細胞によっても合成される．IL-6は多面発現性の効果を有しており，炎症反応の急性期において重要な役割を演じる．IL-6はHPA系を賦活できる主要なサイトカインの1つであり，基礎的な脂肪分解を促進する．また，IL-6は実験的な疼痛の状態下で動物の末梢神経においてアップレギュレートされ，IL-6を末梢に注射すると疼痛が惹起される[23]．

最近Edwardsら[24]は，ヒトにおいて，リウマチ性関節炎患者において疼痛を実験的に惹起すると，IL-6の血清レベルが上昇することを示した．感染や外傷に関連して生じる発熱，睡眠の増加，抑うつ（うつ病）気分および疼痛過敏といった非特異的な症状の疾病反応は，とくにIL-1β，TNF-αおよびIL-6といった前炎症性サイトカインにも起因している[25]．

炎症マーカーと睡眠

睡眠と免疫系は相反性に結びついている．免疫系が細菌性，ウイルス性あるいは真菌性の微生物のような感染性の病原体にさらされると，睡眠－覚醒の常態が壊されるという強い証拠が動物実験において示されており，ノンレム睡眠の量と深度が増加することが多くの研究によって証明されている[26]．ヒトにおける研究においては，菌体外毒素に対する宿主反応が低いレベルで賦活されると，血清中のサイトカインレベルの増加をまねき，ノンレム睡眠の量と深度が増加することが示されている[27]．

正常な睡眠は免疫系による感染防御に役立つという一般的な考え方が，微生物，菌体外毒素あるいはワクチンを用いた予防接種の前後に睡眠を剥奪するという実験モデルを用いてテストされてきたが，動物やヒトを用いた研究結果は一貫していない[28]．感染を起こそうという試みのない状態では，種々のサイトカインが睡眠の調節や変調にかかわっていることが示されている．ヒトにおいては，睡眠－覚醒の変調にIL-6が潜在的な役割を果たしているとの研究がある．ヒトにおける研究において，さまざまな睡眠不足状態をつくりだすと，IL-6のレベルが上昇するという確固たる証拠が示されている[29〜31]．たとえばTNF系のような睡眠不足によって惹起されるほかのサイトカイン機構の変化は，ヒトを用いた研究の間ではばらつきが大きい．

睡眠－覚醒変調におけるサイトカインネットワークの役割に加えて，PG系は動物の睡眠にお

いて重要な役割を果たしていることが示された[32]．動物研究においては睡眠の剥奪に反応して中枢におけるPG産生が増加することが示されており，一方のヒトにおいても末梢におけるPG産生と睡眠の量や質との間に関連があることを示唆する予備的な証拠がいくつか出されている．たとえば，管理された実験条件下において合計で88時間にわたって睡眠剥奪を受けている期間中，PGE_2代謝産物の尿中への排泄を健常者において測定した最近のデータによると，24時間ごとに採取された尿中のPGE_2代謝物の濃度は，毎晩規則的に8時間睡眠をとっている者よりも睡眠を剥奪された者のほうが有意に高かったという[33]．

メラトニン系

松果体から分泌される代表的ホルモンであるメラトニンの合成は暗闇と光の抑制によって誘発される（閾値はおおよそ200〜400ルックスで，通常の蛍光に相当する）．ヒトにおいては，午前3時から4時の夜間に血漿レベルが最高となる．メラトニンは抗炎症，鎮痛および睡眠促進など多くの作用や特性を有している．たとえば，メラトニンは疼痛過敏化作用を有することで知られている2つの物質であるPGE_2と前炎症性サイトカインについて，前者の合成を阻害し，後者のアップレギュレーションを減少させることができる．メラトニンの鎮痛作用のメカニズムについては完全には明らかにされていないが，メラトニン投与後に細胞培養液中で増加するβ-エンドルフィンや内因性疼痛阻害作用に関係しているγアミノ酪酸の伝達の増強が関係している可能性がある．一次性の不眠症に苦しむ患者は健常者よりも血清メラトニン濃度が低いことが明らかにされ[34]，外部からのメラトニン投与によるメラトニンシグナルの強化が穏やかな睡眠促進効果を有していることが示されている[35]．

メラトニンシグナルの変化は，頭痛疾患の病態生理学にとくに重要であると思われる[36]．頭痛と睡眠に関する訴えは共存することが多く，患者の訴えによれば，睡眠不足が頭痛を引き起こしたり，悪化させたりするが，頭痛は十分な睡眠によって和らぐという．このように，メラトニン系は睡眠不足により疼痛が増すというメカニズムを説明できる可能性を持つ候補であり，頭痛を起こしやすい人たちにおいてとくに重要であるように思われる．

結論

睡眠不足は，侵害受容過程に影響を及ぼすことが知られているオピオイド系，HPA系，免疫系およびメラトニン系といったさまざまな系の活動性を変化させる．これらの系の複雑で相反的な相互作用により，睡眠不足が疼痛過敏を促進させる可能性のある経路が確立されるのであろう．正確なメカニズムを理解することは，睡眠不足の期間に耐えている人々において睡眠−疼痛相互作用を鎮め，肉体的な健康状態を向上する治療法を発展させるために重要である．

参考文献

1. Menefee LA, Cohen MJM, Anderson WR, Doghramji K, Frank ED, Lee H. Sleep disturbance and nonmalignant chronic pain: A comprehensive review of the literature. Pain Med 2000;1:156-172.
2. Lautenbacher S, Kundermann B, Krieg JC. Sleep deprivation and pain perception. Sleep Med Rev 2006; 10:357-369.
3. Lavigne GJ, McMillan D, Zucconi M. Pain and sleep. In: Kryger MH, Roth T, Dement WC (eds). Principles and Practice of Sleep Medicine, ed 4. Philadelphia: Saunders, 2005:1246-1255.
4. Woolf CJ. Pain: Moving from symptom control toward mechanism-specific pharmacologic management. Ann Intern Med 2004;140:441-451.
5. Zubieta JK, Smith YR, Bueller JA, et al. Regional mu opioid receptor regulation of sensory and affective dimensions of pain. Science 2001;293:311-315.
6. Hicks RA, Moore JD, Findley P, Hirshfield C, Humphrey V. REM-sleep deprivation and pain thresholds in rats. Percept Mot Skills 1978;47:848-850.
7. Ukponmwan OE, Rupreht J, Dzoljic MR. REM-sleep deprivation decreases the antinociceptive property of enkephalinase-inhibition, morphine and cold-water-swim. Gen Pharmacol 1984;15:255‐258.

8. Smith MT, Edwards RR, McCann UD, Haythornthwaite JA. The effects of sleep deprivation on pain inhibition and spontaneous pain in women. Sleep 2007;30:494-505.
9. Millan MJ. Descending control of pain. Prog Neurobiol 2002;66:355-474.
10. Jouvet M. Role of monoamines and acetylcholine-containing neurons in regulation of sleep-waking cycle. Ergeb Physiol 1972;64:166-307.
11. Penalva RG, Lancel M, Flachskamm C, Reul JMHM, Holsboer F, Linthorst ACE. Effect of sleep and sleep deprivation on serotonergic neurotransmission in the hippocampus: A combined in vivo microdialysis/EEG study in rats. Eur J Neurosci 2003;17:1896-1906.
12. Elenkov IJ, Chrousos GP. Stress system—Organization, physiology and immunoregulation. Neuroimmunomodulation 2006;13:257-267.
13. Meerlo P, Sgoifo A, Suchecki D. Restricted and disrupted sleep: Effects on autonomic function, neuroendocrine stress systems and stress responsivity. Sleep Med Rev 2008;12:197-210.
14. Santini G, Patrignani P, Sciulli MG, et al. The human pharmacology of monocyte cyclooxygenase 2 inhibition by cortisol and synthetic glucocorticoids. Clin Pharmacol Ther 2001;70:475-483.
15. Stein C. Mechanisms of disease—The control of pain in peripheral tissue by opioids. N Engl J Med 1995;332:1685-1690.
16. Leonard BE. The HPA and immune axes in stress: The involvement of the serotonergic system. Eur Psychiatry 2005;20:S302-S306.
17. Griffiths RJ. Prostaglandins and inflammation. In: Gallin J, Synderman R (eds). Inflammation: Basic Principles and Clinical Correlates. Philadelphia: Lippincott Williams & Wilkins, 1999:349-360.
18. Burian M, Geisslinger G. COX-dependent mechanisms involved in the antinociceptive action of NSAIDS at central and peripheral sites. Pharmacol Ther 2005;107:139-154.
19. Alstergren P, Kopp S. Prostaglandin E-2 in temporomandibular jointsynovial fluid and its relation to pain and inflammatory disorders. J OralMaxillofac Surg 2000;58:180-186.
20. Prete PE, Gurakar-Osborne A. The contribution of synovial fluid lipoproteins to the chronic synovitis of rheumatoid arthritis. Prostaglandins 1997;54:689-698.
21. Howell TH, Williams RC. Nonsteroidal antiinflammatory drugs as inhibitorsof periodontal-disease progression. Crit Rev Oral Biol Med 1993;4:177-196.
22. Watkins LR, Maier SF. The pain of being sick: Implications of immune-to-brain communication for understanding pain. Annu Rev Psychol 2000;51:29-57.
23. McMahon SB, Bennett DLH, Bevan S. Inflammatory mediators and modulators of pain. In: McMahon SB, Koltzenburg M (eds). Wall and Melzack's Textbook of Pain, ed 5. London: Elsevier Churchill Livingstone, 2005:49-72.
24. Edwards RR, Grace E, Peterson S, Klick B, Haythornthwaite JA, Smith MT. Sleep continuity and architecture: Associations with pain-inhibitory processes in patients with temporomandibular joint disorder. Eur J Pain 2009 (in press).
25. Dantzer R, Bluthé RM, Gheusi G, et al. Molecular basis of sickness behavior. Ann N Y Acad Sci 1998;856:132-138.
26. Krueger JM, Majde JA. Microbial products and cytokines in sleep and fever regulation. Crit Rev Immunol 1994;14:355-379.
27. Mullington J, Korth C, Hermann DM, et al. Dose-dependent effects of endotoxin on human sleep. Am J Physiol 2000;278:R947-R955.
28. Majde JA, Krueger JM. Links between the innate immune system and sleep. J Allergy Clin Immunol 2005;116:1188-1198.
29. Vgontzas AN, Papanicolaou DA, Bixler EO, et al. Circadian interleukin-6 secretion and quantity and depth of sleep. J Clin Endocrinol Metab 1999;84:2603-2607.
30. Shearer WT, Reuben JM, Mullington JM, et al. Soluble TNF-a receptor 1 and IL-6 plasma levels in humans subjected to the sleep deprivation model of spaceflight. J Allergy Clin Immunol 2001;107:165-170.
31. Haack M, Sanchez E, Mullington JM. Elevated inflammatory markers in response to prolonged sleep restriction are associated with increased pain experience in healthy volunteers. Sleep 2007;30:1145-1152.
32. Huang ZL, Urade Y, Hayaishi O. Prostaglandins and adenosine in the regulation of sleep and wakefulness. Curr Opin Pharmacol 2007;7:33-38.
33. Haack M, Lee E, Cohen D, Mullington JM. Prostaglandin E2 increases during prolonged total sleep deprivation (TSD) and is associated with increased spontaneous pain in healthy volunteers [abstract]. Sleep 2008;31 (suppl):A112.
34. Riemann D, Klein T, Rodenbeck A, et al. Nocturnal cortisol and melatonin secretion in primary insomnia. Psychiatry Res 2002;113:17-27.
35. Brzezinski A, Vangel MG, Wurtman RJ, et al. Effects of exogenous melatonin on sleep: A meta-analysis. Sleep Med Rev 2005;9:41-50.
36. Peres MFP. Melatonin, the pineal gland and their implications for headache disorders. Cephalalgia 2005;25:403-411.

第20章
睡眠不足と疼痛の相互作用と，その臨床的意義

Monika Haack, PhD
Jennifer Scott-Sutherland, PhD
Navil Sethna, MB, ChB, FAAP
Janet M. Mullington, PhD

睡眠の質の低下と睡眠不足は，オンコールの医療関係者，軍人，子育て中の親，夜勤の労働者，時差のある旅行者，集中治療室の患者や入院中の患者，老人，強い疼痛のある病気の人や不眠症，睡眠時無呼吸あるいは周期性四肢運動のようなさまざまな睡眠関連疾患でみられるように，睡眠－覚醒のリズムが断片化されたり，頻繁に変えられたりする職業やグループでは普通にみられることである．一般社会において，不十分な睡眠を訴えている成人の割合は約40%である．この40%は睡眠時間が7時間以下の人で，6時間以下の人は15%であった[1]．最近行われた，被験者971人での長期的な研究では，睡眠時間が6時間以下の場合には翌日に疼痛を訴えることが多いことが示された[2]．

睡眠不足と疼痛に対する影響

炎症マーカー

睡眠に対する影響

第19章で論じられているように，量的，質的睡眠の低下は，種々のメカニズムにより侵害受容性疼痛の過程を促進する可能性がある．ヒトでの実験的睡眠剥奪研究で，もっともはっきりした所見の1つは種々の炎症性マーカーの増加であり，とくに疼痛を鋭敏化させることで知られている炎症性サイトカインの増加である．

臨床において，入眠困難で起きていたり，夜間にしばしば途中覚醒したり，早期覚醒する一次性の不眠症患者では，インターロイキンの量が増加したり，インターロイキン-6（IL-6)の日内変動

のピークが夜から夕方にシフトする現象がみられる[3]．これらの分泌パターンの変化は，不眠症患者の日中疲労や集中力低下のメカニズムを説明する現象であると示唆されている[4]．事実，血漿中IL-6レベルの増加は，長期に睡眠制限された健常者の疲労や倦怠感と関係する[5]．IL-6はまた，睡眠時無呼吸[6]や抑うつ（うつ病）[7]のような睡眠障害が多くみられる病気で増加していることがわかった．ヒトでは，TNF-αとIL-6システムが直接拮抗しないにもかかわらず，TNF-α受容体ブロッカーを投与するとIL-6レベルが下り，無呼吸患者の眠気を下げることになる[8]．

プロスタグランジン（PGs）に関して，ヒトでの睡眠の質と量との関連についての実験的，臨床的な研究はない．これは循環しているPGsを直接定量することが難しいことによると思われる．プロスタグランジンD_2（PGD_2）とプロスタグランジンE_2（PGE_2）は，急速に代謝される不安定な物質である．しかし，血漿あるいは尿中のこれらの代謝産物の測定はPG経路の活性化の信頼性が高い評価法である．

異なる病態を持った一次性睡眠関連疾患（一次性不眠症や睡眠関連呼吸障害）グループの被験者で，マイトジェン刺激により全血から放出されたPGE_2が健常なコントロール群よりも有為に多いことが示された[9]．

アフリカの睡眠病，睡眠時無呼吸，大うつ病やナルコレプシーなどの，睡眠障害や睡眠過剰のような睡眠障害で，PGDシステムの変化が報告された．ナルコレプシーにおいて，脳でのPGD_2の生合成に関与するlipocalinタイプのPGDの血中濃度は，眠気の程度と関連して増加することが示されている[10]．

疼痛に対する影響

炎症性サイトカインやPGs，そして，とくにIL-6とPGE_2メディエイターは，疼痛感受性を高める特性を持っていることがよく知られている．抗炎症薬を外科手術の1日以上前に投与すると侵害受容器の感作を阻止することにより，先制的に術後痛を少なくする可能性がある．最近の研究では，術前のシクロオキシゲナーゼ（COX）阻害物質の投与により，末梢と中枢のPGE_2とIL-6濃度を減らして，術後疼痛を減らすことが明らかにされている[11]．炎症マーカーは，不十分な睡眠によって疼痛が増強する主要なメカニズムのメディエイターであるように思われるが，これらのデータは主として相関があるということであって，因果関係はまだ確立されていない．しかし，研究室でのコントロールされた状況下の研究では，10日間にわたって，一晩に4時間以内に睡眠制限がなされるとIL-6レベルが上昇し，頭痛，筋痛，関節痛などの自発痛の強さと関連することがわかった．ごく最近の研究として，研究室でのコントロールされた状況下で88時間起きたままという睡眠剥奪の研究では，尿中のPGE_2代謝産物レベルの増加が自発痛の回数，強度と関連することが示されている[12]．これらの所見から睡眠不足が疼痛を増強させる過程において，IL-6，PGE_2のような炎症マーカーが介在しているという仮説を立てることになった．しかし，因果関係を確定するためには，介在研究が必要である．

薬の影響

PGシステムが睡眠あるいは眠気を促進することは，シクロオキシゲナーゼ2（COX2）阻害薬の投与によるPG合成阻害がラットの自発的な睡眠を減らすことを示した研究によって支持されている[13]．ヒトでのいくつかの研究では，イブプロフェンやアスピリンのようなCOX1．2阻害薬を投与すると，健康な成人において睡眠生理を乱すことが示されている．アスピリンを1日に1,800mg，4日間投薬すると深い眠りである徐波睡眠が減り，睡眠段階2の睡眠が増加することが明らかになった[14]．1日にアスピリン（1日に1,950mg）あるいはイブプロフェン（1日に1,200mg）を投与した後では，夜間の途中覚醒が増加することが報告された[15]．

臨床的に疼痛を持った人において，非ステロイド性抗炎症薬（nonsteroidal anti-inflammatory drugs：NSAIDs）の睡眠に対する長期的な影響はほとんど不明である．しかしながら，少なくとも1つの研究で，NSAIDsが慢性の広範囲にわたる疼痛患者に投与された例で，睡眠障害を引き起こ

していることがわかっている[16]．NSAIDsはアメリカではもっとも頻繁に使われる店頭販売薬であるので，臨床医は患者にNSAIDsの投与が睡眠生理を妨げる可能性があり，そしてそれによって本来の疼痛を和らげる効果を減らしてしまう可能性があることを知らせるべきである．

感情への影響

睡眠不足が疼痛を強めるだけでなく，疼痛体験にともなって感情の安定性を乱す可能性がある．疼痛のある病気で苦しんでいる患者が楽天的でいられるのは，その疼痛が弱いから[17]であることと同様に，疼痛に対して高い耐容性を持っていること[18]と関係することを示された．健康な若い被験者が10日間，睡眠時間を1日4時間に制限された場合，1日8時間睡眠の対照群に比べて，積極的な展望と社会心理学的機能である楽観性と社交性が著しく低下する[19]．すなわち，不十分な睡眠が疼痛体験に関与することで，睡眠不足によって誘発される情緒の悪化が付加的に生ずる．

治療の可能性

薬物療法

睡眠不足が疼痛を増悪させるメカニズムを調べるために，作用部位とメカニズムを選択できる薬物を使って介入する研究が必要である[20]．たとえば，睡眠不足によって引き起こされた疼痛における炎症マーカーの関与は，炎症性シグナルを阻害することによって調べることができる．炎症やほかの可能性のあるメカニズム（第19章参照）にターゲットを当てることによって，睡眠不足による疼痛増悪を介在する役割を理解できるようになるであろう．

ヒトにおける所見に基づいて，COX酵素システムあるいは炎症性サイトカインが介在するシステムにターゲットを当てた研究が行われる可能性がある．PGE_2はCOX1，COX2の両方の酵素によって産生される．したがって，アスピリン，イブプロフェン（注：アセトアミノフェンはCOX1，COX2に関与しない）のような通常処方されるCOX1，COX2阻害剤は，ヒトにおいて睡眠不足が疼痛を増悪させることへのCOXシステムの関与を調べるために適切なモデルである．しかし，これらの薬剤によって疼痛がない被験者で軽度の途中覚醒を引き起こしているデータがあるので，慢性痛の患者に疼痛抑制の目的のために，これらの薬剤を利用するかどうかを決めるのは難しい問題であり，さらに研究する必要がある．これらの薬剤に関する研究によって，疼痛のない人の睡眠への軽度の悪影響が示されているが[16]，広範囲にわたる慢性痛の患者では疼痛を減らして睡眠への干渉を軽減するという有益性が勝っている．

炎症性のサイトカインシステムに関して，TNF-α受容体ブロッカーが，リウマチ性関節炎の治療のために使われ有効であり，そのメカニズムとして睡眠不足に反応して増加する疼痛誘発性サイトカインであるIL-6を減らすこと[8]と関連することが示されている．しかし，残念なことに，TNF-α受容体ブロッカーの頭痛，めまい感，かゆみなどの副作用には，睡眠不足に反応した疼痛の評価が妨げられる可能性があるということで，現在のこの種のサイトカインブロッカーの使用が制限されている．

炎症マーカーが睡眠不足と疼痛との間に介在するかどうかを検討するためのほかの研究方法では，オメガ3脂肪酸として知られているn-3脂肪酸にターゲットを当てることになる．

これらの脂肪酸は野菜の種，海産物や魚油に見出され，プロスタグランジンなどのエイコサイド（eicosanoids）の合成における介在物質である．ヒトにおいて3か月以上にわたって高い濃度のn-3脂肪酸を中等度から高度に摂取すると炎症性サイトカインが減少するという結果[21, 22]があるが，これらの食事の介入の有効性を支持するためにはさらに厳密な研究が必要とされる．

睡眠不足と疼痛の相互作用を改善するためのほかの方法はノルトリプチリン（ノリトレン®），デュロキセチン（サインバルタ®），トラゾドン（レスリン®），メラトニン，GABA，ナトリウムオキシベート（oxybate），プレガバリン（リリカ®）などの鎮痙薬，睡眠薬，筋弛緩薬（第19章，第23章参照）のようなセロトニン，ノルエピネフリン

に関連した薬剤を用いることである．しかし，これらの薬剤のすべてについて，睡眠や疼痛への治療効果がチェック機関によって証明されているわけではない．

行動治療

睡眠不足と疼痛の関連のもとになっているメカニズムを明らかにするための別な方法は睡眠を改善することによる変化をみることである．睡眠の安定性，睡眠の量と質を適切に修復することは，痛覚過敏や自発痛を減らすと期待される．睡眠改善の治療の間に，被験者の種々の生理学的，心理学的因子の変化をモニターすることが，これらのメカニズムを解明するために役立つ．たとえば，不眠症で苦しんでいるがん患者に認知行動療法を行うことによって，いくつかの炎症マーカーが変化することが示された[23]．睡眠改善の疼痛感受性への治療効果を調べた研究はほとんどなく，これらの結果は入り混ざっている．これらの研究の主なる目的は，治療が短期の睡眠改善に有効であるかどうかを判定するためであり，信頼性は低い．組織的な研究でもっと長期間，経過観察される必要がある（第24章参照）．

睡眠不足と疼痛の重要性

侵害受容性疼痛感受システムと睡眠覚醒システムは，複雑で，そして相反性の関係で働いている．疼痛体験は，睡眠の質と量を害する可能性があり，そして睡眠不足は自発痛や痛覚過敏を起こしたり，増悪したりする．臨床での種々の状況における睡眠障害は，大きな疫学的問題を構成していて，救急処置のために入院している患者の約22％～66％が睡眠障害を訴え，一般人口の20％がいくつかの慢性痛と睡眠障害を経験している[24,25]．疼痛と睡眠障害を併せ持っている患者では，健康と毎日の活動においてマイナスの結果となるので，睡眠と疼痛を介在するものを研究する必要がある．これらのメカニズムを明らかにすることは，睡眠を改善し疼痛をコントロールするための治療法を開発するために不可欠である．

新しい抗炎症薬のような治療戦略は，急性の病気で入院している患者や慢性痛で入院している患者たちと同様に，夜間勤務者，頻繁の旅行者，育児中の親，眠らずに運転しているドライバー，学生などの睡眠のリスクを抱えた人々において，睡眠時途中覚醒や疼痛の社会的，身体的活動に対する社会経済学的代償を最小にできる可能性を持っている[26]．

手術後の睡眠パターンは徐波睡眠とレム（REM：rapid eye movement，急速眼球運動）睡眠によって，強く混乱させられる．外科手術後の睡眠の質と量は手術による組織損傷の範囲，鎮痛薬の効果，外科手術によるストレス反応などを含めた多くの要素の影響を受ける．麻薬性鎮痛薬はヒトにおいて睡眠を障害し，徐波睡眠，レム睡眠を抑制していることが示されている[27]．このことはオピオイドが手術後の睡眠障害に関与する可能性があることを示している[28]．健康なボランティアにおける短期研究から，NSAIDsのようなCOX阻害剤による急性痛の治療によって，途中覚醒を生じさせることが示された．しかし，臨床で疼痛を持った人にCOX阻害剤を使用することによって，睡眠に対してどのような影響を与えるか良く知られていない．

結論

睡眠障害，疼痛，鎮痛薬の生物学的，心理学的関連性は複雑で，今後さらなる研究が必要である．急性，慢性の疼痛や睡眠関連疾患，そして両方を持っている患者を管理するために，この3つの因子を十分に理解することが必要である．睡眠への不都合な影響，また，有害作用なしに疼痛改善を目的とした薬物療法の合理的な開発を行うことはとくに必要である．

参考文献

1. National Sleep Foundation. 2002 Sleep in America Poll. Washington, DC: National Sleep Foundation, 2002.

参考文献

2. Edwards RR, Almeida DM, Klick B, Haythornthwaite JA, Smith MT. Duration of sleep contributes to next-day pain report in the general population. Pain 2008;137:202–207.
3. Burgos I, Richter L, Klein T, et al. Increased nocturnal interleukin-6 excretion in patients with primary insomnia: A pilot study. Brain Behav Immun 2006; 20:246–253.
4. Vgontzas AN, Zoumakis M, Papanicolaou DA, et al. Chronic insomnia is associated with a shift of interleukin-6 and tumor necrosis factor secretion from nighttime to daytime. Metabolism 2002;51:887–892.
5. Haack M, Sanchez E, Mullington JM. Elevated inflammatory markers in response to prolonged sleep restriction are associated with increased pain experience in healthy volunteers. Sleep 2007;30: 1145–1152.
6. Vgontzas AN, Papanicolaou DA, Bixler EO, et al. Sleep apnea and daytime sleepiness and fatigue: Relation to visceral obesity, insulin resistance, and hypercytokinemia. J Clin Endocrinol Metab 2000;85:1151–1158.
7. Motivala SJ, Sarfatti A, Olmos L, Irwin MR. Inflammatory markers and sleep disturbance in major depression. Psychosom Med 2005;67:187–194.
8. Vgontzas AN, Zoumakis E, Lin HM, Bixler EO, Trakada G, Chrousos GP. Marked decrease in sleepiness in patients with sleep apnea by etanercept, a tumor necrosis factor-a antagonist. J Clin Endocrinol Metab 2004;89:4409–4413.
9. Song C, Lin AH, Bonaccorso S, et al. The inflammatory response system and the availability of plasma tryptophan in patients with primary sleep disorders and major depression. J Affect Disord 1998;49:211–219.
10. Jordan W, Tumani H, Cohrs S, et al. Prostaglandin D synthase (b-trace) in healthy human sleep. Sleep 2004;27:867–874.
11. Buvanendran A, Kroin JS, Berger RA, et al. Upregulation of prostaglandin E2 and interleukins in the central nervous system and peripheral tissue during and after surgery in humans. Anesthesiology 2006;104:403–410.
12. Haack M, Lee E, Cohen D, Mullington JM. Prostaglandin E2 increases during prolonged total sleep deprivation (TSD) and is associated with increased spontaneous pain in healthy volunteers [abstract]. Sleep 2008;31(suppl):A112.
13. Yoshida H, Kubota T, Krueger JM. A cyclooxygenase-2 inhibitor attenuates spontaneous and TNFa-induced non-rapid eye movement sleep in rabbits. Am J Physiol Regul Integr Comp Physiol 2003;285: R99–R109.
14. Horne JA, Percival JE, Traynor JR. Aspirin and human sleep. Electroencephalogr Clin Neurophysiol 1980;49:409–413.
15. Murphy PJ, Badia P, Myers BL, Boecker MR, Wright KP Jr. Nonsteroidal anti-inflammatory drugs affect normal sleep patterns in humans. Physiol Behav 1994; 55:1063–1066.
16. Okura K, Lavigne GJ, Huynh N, Manzini C, Fillipini D, Montplaisir JY. Comparison of sleep variables between chronic widespread musculoskeletal pain, insomnia, periodic leg movements syndrome and control subjects in a clinical sleep medicine practice. Sleep Med 2008;9:352–361.
17. Achat H, Kawachi I, Spiro A III, DeMolles DA, Sparrow D. Optimism and depression as predictors of physical and mental health functioning: The Normative Aging Study. Ann Behav Med 2000;22: 127–130.
18. Costello NL, Bragdon EE, Light KC, et al. Temporomandibular disorder and optimism: Relationships to ischemic pain sensitivity and interleukin-6. Pain 2002;100:99–110.
19. Haack M, Mullington JM. Sustained sleep restriction reduces emotional and physical well-being. Pain 2005;119:56–64.
20. Woolf CJ, Max MB. Mechanism-based pain diagnosis—Issues for analgesic drug development. Anesthesiology 2001;95:241–249.
21. Endres S, Ghorbani R, Kelley VE, et al. The effect of dietary supplementation with n-3 polyunsaturated fatty acids on the synthesis of interleukin-1 and tumor necrosis factor by mononuclear cells. N Engl J Med 1989;320:265–271.
22. Meydani SN. Effect of (n-3) polyunsaturated fatty acids on cytokine production and their biologic function. Nutrition 1996;12:S8–S14.
23. Savard J, Simard S, Ivers H, Morin CM. Randomized study on the efficacy of cognitive behavioral therapy for insomnia secondary to breast cancer. 2. Immunologic effects. J Clin Oncol 2005;23:6097–6106.
24. Redeker NS. Sleep in acute care settings: An integrative review. J Nurs Scholarsh 2000;32:31–38.
25. Ohayon MM. Relationship between chronic painful physical condition and insomnia. J Psychiatr Res 2005; 39:151–159.
26. Weinhouse GL, Schwab RJ. Sleep in the critically ill patient. Sleep 2006;29:707–716.
27. Wang D, Teichtahl H. Opioids, sleep architecture and sleep-disordered breathing. Sleep Med Rev 2007;11:35–46.
28. Cronin AJ, Keifer JC, Davies MF, King TS, Bixler EO. Postoperative sleep disturbance: Influences of opioids and pain in humans. Sleep 2001;24:39–44.

第21章
口腔顔面痛の状態と睡眠障害の関連

Peter Svensson, DDS, PhD, DrOdont
Lene Baad-Hansen, DDS, PhD
Taro Arima, DDS, PhD

理論上，臨床上，どちらの観点からも口腔顔面痛と睡眠の相互作用を説明し得る道筋がいくつかあるであろう．1つ目の可能性として「口腔顔面痛が睡眠障害へ導いている」が，2つ目の可能性として「睡眠障害が口腔顔面痛へ寄与している」が，3つ目の可能性として「口腔顔面痛と睡眠障害は相互に密に補填し合っている」が，そして最後に「口腔顔面痛と睡眠障害には明確な関連が存在しないかもしれない」が挙げられる（図21-1）．

診断と管理の考え方からすると，歯科医師は目の前の個々の患者にもっともあてはまりそうで臨床的な口腔顔面痛と睡眠障害の関係の構築を試みるべきである．さらに，睡眠と疼痛の関係は1患者のなかですら時とともに変化していくかもしれないので，現在行っている治療について最適であるかどうか再評価を行うことがしばしば必要である．本章では口腔顔面痛の推定上のメカニズムについて簡単にレビューする．そして睡眠障害との関連について討論し，口腔顔面痛管理法を提案する．

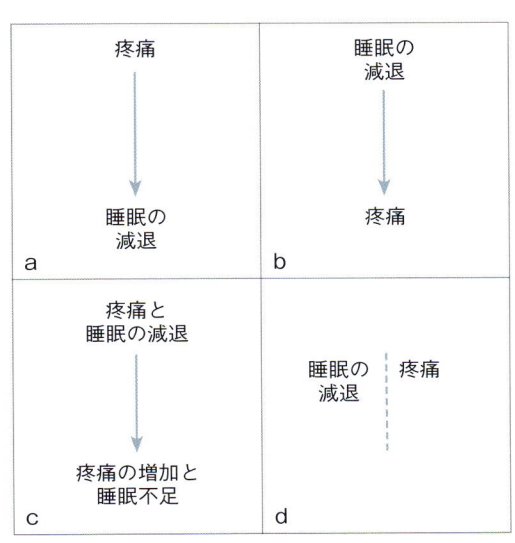

図21-1　口腔顔面痛と睡眠障害の理論的関係．(a)口腔顔面痛が睡眠障害へ導く．(b)睡眠障害が口腔顔面痛に寄与する．(c)口腔顔面痛と睡眠障害がお互いに補填しあう．(d)口腔顔面痛と睡眠障害には明確な関連がない．

167

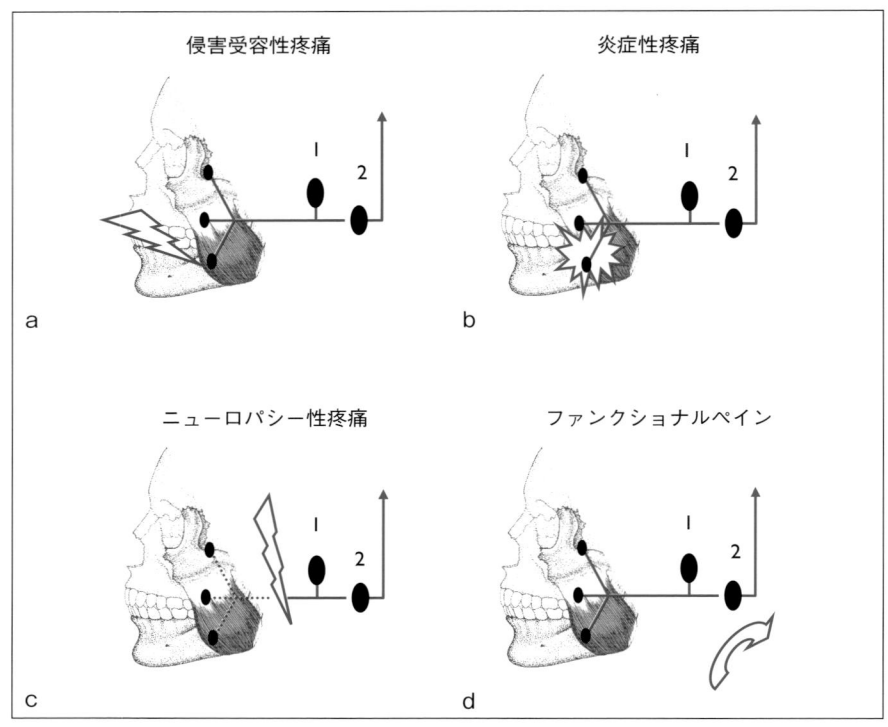

図21-2 口腔顔面痛の種類．一次ニューロンは（1）三叉神経節内に存在し，一次求心神経線維が支配する．たとえば，咬筋など．(a)侵害受容性疼痛モデル：高強度で潜在的に組織損傷を起こす刺激（フラッシュ図）によって活性化されたイオンチャンネルと受容器（黒塗りの長円図）を通じて発生する末梢神経終末活動．(b)炎症性疼痛モデル：末梢組織が損傷を受け（破裂図），炎症性細胞（例：マクロファージ，肥満細胞，神経向性顆粒球）が蓄積され，そして局所環境の変化へ寄与する．(c)ニューロパシー性疼痛モデル：損傷や疾病が体性感覚神経機構へ悪影響を及ぼす（フラッシュ図）．たとえば末梢神経繊維の切断が，短期もしくは持続的長期な激しい反応のきっかけとなる．(d)ファンクショナルペインモデル：末梢組織は健康にみえる．しかし中枢神経機構の二次ニューロン（2）において疼痛の増幅（矢印）がある（中枢性感受性症候群）．これら種類の疼痛は折り重ね合う．

口腔顔面痛機構

それぞれ異なった疼痛状態を含めた神経生物学的メカニズムを理解するために，メカニズムベースの疼痛分類構築に相当な努力が費やされてきた（図21-2）．現在では4つの非排他的な疼痛が認識されている[1]．すなわち侵害受容，炎症性，ニューロパシー性，そして機能性の各疼痛である．臨床医もまた，多発性疼痛のメカニズムは慢性痛症のなかに共存しているかもしれないことと，時とともに変化していくかもしれないことを理解しておかなければならない．キーコンセプトは「疼痛は動的な過程であり，注意深い評価と再評価が

必要」である.

侵害受容性疼痛

侵害受容性疼痛はもっとも一般的に理解された種類の疼痛である.ほとんどの生理学の教科書で侵害受容性疼痛を「疼痛を感知する受容器(侵害受容器)が活性化された結果」であることとしてまず初めに強調している[1].侵害受容性疼痛は一時的なもので本用語が意味しているとおり,「急性で刺激が除去されるか減退するとすぐに溶暗する疼痛」と定義されている.

侵害受容器は一次求心神経線維のなかでも基本的な受容器であり,顎顔面領域すべての種類の組織を神経支配している.末梢終末においては,酸感知型イオンチャンネル,一時的受容器電位性チャネルの集合体,そしてP2X3受容器を含めた複合的変換受容器やイオンチャンネルが認識されてきた.P2X3受容器はユニークで,温度刺激や機械刺激,化学刺激など潜在的に皮膚のダメージにつながる強度の刺激を感知し,反応する[2].それゆえこれらの侵害受容器は実質上有効な警告システムとして働く.

筋,関節,腱,靱帯,口腔粘膜,歯髄,歯周組織内の侵害受容器は種々歯科治療中で不随意に活性化される(治療上の疼痛).たとえば矯正装置装着後の疼痛は,侵害受容器を十分に活性化しうる力を歯周靱帯へ及ぼす.

炎症性疼痛

外傷や外科処置による組織損傷は,典型的な炎症症状(熱,疼痛,発赤,トルゴール[皮膚の緊張],機能[制限])のなかの「疼痛」ともっとも関連がある[1].顔面領域における放射線治療後の口腔粘膜炎,感染による筋炎,歯髄炎,そして顎関節内における滑膜炎などが炎症の基本的特徴例として挙げられる.

分子レベルにおける侵害受容機構の神経生物学的変化の理解は革新的に前進してきた.1つの重要な概念は「侵害受容器は末梢における刺激なしで自発的行動を起こし,自発痛へ導く」ことである.もう1つの特徴は,「侵害受容器の活動閾値が低下し,反応が延長し,増強したときの感作」である[2].休止していた受容器は覚醒され,さらに疼痛へ寄与する.侵害受容器における受容器とイオンチャネルの数や活動度に機能的な変遷が起こることもまた事実として取り上げられている.たとえば神経栄養因子,ブラジキニン,プロスタグランジンなど受容器が膜興奮性を上げながら活性化されるなどである.三叉神経知覚核複合体内における二次ニューロンは侵害受容器からの活動電位のやり取りの増加に対して反応し,中枢神経系は感作する[1].N-メチルDアスパラギン酸受容器のリン酸化反応や,ニューロキニンと神経栄養受容器を含む複雑な生物学的な反応が発生する.炎症性疼痛と関連のある細胞内神経インパルスについての理解は顕著に進んでいる.これらの神経インパルスは神経伝達物質と神経係数の遺伝子発現変化も含まれている,と理解されている.

末梢や中枢の感作は数分以内に発達するにもかかわらず,これらの過程は普通,炎症性疼痛の条件下では完全に可逆性である.そこには歯肉炎や歯周炎のようなまれに疼痛と関連を持つ,少し慢性化した炎症状態が存在する.対照的に顎関節にも障害を与えるかもしれない慢性関節リウマチはしばしば,長期にわたって残存したり,徐々に衰退したりする疼痛と関連がある.

ニューロパシー性疼痛

神経機構の傷害により起こるニューロパシー性疼痛は,たとえば外科治療(例:智歯抜歯,外科矯正,インプラント埋入術)や疾患(例:三叉神経痛,ヘルペス性神経痛,糖尿病性ニューロパシー,そして歯髄炎ですら)による末梢神経線維の損傷により起こりうる[1].ニューロパシー性疼痛は,たとえば脳卒中,多発性硬化症,脊髄損傷など中枢の体性感覚機構の傷害に追随して発展する.

これら外傷の結果が自発痛や無痛刺激(たとえば単純な触刺激を不快感や疼痛として認識される:アロディニア)に加えて有痛刺激(痛覚過敏症)に対する過敏症である.一次求心神経線維は,末梢神経損傷部位近辺における異所性神経活動として自発的に放出し始めることができる.イオンチャンネルの圧出や分布における表現型の変化や

変質は，膜興奮性の増加に寄与する．それゆえ感作された神経線維がニューロパシー性疼痛において，どのように重要な役割をしているか容易に理解できる．中枢神経機構もまたこれら状況下で重要な役割をする．たとえば二次ニューロンにおいて，神経伝達物γアミノ酪酸とグリシンに介在され，抑制機構を喪失する．ほかにも神経損傷から1週間後の背側角神経細胞にアポトーシスの徴候が現れたりする．

残念ながらニューロパシー性疼痛の神経生物学的機構は，患者によっては不可逆のようで，しばしば現存する薬物療法に対して抵抗性がある．遺伝子型によるグループ分けが損傷と疼痛に対する被験者間の反応の不一致を説明しているのかもしれない[3]．

ファンクショナルペイン

ファンクショナルペインの概念（セントラルセンシティビティシンドロームとも呼ばれている）が持ち上がっている．末梢組織のなかに病理学的状況は見受けられないが，未だ不明な理由によって，たぶん遺伝子と環境の不適応な相互作用によって体性感覚機構の中央部における末梢刺激の異常な増幅と伝達が起こる[1]．顎関節症（temporomandibular disorder：TMD）疼痛，持続特発性口腔顔面痛，口腔灼熱症候群，線維筋痛症，過敏性腸症候群，緊張型頭痛はこの種類に入るかもしれない[4]．

限局的な変化が有痛刺激に対する痛覚過敏症を起こす炎症性疼痛やニューロパシー性疼痛とは対照的に，ファンクショナルペインはもっと広範囲で一般化された痛覚過敏症を起こす．心理社会的機能，気分，生活の質の減退もまたファンクショナルペイン特有の徴候である．

口腔顔面痛と睡眠障害の関連

いくつかの種類の疼痛機構はたぶん，そしてしばしば同一患者に共存している．現在では，睡眠との相互作用が特別な口腔顔面痛に依存しているかわかっていない．本節で疼痛と睡眠関連疾患について調査している実験的，臨床的研究について述べる．

実験的研究

口腔顔面痛と睡眠障害の関係について調べるために2つの異なった手法が用いられてきた．1つは，健常被験者の異なった睡眠段階を多かれ少なかれ選択的に剥奪した後の疼痛敏感度を評価したものである．もう1つは，健常被験者の睡眠中に実験的疼痛を与えつつ睡眠パラメーターの変化を記録するものである（第19章と第20章参照）．

Moldofsky[5]は6人の若年健常被験者を用い，睡眠段階4（深いノンレム睡眠）発生時に音刺激を与えることにより緩脳波形が減少し，深部疼痛刺激に対する感受性を上昇させ，筋骨格症状が発生することを確認した．続くいくつかの研究で，緩脳波睡眠もしくはレム睡眠の剥奪が，ほかの刺激（温刺激や機械刺激）に対する疼痛敏感性や自発痛症候へ与える影響を調べた[6~8]．これらの研究における懸念は睡眠剥奪の持続期間がかなり短く（典型例は3晩，実用的・倫理的理由による），臨床の状態を推定するには限定された条件である．それにもかかわらず，ほとんどの研究で睡眠剥奪に対する反応として，疼痛感受性の増加が確認できた．とくに，持続的な睡眠妨害が内因性の疼痛抑制機構の混乱と自発痛の発生にとって重要であるようだ[9]．

睡眠中の実験的有害刺激を含めたほかの方法も比較的緻密な効果を睡眠様式に与えることを証明している．たとえば少し（6～12秒）の有痛温刺激が緩脳波睡眠時と比較してより多くの目覚めや覚醒を睡眠段階2（ノンレム睡眠）やレム睡眠中に起こす[10]．高浸透食塩水注射（数分にわたるもの）は臨床的な深部疼痛状態を模擬的に再現するには良く，睡眠の質へは有意な影響を与えず睡眠段階の均衡の変化を与えることが示された[11]．「比較的中等度から高等度の有痛刺激が睡眠を変化させるために必要であること」が「健常者においては睡眠が侵害受容の伝達を減退すること」を示唆している．睡眠中の長時間（数分間）にわたる有痛刺激は短時間（数秒間）のものに比べてより睡眠様式と睡眠の質を破壊するようである[10~12]．

総合的にいうと，実験的睡眠剥奪の研究も睡眠中に侵害刺激を与える研究どちらも，疼痛が睡眠を悪化し，貧弱な睡眠が疼痛をさらに悪化させる，という筋書きを支持している．しかし一時的疼痛の臨床的妥当性と数日間の睡眠剥奪についてさらなる研究が必要である．いくつかの長期にわたる研究結果も，睡眠-疼痛の関係は互恵的に影響しあっているという概念を支持している[13]．

臨床的研究

疼痛自体が，急性疼痛を持った患者と慢性痛を持った患者どちらにも睡眠障害へ導くことができるというさらなるいくつかの徴候がある．大多数の患者（90％）が新たな疼痛問題を抱えると睡眠が貧弱になることを報告している[14]．同じく，口腔顔面痛患者の多く（77％）が疼痛発生とともに睡眠の質の低下を報告している[15]．約3分の2の持続的疼痛患者が睡眠の質の低下を報告している（Lavigneら[16]のレビュー参照）．

次節ではさまざまな口腔顔面痛状態と睡眠障害の関連についてレビューをする．

顎関節症（TMD）と睡眠時ブラキシズム

TMD疼痛患者の多く（60％）が睡眠障害を報告し，多くの患者（37％）がブラキシズムも持っている[17]．しかし，睡眠時ブラキシズム（sleep bruxism:SB）は睡眠の連続性や睡眠構造には直接関与していないのかもしれない．そしてSB患者の多くは不眠症ではない．しかしながら，SBは覚醒や自律神経活動を含めた，より厳密な睡眠最小構造の干渉と関連がある[18]．

ブラキシズム習癖と疼痛どちらも有するものは，明け方にもっとも高い疼痛を経験している．一方，顎筋膜疼痛症候群は夕方により高い疼痛をしばしば経験している．事実，筋電図（EMG）による客観的測定を行ってみると，SBは高度のTMD疼痛とは関連がないことがわかった[2, 19]（図21-3）．この事実は，明け方に疼痛を持ち，かつ高度の睡眠中咀嚼筋活動量（EMGとビデオ撮影による評価）を有する患者の数より，疼痛と低度の睡眠中咀嚼筋活動量を有する患者の数のほうが多いという報告により，さらに支持されている．

TMDとSBの関係は複雑であり，ポリソムノグラフィーなどを用いた自然主義的な研究が要求される．同様に，TMD診断のポリソムノグラフィー研究も必要である．なぜならTMDにおける睡眠障害について，文献のほとんどが患者の自己申告に頼っているからである．しかし53人のTMD患者を用いた最近のポリソムノグラフィー研究では，68％の患者に睡眠関連疾患が診断され，36％の患者が不眠症，28％が閉塞性睡眠時無呼吸と診断された．

ほかのSB患者における広範囲にわたるコホート研究により，睡眠呼吸障害が調査をするうえで重要であることが明らかにされた[20]．心的外傷後ストレス障害が共存しているなかでは，睡眠障害（不眠症や睡眠呼吸障害）を有するTMD患者が顕著であるかもしれない[21]．これら研究結果からTMD患者を治療している臨床医は，患者を診るときに主訴疼痛が貧弱な睡眠の質やいびき，睡眠中呼吸中断などそのほか呼吸の問題，そしてさらに重要なのは覚醒時睡眠（例：運転中の睡眠）などに関係している時は基本的な睡眠研究結果を参照すべきである．

口腔灼熱症候群と持続特発性口腔顔面痛

口腔灼熱症候群患者はしばしば（70％）睡眠が疼痛を軽減するという報告がある[22]．しかし睡眠障害と睡眠時覚醒は，口腔灼熱症候群患者に多く報告されるが舌痛症とは直接関連はない[23]．持続特発性口腔顔面痛の睡眠への影響もまた限定的である[24]．

歯痛

歯痛は，睡眠を妨害することができる口腔顔面痛の1つとされている．急性歯髄炎や根尖性歯周炎を有する患者はしばしば，疼痛による睡眠時覚醒や睡眠不足に悩まされる．疫学的研究は実際，歯痛の睡眠への影響を実証している[25]．矯正ワイヤー調整後の歯周組織疼痛は少しながら睡眠に影響を与える，という報告がある．

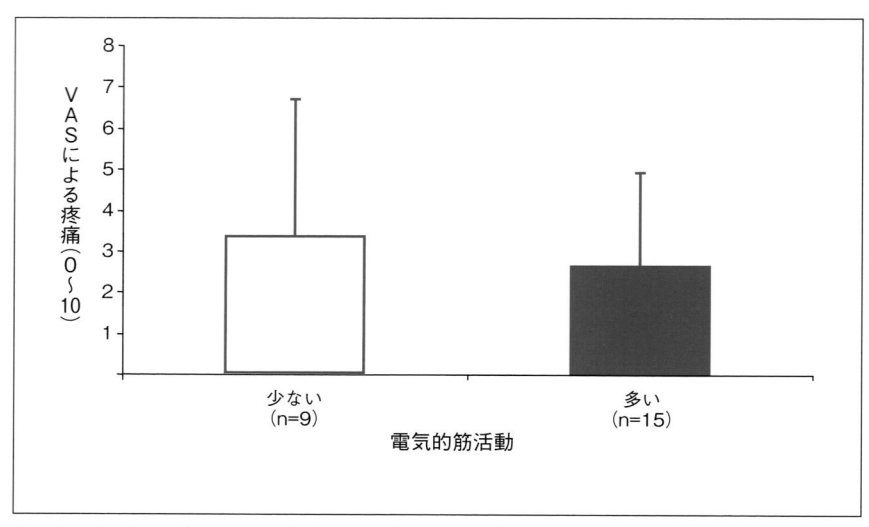

図21-3 電気的筋活動と口腔顔面痛．合計24人の被験者が携帯型筋電図で側頭筋前腹の活動を測定された．単位時間あたりの電気的筋活動量（活動群の数）が計算され，被験者らは活動頻度の少ないグループ（単位時間あたり6群より少ない筋活動を示したグループ）と，多いグループ（単位時間あたり6群より多い筋活動を示したグループ）に分類された．咀嚼筋痛度において，これら2グループ間に統計的有意差はなかった（対応なしt検定：$P=0.53$）．
訳注：VAS=visual analogue scale. 疼痛の強さを数値化して評価する方法の1つ，通常100mmの直線を引き，片端に0mm（疼痛がまったくない），もう片端に100mm（想像できるなかで最高の疼痛がある）を設定し，被験者・患者にその直線状のどの程度の疼痛があるか主観的に評価させるもの．

三叉神経痛

科学的裏づけが欠乏してはいるものの，三叉神経痛患者がまれに疼痛による睡眠障害を訴えることを少なくとも1つの研究[22]が報告している．三叉神経痛患者においては，高い疼痛度と大きな睡眠妨害に関連があるようだ[26]．

頭痛

片頭痛患者は，片頭痛発生の数日前に睡眠の質に変化があり，片頭痛がないときは比較的通常の睡眠をとる[27]．激しい片側性の眼窩部，眼窩上，もしくは，こめかみへの15分から3時間の発作を含む群発頭痛は，睡眠中片側性の結膜充血，流涙，鼻うっ血，鼻漏，額と顔面発汗，縮瞳，下垂，眼瞼浮腫の発生と明白に関連がある[27]．睡眠時頭痛とは，まれで再発性のある通常50歳以降に始まる頭痛のことであり，睡眠中の発作もあるが両側性で低度の疼痛で3時間以内に消失する特徴がある．

緊張型頭痛と慢性連日性頭痛もまた，しばしば睡眠障害や睡眠不足の質と関連づけられるが，顎筋膜疼痛症候群との関連ほどではない[28]．SBと疼痛の関係は未だ不明であるが[2]，緊張型頭痛とSBと睡眠呼吸障害には何か連鎖があるようだ．

現在までに，正確で信頼性のある手段を用いて睡眠を評価し，頭痛と口腔顔面痛のそれぞれの種類との関係を構築するような系統的で見込みのある研究はあまりにも少ない．しかし，口腔顔面痛の状態と頭痛は潜在的に睡眠と相互に影響しあうことができるようである．とくに，強烈な発作性疼痛は睡眠時覚醒や貧弱な睡眠の質へと導くことができる[27]．

結論

　正確な口腔顔面痛の診断と適切な疼痛管理法を開始することが重要である．なぜなら健常な睡眠を完璧に取り戻すほど十分でないとしても睡眠に有益な効果を示しているようであるからである．臨床医もまた治療計画のなかで睡眠関連疾患（例：不眠症，睡眠呼吸障害，そして周期性四肢運動）の存在も疑いながら専門的な評価を行う必要がある．第16章と第17章で細かく説明されたとおり，口腔顔面痛患者には薬物療法にも加えて情報提供やカウンセリング（睡眠衛生や認知行動療法）など睡眠管理療法も提案されるべきである[2]．統括的に言うと，口腔顔面痛の測定には睡眠の質の測定も必ず含まれるべきである．

参考文献

1. Svensson P, Sessle BJ. Orofacial pain. In: Miles TS, Nauntofte B, Svensson P(eds). Clinical Oral Physiology. Chicago: Quintessence, 2004:93-139.
2. Svensson P, Jadidi F, Arima T, Baad-Hansen L, Sessle BJ. Relationships between craniofacial pain and bruxism. J Oral Rehabil 2008;35:524-547.
3. Diatchencko L, Nackley AG, Tchivileva IE, Shabalina SA, Maixner W. Genetic architecture of human pain perception. Trends Genet 2007;23:605-613.
4. Yunus MB. Fibromyalgia and overlapping disorders: The unifying concept of central sensitivity syndromes. Semin Arthritis Rheum 2007;36:339-356.
5. Moldofsky H, Scarisbrick P, England R, Smythe H. Musculoskeletal symptoms and non-REM sleep disturbance in patients with "fibrositis syndrome" and healthy subjects. Psychosom Med 1975;37:341-351.
6. Drewes AM, Rössel P, Arendt-Nielsen L, et al. Sleepiness does not modulate experimental joint pain in healthy volunteers. Scand J Rheumatol 1997;26:399-400.
7. Arima T, Arendt-Nielsen L, Svensson P. Effect of jaw muscle pain and soreness evoked by capsaicin before sleep on orofacial motor activity during sleep. J Orofac Pain 2001;15:245-256.
8. Kundermann B, Lautenbacher S. Effect of impaired sleep quality and sleep deprivation on diurnal pain perception. In: Lavigne GJ, Sessle BJ, Choinière M, Soja PJ(eds). Sleep and Pain. Seattle: IASP Press, 2007:137-152.
9. Smith MT, Edwards RR, McCann UD, Haythornthwaite JA. The effects of sleep deprivation on pain inhibition and spontaneous pain in women. Sleep 2007;30:494-505.
10. Lavigne G, Brousseau M, Kato T, et al. Experimental pain perception remains equally active over all sleep stages. Pain 2004;110:646-655.
11. Arima T, Svensson P, Rasmussen C, Nielsen KD, Drewes AM, Arendt-Nielsen L. The relationship between selective sleep deprivation, nocturnal jaw-muscle activity and pain in healthy men. J Oral Rehabil 2001;28:140-148.
12. Lavigne G, Zucconi M, Castronovo C, Manzini C, Marchettini P, Smirne S. Sleep arousal response to experimental thermal stimulation during sleep in human subjects free of pain and sleep problems. Pain 2000;84:283-290.
13. Smith MT, Haythornthwaite JA. How do sleep disturbance and chronic pain inter-relate? Insights from the longitudinal and cognitive-behavioral clinical trials literature. Sleep Med Rev 2004;8:119-132.
14. Lavigne GJ, Kato T, Mayer P. Pain and sleep disturbances. In: Sessle BJ, Lavigne GJ, Lund JP, Dubner R (eds). Orofacial Pain: From Basic Science to Clinical Management, ed 2. Chicago: Quintessence, 2008:125-132.
15. Riley JL III, Benson MB, Gremillion HA, et al. Sleep disturbance in orofacial pain patients: Pain-related or emotional distress? Cranio 2001;19:106-113.
16. Lavigne GJ, McMillan D, Zucconi M. Pain and sleep. In: Kryger MH, Roth T, Dement WC(eds). Principles and Practice of Sleep Medicine, ed 4. Philadelphia: Saunders, 2005:1246-1255.
17. Dao TT, Lund JP, Lavigne GJ. Comparison of pain and quality of life in bruxers and patients with myofascial pain of the masticatory muscles. J Orofac Pain 1994;8:350-356.
18. Lavigne GJ, Khoury S, Abe S, Yamaguchi T, Raphael K. Bruxism physiology and pathology: An overview for clinicians. J Oral Rehabil 2008;35:476-494.
19. Rompré PH, Daigle-Landry D, Guitard F, Montplaisir JY, La-vigne GJ. Identification of a sleep bruxism subgroup with a higher risk of pain. J Dent Res 2007;86:837-842.
20. Bader GB, Kampe T, Tagdae T, Karlsson S, Blomqvist M. Descriptive physiological data on a sleep bruxism population. Sleep 1997;20:982-990.
21. Bertoli E, de Leeuw R, Schmidt JE, Okeson JP, Carlson CR. Prevalence and impact of post-traumatic stress disorder symptoms in patients with masticatory muscle or temporomandibular joint pain: Differences and similarities. J Orofac Pain 2007;21:107-119.
22. Zakrzewska JM, Harrison SD. Pain Research and Clinical Management. Assessment and Management of Orofacial Pain. Amsterdam: Elsevier, 2002.

23. Grushka M. Clinical features of burning mouth syn-drome. Oral Surg Oral Med Oral Pathol 1987;63:30-36.
24. Woda A, Pionchon P. A unified concept of idiopathic orofacial pain: Pathophysiologic features. J Orofac Pain 2000;14:196-212.
25. Wong MC, McMillan AS, Zheng J, Lam CL. The consequences of orofacial pain symptoms: A population-based study in Hong Kong. Community Dent Oral Epidemiol 2008;36:417-424.
26. Tölle T, Dukes E, Sadosky A. Patient burden of trige-minal neuralgia: Results from a cross-sectional survey of health state impairment and treatment patterns in six European countries. Pain Pract 2006;6:153-160.
27. Jennum P, Paiva T. Headaches and sleep. In: Olesen J, Goadsby PJ, Ramadan NM, Tfelt-Hansen P, Welch KMA(eds). The Headaches, ed 3. Philadelphia: Lippincott Williams & Wilkins, 2006:1099-1104.
28. Vazquez-Delgado E, Schmidt JE, Carlson CR, DeLeeuw R, Okeson JP. Psychological and sleep quality differences between chronic daily headache and temporomandibular disorders patients. Cephalalgia 2004;24:446-454.
29. Brousseau M, Manzini C, Thie N, Lavigne G. Understanding and managing the interaction between sleep and pain: An update for the dentist. J Can Dent Assoc 2003;69:437-442.

第22章
睡眠の質と口腔顔面痛に対する一般的な顎関節症（TMD）随伴症の影響

Luis F. Buenaver, PhD, CBSM
Edward G. Grace, DDS, MA, FACD

慢性痛と睡眠障害は世界的に重要な健康問題である．それらのありふれた疾患のそれぞれが，生活の質の低下，精神医学的および身体的病態の増悪，および能力低下にそれぞれが結びついている[1]．慢性痛患者の約50％から80％は睡眠障害を呈し，両者が共存すると，病態を増強させないまでも両者の有害な影響が混合する．

顎関節症（temporomandibular disorders：TMD）は疼痛障害であり，明らかに睡眠関連疾患である．時たまの咀嚼筋および/または関節痛を特徴とするTMDは，もっとも一般的な慢性口腔顔面痛病態である．一般集団におけるTMDのおおよその有病率は約12％である．TMDの発症機序は十分に解明されていないが，この疾患は，しばしば想定される咀嚼筋病態，関節円板機能障害，顎関節（temporomadibular joint：TMJ）炎，および/または顎関節痛（関節症）の存在と程度によって分類される．大部分の慢性痛症候群のように，睡眠不足はTMD患者においてもありふれた訴えである．最近のデータは口腔顔面痛患者の77％以上が睡眠の質と量の低下を訴えていることを示している[2]．

有病率の研究において睡眠困難を訴える被験者は，頻繁な顎の疼痛症状をほぼ2倍訴えていることが明らかにされ[3]．しばしば，よりひどい疼痛

175

は睡眠不足を予知させるが，蓄積された研究結果は，未治療の睡眠障害が疼痛と相互にフィードバックし，疼痛を激化させる間に悪循環が形成されることを示している（第21章参照）．疼痛は睡眠を中断し，そして中断した睡眠はつぎには疼痛を悪化させる．このように多くの慢性痛病態での不眠症の直接的な診断および治療は，臨床的な関心を向けねばならない重要な領域としていっそう認識されている．

　TMD患者における睡眠障害の原因は，しばしば複雑であり，かつTMD関連痛とは関係のない多数の心理学的および医学的影響が含まれる．おびただしい研究がTMDに罹患した個人における睡眠障害が心理的抑うつ（うつ病）の増大，とりわけ不安および情動障害とつながりがあることを述べている[2,4]．またTMD患者は，治療計画の立案において考慮すべき多くの疼痛関連の医学的随伴症に悩まされる．本章の目的はTMDと関連した睡眠障害について明らかにされていることを要約すること，およびTMD患者において疼痛増強および睡眠障害に寄与するかもしれない一般の医学および心理学的随伴症について検討することである．

睡眠と顎関節症（TMD）

　適正な睡眠は精神および身体的健康，および快適な暮らしのための基本としてますます受け入れられている．個人個人における睡眠の生理的要求はきわめて幅広いが，大多数の大人は標準的には平均6時間から9時間眠る（第1章参照）．睡眠は主たる2つ種類，すなわちノンレム（non-REM：non-rapid eye movement，非急速眼球運動）とレム（REM：rapid eye movement，急速眼球運動）睡眠に分けられる．ノンレム睡眠はさらに3段階（相）に細分類される．ノンレム睡眠の睡眠段階1および睡眠段階2は，しばしば浅い眠りと表現され，一方，徐波睡眠は一般的に深い眠りと呼ばれる[5]．研究結果は徐波睡眠がとくに身体的および精神的両者の回復のために重要な意味を持つことを示している．レム睡眠は，とくに動物において，逆説睡眠または賦活睡眠と呼ばれるときがある．ノンレム睡眠およびレム睡眠ともに機能がいまだ十分に解明されていないが，研究結果はレム睡眠がさまざまな記憶プロセスや神経可塑性とかかわっているとしている．

　睡眠中，人々は概してレム睡眠（第1章を参照）に移行する前にノンレム睡眠相の睡眠段階1と睡眠段階2から徐波睡眠へ進む．この約90分間のサイクルは1夜につき3～6回繰り返され，ウルトラディアンサイクルと呼ばれる．睡眠は，一般に慢性痛患者で健常人より断片的である．断片的な睡眠は，睡眠相の間における移動の増加をともなう頻繁な覚醒（15秒以上）と目覚め（15秒以下）と睡眠中のより頻繁な体動によって特徴づけられる．

　健常対照者において，実験的な疼痛をともなう刺激は睡眠に関連した覚醒（3～15秒）を誘発することが示されている．覚醒は，脳（皮質）活動および，または自律神経活動，呼吸循環活動の一過性の増進によって特徴づけられる．実験的に誘発された疼痛関連の覚醒は，侵害刺激の強度と期間に依存して，また増強した筋緊張，睡眠相間の移動，明らかな目覚めをともなう[6]．したがって，睡眠障害がしばしば慢性痛患者で観察されることは驚くことではない．睡眠の断片化は，睡眠の回復または回復させる過程を干渉する．睡眠の断片化は慢性痛と関連しないか，あるいは随伴するかもしれないし，また睡眠検査室，歩行可能なポリソムノグラフィーあるいは身体運動記録装置を用いた自宅での客観的な測定が行われるにつれて，睡眠時間の減少をきたすかもしれない．

　不眠症と診断された患者にしばしば客観的な睡眠の断片化が観察されるにもかかわらず，用語としての不眠症は，定義上，昼間の行動に影響を与える浅い睡眠の質に対する主観的訴えに基づいている．不眠症は，24時間のサーカディアンサイクルの範囲内で減少した全睡眠時間（部分的な睡眠剥奪）と関係しているかもしれないし，あるいは，していないかもしれない．

　少数の研究のみがTMD患者の睡眠の質を系統的に診断しようと努力している．それらの研究は一貫してTMD患者の大多数が浅い睡眠の質を訴えていること，および浅い睡眠の主観的な段階的評定が臨床的疼痛や心理的苦痛の増強した重症度と関連していることを明らかにしている[2,7]．

睡眠と顎関節症（TMD）

128例の口腔顔面痛患者で睡眠障害の存在が調査され，それらの55％は筋性の顔面痛障害を，20％は顎関節関節円板転位あるいは退行性顎関節疾患を，そして9％は線維筋痛症を呈していた[2]．かれらの疼痛事象の発症の日付から計測すると，これらの患者の77％以上が平均全睡眠時間の減少を経験し，一晩あたりの5.9時間の平均睡眠時間を報告している．この値は，気分の変容や健康リスクにとって危機的と報告されている6時間の境界値以下である（第1章，第19章，第20章および第21章を参照）．

また，本研究においてデータの横断的検討は，浅い睡眠の質が疼痛に対してよりも，心理社会的苦痛（すなわち抑うつ［うつ病］および，または不安）と密接に関連することを明らかにした．しかしながら，長期的には基準となる疼痛および抑うつ（うつ病）が継発する睡眠障害を予知できることがわかったが，睡眠が疼痛を予知できることは明らかにできなかった．この種の研究の多くは，主観的な睡眠の訴えについての不適切な診断のために限界があるか，ほとんどは客観的な診断（たとえば睡眠検査室における睡眠計測，あるいは，歩行可能なポリソムノグラフィーあるいは身体運動記録装置を用いた自宅での睡眠計測）の不足によって限界があるため，先に述べた研究の結果を注意して「評価」する必要がある．

最近のある研究では，53例のTMD患者（43例の女性と10例の男性；平均年齢33.6±12.4歳）について，実験室内のポリソムノグラフィーを用いた複合構造化診断的面接法によって睡眠関連疾患の割合を診断した[8]．対象の75％が睡眠中に睡眠時ブラキシズム（sleep bruxism：SB）の自己報告基準を満たしたが，わずか17％が活発なSB（第14章参照）のポリソムノグラフィーの基準を満たしたことを明らかとした．さらにまた，TMD患者の43％は，2つ以上の睡眠関連疾患と診断された．不眠症障害（36％）と睡眠時無呼吸（28.4％）は，自己報告SBを除いては，もっとも一般的な睡眠関連疾患である．これらのデータはTMD患者を治療している臨床家が，重要な睡眠の訴え（たとえば，眠気，息詰まりの音や睡眠中の呼吸停止，閉塞性睡眠時無呼吸低呼吸を示唆するすべてのスリープパートナー［睡眠同伴者］の報告）をしている患者を専門家に診断してもらうための紹介を躊躇すべきでないことを示唆している．

日常的な慢性頭痛，筋筋膜痛，および顎関節包内痛患者を比較した最近の研究の1つは，筋筋膜痛患者において総合的な自己申告睡眠機能障害（ピッツバーグ睡眠質問票）がほかの2グループに比べ，有意に高いことを明らかにした[9]．さらにまた，TMD患者のかなりの割合が日中のブラキシズムおよびSBに関与していると報告した．

しかしながら，ブラキシズムとTMDの関係は複雑であり，そして文献ごとの記載が混乱している．ブラキシズムは，筋緊張を経て，あるいは，運動後の筋肉痛をもたらす筋肉の微小外傷を引き起こすことによって，TMDの発生と維持に関与するであろう因子として考えられている．しかしながら，ブラキシズムがTMDの原因か，あるいは随伴病態であるかどうかに関してかなりの論争がある[10]．たとえば，筋筋膜痛のないブラキシズム患者と筋筋膜痛をともなうSB患者とを比較した一晩のポリソムノグラフィーによる研究で，ブラキシズムと睡眠の計測結果では2群間に有意差は認められていない[11]．しかし，日本人の若者を対象とした研究では，重篤なSB（1夜につき125事象以上）と顎関節のクリッキングとは関連していた[12]．

実際に，睡眠とSBに関する客観的なポリソムノグラフィー測定を用いた最近の研究では，SBがTMD患者における翌日の疼痛のもっとも重要な引き金となる因子と長い間信じられてきた関連性が証明できなかった[13]．興味深いことに，スリープパートナー（睡眠同伴者）によって報告されたグラインディングを有する対象について，SBと疼痛増強リスクとの関連性を調査したある研究では，睡眠中の顎筋活動の非常に低いレベル（筋電図およびオーディオビデオ記録における周期的咀嚼筋活動の低い指数）を示した対象は，高頻度のグラインディングをともなう個体に比べ，翌日の朝に疼痛を訴えるリスクが大きかった．このように増大した筋肉活動がより強い疼痛をもたらすという信仰は，もはや維持できない[14]．

このとき，TMD疼痛におけるSBの役割は明らかでないと考えざるをえず，口腔運動活性の有効な効果測定を用いたもっと系統的研究が必要であ

177

る．将来の研究では睡眠中に観察される非特異的な活動（嚥下，咳嗽，および，寝言のような）を制御しなければならない（第12章，第15章および第21章参照）．また，SBが睡眠関連覚醒および睡眠中の交感神経系の興奮と関連づけられるにもかかわらず，多くの睡眠時ブラキサーは明らかな睡眠継続性障害，あるいは浅い睡眠の質を訴えていないことも注目すべきである[11,13]．SBが直接，症状を引き起こすより，むしろ疼痛と睡眠障害といった生物学的脆弱さを反映する可能性を提起している．

顎関節症(TMD)に随伴する病態

正確な診断と有効な治療計画を形成するためには，TMDに類似の臨床症状がある関連病態を広範囲に理解することが重要である．線維筋痛症（次第に，慢性広範囲痛と称される），慢性疲労症候群，過敏性腸症候群，多種化学物質過敏症，高プロラクチン血症，僧帽弁逸脱症候群（また自律神経障害として知られている），甲状腺機能低下症および，片頭痛あるいは緊張型頭痛などのさまざまな病態は，TMDと症状を共有する．

ある種のTMD，とくに筋原性TMDは，しばしば線維筋痛症，過敏性腸症候群，慢性頭痛，間質性膀胱炎，慢性骨盤痛，慢性耳鳴り，および膣前庭炎と同様に，特発性疼痛障害と考えられる[15]．疼痛に加えて，特発性疼痛障害は，通常は睡眠，運動機能および神経内分泌系機能の障害，疲労症状，および中等度の認知機能障害をともなう．特発性疼痛障害は病因がほとんどわかっていないが，それらはすべて疼痛増強の状態（疼痛過敏）および心理的抑うつ（うつ病）と関連づけられている[16,17]．それゆえ，疼痛増強と心理的抑うつ（うつ病）は個体が特発性疼痛障害を発現しうる2つの基本的な経路を象徴すると考えられている[15]．

所見と症状の重複に加えて，特発性疼痛障害は著しく高い随伴症率を有する．TMD患者の対象で，患者は慢性疲労症候群，線維筋痛症，過敏性腸症候群，緊張型頭痛，多種化学物質過敏症，および慢性骨盤痛と一致する症状を同様に訴えた．とりわけ，TMD対象者の20％は慢性疲労症候群のための研究用診断基準（Research Diagnostic Criteria：RDC）を，13％は線維筋痛症のRDCを，64％は過敏性腸症候群のRDCを，そして，8％は緊張型頭痛のRDCを満たした[18]．概算では，線維筋痛症の基準に合致する患者の20％〜70％が，同様に慢性疲労症候群の診断基準を満たし，そして，逆に慢性疲労症候群患者の35％〜70％は，また線維筋痛症の基準を満たすことを示した[19]．同様に，最近の研究の1つは，TMD患者の18％が線維筋痛症を有し，また線維筋痛症患者の75％が筋筋膜TMDのRDCを満たすことを明らかとした[20]．ほかの研究は，線維筋痛症患者の53％が顔面痛を経験し，それらの71％がTMDの診断基準を満たすと報告した[21]．

線維筋痛症は，広範な身体痛によって特徴づけられ，それらはTMDおよび口腔顔面痛を含むかもしれないし，あるいは含まないかもしれない．線維筋痛症患者の70％〜90％はある様式の睡眠困難を経験すると報告されている[22]．この広範性疼痛障害で，睡眠不足の質がさらなる疼痛，疲労および社会的機能の低下を予知することが示されている[22]．

TMDに関する文献と比較すると，比較的広範囲な本文で線維筋痛症患者の睡眠異常を述べている文献がある．線維筋痛症患者の睡眠構造は，ノンレム睡眠段階1の増加および徐波睡眠期間の減少と関連している[23,24]．しかし，最近の睡眠検査室での研究では反対の事象が観察されている[25]．慢性広範性疼痛患者は，彼らの睡眠期間が約60分間少なく，健康対照者に比べると，ウルトラディアンノンレム睡眠からレム睡眠への1から2サイクルを失ったにもかかわらず，睡眠段階3，4は正常な時間を示した．健常対照者と比較した線維筋痛症被験者の睡眠構造で観察される第1の異常の1つは，脳波記録上でノンレム睡眠間における速いアルファ波の高頻度嵌入であり，それは疼痛の激しさと圧痛点の数と関連していた．しかし，そのような観察は，後に線維筋痛症に特有，あるいは特有症候でないと報告された[13,28]．

また，最近のある研究は，一部の線維筋痛症患者に潜在的な睡眠呼吸障害（増加する上気道抵抗または無呼吸低呼吸），および，周期性四肢運動を認められることを示している[25,29]．したがって，

とくに患者に大きないびき，過剰な日中傾眠，肥満，下顎後退，大きな扁桃，深い口蓋または大きな舌のようなほかのリスク因子が存在する場合に，TMD患者において随伴性睡眠呼吸障害の診断が推奨される．TMD患者を治療する臨床医は，TMDと線維筋痛症の病因が重複しうることから，TMD患者がTMD関連疼痛の処置を越えて，さらなる介入行為を必要とするであろう線維筋痛症または睡眠関連疾患（例えば，不眠症，呼吸関連睡眠障害，または周期性四肢運動または顎運動）を随伴する可能性を診断しなければならない．第3章では，睡眠関連疾患の分類に関しての詳細な情報を提供する．

また，頭痛患者でもTMDはありふれており，頭痛患者の56％以上がTMDの診断基準を満たす[30]．睡眠剥奪および睡眠障害は頭痛の引き金として知られている．群発頭痛のようなある種の頭痛障害は，睡眠および時間生物学的因子ととくに結びついて現れる[31]．この障害において，頭痛事象はしばしば特定の季節に群発して起こり，睡眠中に引き起こされる．

心理的症状と顎関節症（TMD）

抑うつ（うつ病），不安，および疲労は，疼痛と睡眠との複雑な相互作用を有する．TMD患者において，心理的因子とストレスは，慢性口腔顔面痛の発症，持続，および増悪に関して重要である．口腔顔面痛患者の横断的研究において，減少した睡眠時間は抑うつ（うつ病）および疼痛と関係していた．同様に，低下した睡眠の質の段階的診断はまた悲観的な情動と関連している[2]．不眠症（日中の帰結としての睡眠導入あるいは持続する異常）は，大部分の精神医学的疾患，とくに不安と抑うつ（うつ病）の顕著な特徴像である．睡眠障害は精神医学的疾患の特徴ではないが，慢性睡眠障害を訴えているTMD患者では，精神医療専門職または行動睡眠医学専門家が睡眠異常への精神医学的な関与を診断しなければならない．

全身的な身体的訴えを呈する抑うつ（うつ病）および不安とTMD関連疼痛との正の相関が報告されている[32]．しかし，単独の疼痛状態（例.TMD）を呈する個人では，疼痛状態のない個人よりも大うつ病の発生率は高くないことが明らかにされた．しかしながら，多発性の疼痛状態を呈する患者は抑うつ（うつ病）についてより大きなリスクを有している[33]．ほかの研究の1つで，研究対象のうち顔面ペインクリニック患者の25％以上が大うつ病を患っていること，さらにほかの25％が小うつ病の診断基準を満たすことが判明した[34]．同様の結果がTMD患者についてのほかの研究でも得られており，対象の約20％が抑うつ（うつ病）の臨床的に意義ある評価項目をみたしている[35]．したがって，抑うつ（うつ病）の直接スクリーニング診断および治療はTMD患者の診断と治療の重要な要素を構成する．

抑うつ（うつ病）および不安の心理的症状がTMDの発現における真のリスク因子であるかどうかを検索した研究はほとんどない．TMDと抑うつ（うつ病）の随伴を検索したある研究において，研究対象（TMD患者）の41％は大うつ病の生涯歴を有している．これは抑うつ（うつ病）がTMDの発生のリスク因子であるかもしれないし，あるいは，結果として起こっているかもしれないことを示している[36]．より厳密な研究では，心理的特徴が健康人に新たに発症するTMDの発現リスクを予知するかどうかを検索した[37]．結果は，抑うつ（うつ病），把握されたストレス，悲観的気分が新たに発症するTMDで2倍から3倍の増加が予知されることを示した．これらの心理的因子は，カテコール-O-メチルトランスフェラーゼにコードされる遺伝的多型と関連するリスク因子とは関連がなかった．

抑うつ（うつ病）および不安の症状に加えて，TMD患者は健康対照者より頻繁に日常生活についてかなりのストレスを訴える[38]．慢性痛それ自体がストレスの一形態として概念化されるかもしれない．一般に，環境的ストレス因子はTMDの発症および増悪に寄与すると考えられるが，この件に関して決定的な研究は，未だ実施されていない．

抑うつ（うつ病）[39]，線維筋痛症[40]，およびTMD[41]において，ストレス反応に含まれる大きなシステムである視床下部-下垂体-副腎系（Hypothalamic-pituitary-adrenal axis：HPA系）

の調節異常が報告されている．TMD患者の研究では，実験室で誘発させた心理的ストレス要因に対する反応としてコルチゾール（主たるストレスホルモンの1つ）の増加を明らかとした[41]．そしてほかの研究では日中血漿コルチゾールレベルの有意な上昇を明らかにした[42]．ストレス関連疼痛障害はしばしば辺縁系およびHPA系における障害に付随して起こる．慢性痛，ストレス関連疾患，および辺縁系異常における強い結びつきにもかかわらず，HPA系に関する慢性痛の影響を明確にする根本的な機序ははっきりとわかっていない．

結論

この文献レビューは，臨床的疼痛リスクを増加しうるTMDとそのほかの心理的かつ身体的障害とを結びつける種々の病因的経路があることを明らかにする．また，一般的な医学的随伴症と同様に心理的苦痛や睡眠障害の診断と治療に注目することにより，TMDの治療と予防への多重的な取り組みの必要性が強調される．臨床家は口腔顔面痛患者の睡眠障害について，もっと徹底的に検査するべきであり，睡眠障害の治療はその目標を疼痛の治療と切り離す必要があることを明確に理解すべきである．

ある研究結果は，慢性不眠症に加えて睡眠呼吸障害がTMD患者の小集団に影響する過小評価された問題であることを示している．TMDはまた，ほかの特発性疼痛障害，とくに線維筋痛症（慢性広範性疼痛）および頭痛障害と高頻度に併発する．心理的ストレスは同様に一般的で，多くのTMD患者は抑うつ（うつ病）および不安を高率にともなっており，それらについては独立した診断と治療を要する．

参考文献

1. Smith MT, Perlis ML, Smith MS, Giles DE, Carmody TP. Sleep quality and presleep arousal in chronic pain. J Behav Med 2000;23:1-13.
2. Riley JL III, Benson MB, Gremillion HA, et al. Sleep disturbance in orofacial pain patients: Pain-related or emotional distress? Cranio 2001;19:106-113.
3. Goulet JP, Lavigne GJ, Lund JP. Jaw pain prevalence among French-speaking Canadians in Quebec and related symptoms of temporomandibular disorders. J Dent Res 1995;74:1738-1744.
4. Yatani H, Studts J, Cordova M, Carlson CR, Okeson JP. Comparison of sleep quality and clinical and psychologic characteristics in patients with temporomandibular disorders. J Orofac Pain 2002;16:221-228.
5. Iber C, Ancoli-Israel S, Chesson A, Quan S. The AASM Manual for the Scoring of Sleep and Associated Events: Rules, Terminology and Technical Specifications. Westchester, IL: American Academy of Sleep Medicine, 2007.
6. Lavigne G, Brousseau M, Kato T, et al. Experimental pain perception remains equally active over all sleep stages. Pain 2004;110:646-655.
7. Harness DM, Donlon WC, Eversole LR. Comparison of clinical characteristics in myogenic, TMJ internal derangement and atypical facial pain patients. Clin J Pain 1990;6:4-17.
8. Kronfli T, Bellinger K, Grace E, et al. Sleep disorders in temporomandibular joint disorder. Sleep Biol Rhythms 2007;5:A190.
9. Vazquez-Delgado E, Schmidt JE, Carlson CR, DeLeeuw R, Okeson JP. Psychological and sleep quality differences between chronic daily headache and temporomandibular disorders patients. Cephalalgia 2004;24:446-454.
10. Lobbezoo F, Lavigne GJ. Do bruxism and temporomandibular disorders have a cause-and-effect relationship? J Orofac Pain 1997;11:15-23.
11. Camparis CM, Formigoni G, Teixeira MJ, Bittencourt LR, Tufik S, de Siqueira JT. Sleep bruxism and temporomandibular disorder: Clinical and polysomnographic evaluation. Arch Oral Biol 2006;51:721-728.
12. Nagamatsu-Sakaguchi C, Minakuchi H, Clark GT, Kuboki T. Relationship between the frequency of sleep bruxism and the prevalence of signs and symptoms of temporomandibular disorders in an adolescent population. Int J Prosthodont 2008;21:292-298.

13. Lavigne GJ, Manzini C, Kato T. Sleep bruxism. In: Kryger MH, Roth T, Dement WC (eds). Principles and Practice of Sleep Medicine, ed 4. Philadelphia: Saunders, 2005:946–959.
14. Rompré PH, Daigle-Landry D, Guitard F, Montplaisir JY, Lavigne GJ. Identification of a sleep bruxism subgroup with a higher risk of pain. J Dent Res 2007; 86:837–842.
15. Diatchenko L, Nackley AG, Slade GD, Fillingim RB, Maixner W. Idiopathic pain disorders—Pathways of vulnerability. Pain 2006;123:226–230.
16. Verne GN, Price DD. Irritable bowel syndrome as a common precipitant of central sensitization. Curr Rheumatol Rep 2002;4:322–328.
17. Bradley LA, McKendree-Smith NL. Central nervous system mechanisms of pain in fibromyalgia and other musculoskeletal disorders: Behavioral and psychologic treatment approaches. Curr Opin Rheumatol 2002;14: 45–51.
18. Aaron LA, Burke MM, Buchwald D. Overlapping conditions among patients with chronic fatigue syndrome, fibromyalgia, and temporomandibular disorder. Arch Intern Med 2000;160:221–227.
19. Hudson JI, Goldenberg DL, Pope HG Jr, Keck PE Jr, Schlesinger L. Comorbidity of fibromyalgia with medical and psychiatric disorders. Am J Med 1992; 92:363–367.
20. Plesh O, Wolfe F, Lane N. The relationship between fibromyalgia and temporomandibular disorders: Prevalence and symptom severity. J Rheumatol 1996; 23:1948–1952.
21. Balasubramaniam R, de Leeuw R, Zhu H, Nickerson RB, Okeson JP, Carlson CR. Prevalence of temporomandibular disorders in fibromyalgia and failed back syndrome patients: A blinded prospective comparison study. Oral Surg Oral Med Oral Pathol Oral Radiol Endod 2007;104:204–216.
22. Theadom A, Cropley M, Humphrey KL. Exploring the role of sleep and coping in quality of life in fibromyalgia. J Psychosom Res 2007;62:145–151.
23. Shaver JL, Lentz M, Landis CA, Heitkemper MM, Buchwald DS, Woods NF. Sleep, psychological distress, and stress arousal in women with fibromyalgia. Res Nurs Health 1997;20:247–257.
24. Anch AM, Lue FA, MacLean AW, Moldofsky H. Sleep physiology and psychological aspects of the fibrositis (fibromyalgia) syndrome. Can J Psychol 1991;45:179–184.
25. Okura K, Lavigne GJ, Huynh N, Manzini C, Filipini D, Montplaisir JY. Comparison of sleep variables between chronic widespread musculoskeletal pain, insomnia, periodic leg movements syndrome and control subjects in a clinical sleep medicine practice. Sleep Med 2008;9:352–361.
26. Moldofsky H, Scarisbrick P, England R, Smythe H. Musculo-sketal symptoms and non-REM sleep disturbance in patients with "fibrositis syndrome" and healthy subjects. Psychosom Med 1975;37:341–351.
27. Roizenblatt S, Moldofsky H, Benedito-Silva AA, Tufik S. Alpha sleep characteristics in fibromyalgia. Arthritis Rheum 2001;44:222–230.
28. Mahowald ML, Mahowald MW. Nighttime sleep and daytime functioning (sleepiness and fatigue) in less well-defined chronic rheumatic diseases with particular reference to the "alpha-delta NREM sleep anomaly." Sleep Med 2000;1:195–207.
29. Gold AR, Dipalo F, Gold MS, Broderick J. Inspiratory airflow dynamics during sleep in women with fibromyalgia. Sleep 2004;27:459–466.
30. Ballegaard V, Thede-Schmidt-Hansen P, Svensson P, Jensen R. Are headache and temporomandibular disorders related? A blinded study. Cephalalgia 2008; 28:832–841.
31. Rains JC, Poceta JS, Penzien DB. Sleep and headaches. Curr Neurol Neurosci Rep 2008;8:167–175.
32. Vassend O, Krogstad BS, Dahl BL. Negative affectivity, somatic complaints, and symptoms of temporomandibular disorders. J Psychosom Res 1995;39:889–899.
33. Dworkin SF, LeResche L, Von Korff MR. Diagnostic studies of temporomandibular disorders: Challenges from an epidemiologic perspective. Anesth Prog 1990; 37:147–154.
34. Korszun A, Hinderstein B, Wong M. Comorbidity of depression with chronic facial pain and temporomandibular disorders. Oral Surg Oral Med Oral Pathol Oral Radiol Endod 1996;82:496–500.
35. List T, Dworkin SF. Comparing TMD diagnoses and clinical findings at Swedish and US TMD centers using Research Diagnostic Criteria for Temporomandibular Disorders. J Orofac Pain 1996;10:240–253.
36. Gallagher RM, Marbach JJ, Raphael KG, Dohrenwend BP, Cloitre M. Is major depression comorbid with temporomandibular pain and dysfunction syndrome? A pilot study. Clin J Pain 1991;7:219–225.
37. Slade GD, Diatchenko L, Bhalang K, et al. Influence of psychological factors on risk of temporomandibular disorders. J Dent Res 2007;86:1120–1125.
38. Pankhurst CL. Controversies in the aetiology of temporomandibular disorders. 1. Temporomandibular disorders: All in the mind? Prim Dent Care 1997;4:25–30.
39. Holsboer F. The rationale for corticotropin-releasing hormone receptor (CRH-R) antagonists to treat depression and anxiety. J Psychiatr Res 1999;33:181–214.

40. Demitrack MA, Crofford LJ. Evidence for and pathophysiologic implications of hypothalamic-pituitary-adrenal axis dysregulation in fibromyalgia and chronic fatigue syndrome. Ann NY Acad Sci 1998;840:684-697.
41. Jones DA, Rollman GB, Brooke RI. The cortisol response to psychological stress in temporomandibular dysfunction. Pain 1997;72:171-182.
42. Korszun A, Young EA, Singer K, Carlson NE, Brown MB, Crofford L. Basal circadian cortisol secretion in women with temporomandibular disorders. J Dent Res 2002;81:279-283.

第23章
睡眠—疼痛相互作用の薬理学的管理

Brian E. Cairns, RPh, ACPR, PhD
Parisa Gazerani, PharmD, PhD

この章の目的は，疼痛と睡眠がどのように相互に作用し合うか，またこの相互作用の薬理学的管理にいくらかの識見を提供することである．慢性痛患者における高い睡眠障害の有病率は，疼痛—睡眠の双方向現象にいくぶん関係しており，この場合，疼痛は睡眠を妨げ，また質の悪い睡眠は疼痛閾値を低下させ，疼痛を悪化させる．鎮痛薬による持続性疼痛の効果的治療は睡眠も改善するだろうと考えられるが，ある鎮痛薬と睡眠との相互作用は慢性痛患者での睡眠障害を軽減するよりもむしろ悪化させるかもしれない．

睡眠と疼痛の相互作用

慢性痛は質の悪い睡眠という患者の訴えに関連しており，また研究はこれらの患者での増加した睡眠時の覚醒反応と減少した深睡眠（睡眠段階3と4の徐波睡眠，第1章参照）を示してきた．健常対象者に実験的に引き起こした急性痛は慢性痛状態と必ずしも比較できるものではないが，健常ボランティアの睡眠中に有痛刺激を与えることは覚醒反応（短時間で反復性の脳，心臓および筋活動の上昇）の増加を引き起こす[1]．臨床的および実験的な両者のデータはこの疼痛—睡眠関連の相互影響の概念を支持している[2]．

睡眠持続時間あるいは特定の睡眠段階の長さの減少の影響は疼痛閾値を下げる[3]．睡眠不足の特定のタイプが痛覚過敏状態に対して相対的に寄与することは完全に明確にされてはいないが，エビデンスはレム（REM：rapid eye movement，急速眼球運動）睡眠，睡眠の剥奪，徐波睡眠の喪失，数夜の短縮された睡眠，全般的睡眠剥奪（睡眠断片化）および短期間の全睡眠剥奪（36時間以上にわたる）はすべて疼痛感受性を増し，また疼痛閾値評価と相互に影響を与えるであろう要素の1つである気分を変化させることを支持している[4～7]．

正常なオピオイド性およびモノアミン性下行抑制メカニズムの喪失はレム睡眠剥奪の影響が根底にあることが指摘されており[6,8]，ほかの研究者

では，睡眠不足は侵害受容を過敏化するサイトカインを変化させ，臨床的疼痛を強めるというエビデンスを示した[7]．健常な人々において，疼痛閾値はより短い潜時のレム睡眠発現とともに増大するようにみえ，またレム睡眠時間に費やされた時間がより高い比率を示すときは，閾値上の有痛刺激への痛覚過敏と関連していた[8]．これらのレム睡眠随伴症状の特徴は，モノアミン性およびコリン作動性機能障害とリンクしており，また抑うつ（うつ病）のリスクと関連し，抑うつ（うつ病）といくつかの特発性疼痛性障害の間での神経基板が重複している可能性を示唆している[6]．

睡眠の薬理学

神経化学的変化は覚醒状態から睡眠への変化に関連しており，未だ理解状態は不完全である（第2章参照）．とくに慢性痛患者の睡眠障害の管理に関しては，一部は脳のキーエリアでのコリン作動性，ノルアドレナリン作動性，ドーパミン作動性およびヒスタミン作動性の正常状態のコンビネーションによって覚醒状態が持続されていることが提案されている．これらの神経伝達物質の1つ以上の正常状態の減少は，たとえばある鎮痛薬の副作用として，覚醒の低下を導くことが生じ，眠気の増大を起こし，覚醒から軽い睡眠や最終的には深睡眠への移行を促進する．

すべてのこれらの神経伝達物質の正常状態の自然な減少に対する正確な引き金，それは睡眠の発現と同時に生じるものであり，これについては知られていない．縫線核のセロトニン作動性ニューロンは深睡眠への移行中に，これらの発火増加によってこの過程における認可の役割の働きをする．しかしこの事象が引き金であるか，あるいは睡眠発現を導く事象のカスケードの一部であるのかは将来の研究を待つ必要がある[9]．それにもかかわらず，GABA（γアミノ酪酸）作動性の正常状態の増加を含む活動性の過程は睡眠の発現と維持を生じる．

睡眠周期はレム睡眠の短時間が交わる深睡眠の長い期間を特徴とし，それは睡眠進行につれて，その長さは徐々に増加する（図1-3参照）．レム睡眠への移行はコリン作動性の正常状態の増加と同様にアミノ作動性の正常状態の意味深い減少と関連している[9]．このように，覚醒状態とレム睡眠状態はともに中枢神経系での強化されたコリン作動性の正常状態によって維持されていると考えられている．しかし，レム睡眠中，ノルアドレナリン作動性の正常状態とセロトニン作動性の正常状態はGABA作動性の正常状態における増加を通して最小限になっており，それはレム睡眠中，これらの神経伝達物質の中枢神経系レベルにおいて有意な減少を引き起こす[10]．

鎮痛薬の睡眠への影響

非ステロイド性抗炎症薬

イブプロフェン，ジクロフェナックやインドメタシンのような非ステロイド系抗炎症薬（non-steroidal anti-inflammatory drugs：NSAIDs）は急性や慢性の口腔顔面痛治療に広範囲に用いられている．NSAIDsはシクロオキシゲナーゼを抑制し，また結果として，それらはプロスタグランジンD_2やE_2の合成を抑え，それぞれに睡眠と覚醒状態を助長する[11]．それにもかかわらず，投与量が，それらが求める鎮痛効果を十分に越えた場合は，NSAIDsは慢性痛患者や健常な疼痛を有しない人に，睡眠構造に対して有害な影響を現すことはない[2, 12]．

麻薬性鎮痛薬

コデイン，モルヒネおよびフェンタニルのような麻薬，中等度から高度の急性および慢性口腔顔面痛の両者にとって，もっとも一般的に用いられている鎮痛薬である．これらの薬剤の鎮痛効果は$μ$，$δ$および$κ$と表される古典的なオピオイド受容体サブタイプの一群の活性化によって最初に伝達される．$μ$受容体－より狭い範囲－および$κ$受容体サブタイプの活性化は，この薬物分類の鎮静特性に対する原因と考えられている[13]．

健常者へのモルヒネやほかの麻薬性鎮痛薬のもっとも顕著な効果はレム睡眠の有意な抑制であ

り，それは投薬期間全体を通して持続するであろう[14]．トラマドル（モノアミン再取り込み抑制特性を有する弱いμオピオイド受容体作動薬で，術後歯痛で研究された）の急性痛への投薬は，青年健常ボランテイアでの徐波睡眠を減少させ，またレム睡眠期間を明かに減少させた[15,16]．急性の手術痛に対するモルヒネあるいはフェンタニルのような麻薬の使用は減少した睡眠，とくに減少したレム睡眠に関連しているが，これらの効果がその急性痛あるいは麻薬によるものかどうかを知ることは困難である[17]．慢性的にモルヒネを投薬されている火傷患者は，疼痛強度と減少した睡眠期間の間で強い関連性を有する高度な断片化した睡眠を示した[18]．ほかの関連する事象としては，疼痛に対する慢性的麻薬使用と睡眠時無呼吸の発症あるいは悪化との間に明確な量依存性があることである[19]．

抗うつ薬

抗うつ薬，とくに三環系抗うつ薬は神経因性疼痛の治療に用いられ，時には顎関節症（temporomandibular disorder：TMD）治療としての鎮痛薬として用いられている[20]．これらの薬剤はセロトニン（5-HT）とノルアドレナリンの再取り込みを阻害するためのモノアミン再取り込み抑制として作用する．これらは睡眠全体を増加させるが，これらの服用期間中のレム睡眠もまた抑制するであろう[21]．ネファゾドンのようなより新しい抗うつ薬化合物は穏やかな5-HTとノルアドレナリン再取り込み抑制作用を持つが，5-HT$_2$受容体での拮抗特性も有しており，睡眠時間への有意な影響はない[22]．より新しい抗うつ薬（例：duloxetine）の役割は，trazodoneのようなより古い物質と同様であり，身体表現性疼痛障害に関連する非器質性の不眠症での徐波睡眠を増加させるのに用いられており[23]，口腔顔面痛の治療においては確立されていない．

抗てんかん薬

カルバマゼピンのような抗てんかん薬は三叉神経痛の治療に一般的に用いられている[20]．カルバマゼピンは電位依存性および頻度依存性での電位活性型ナトリウムチャネルの回復率を遅くし，また有意に眠気を起こすが，睡眠構造への全体的影響はほとんどない[24]．ガバペンチンやプレガバリンは，L型電位依存性カルシウムチャネルのα2δサブユニットへの結合によって，少なくとも一部は神経因性疼痛の鎮痛効果を発揮する比較的新しい抗てんかん薬である．これらの薬剤はまたレム睡眠に影響することなしに深睡眠を増加させるようにみえるが，睡眠の強化は健常成人においては弱い[25]．カルバマゼピンを除いた場合，これらの薬剤は口腔顔面痛の治療に広範囲に用いられてはいない．

鎮痙薬および筋弛緩薬

シクロベンザプリン，メトカルバモール，ダントロレンやバクロフェンのような鎮痙薬や筋弛緩薬は骨格筋の痙縮の治療に用いられるが，これらの睡眠への影響は広範囲には研究されていない．中枢でのGABA$_A$で作動するベンゾジアゼパムであるクロナゼパムは客観的および主観的な睡眠の質と同様に咬筋の活動性を有意に低下することができる[26]．中枢でのGABA$_B$に受容体への作動薬で脊髄損傷患者の有痛痙れん治療に用いられるバクロフェンは，有意なレム睡眠増加を示したが，深睡眠にはほとんど影響がなかった[27]．有痛患者がバクロフェンやほかの鎮痙薬から同様の利益を得られるかどうかは不明である．

ほかの薬剤

プラミペキソールはドーパミンD3受容体作動薬で，ある種の慢性骨格筋痛症候群の治療で用いられるα2アドレナリン作動受容体でのいくらかの活動を有している[28]．プラミペキソールが慢性痛患者の睡眠を変えるかどうかは知られていないが，パーキンソン病患者へのプラミペキソールの使用は常習性のリスクを増大させる[29]．

23 | 睡眠―疼痛相互作用の薬理学的管理

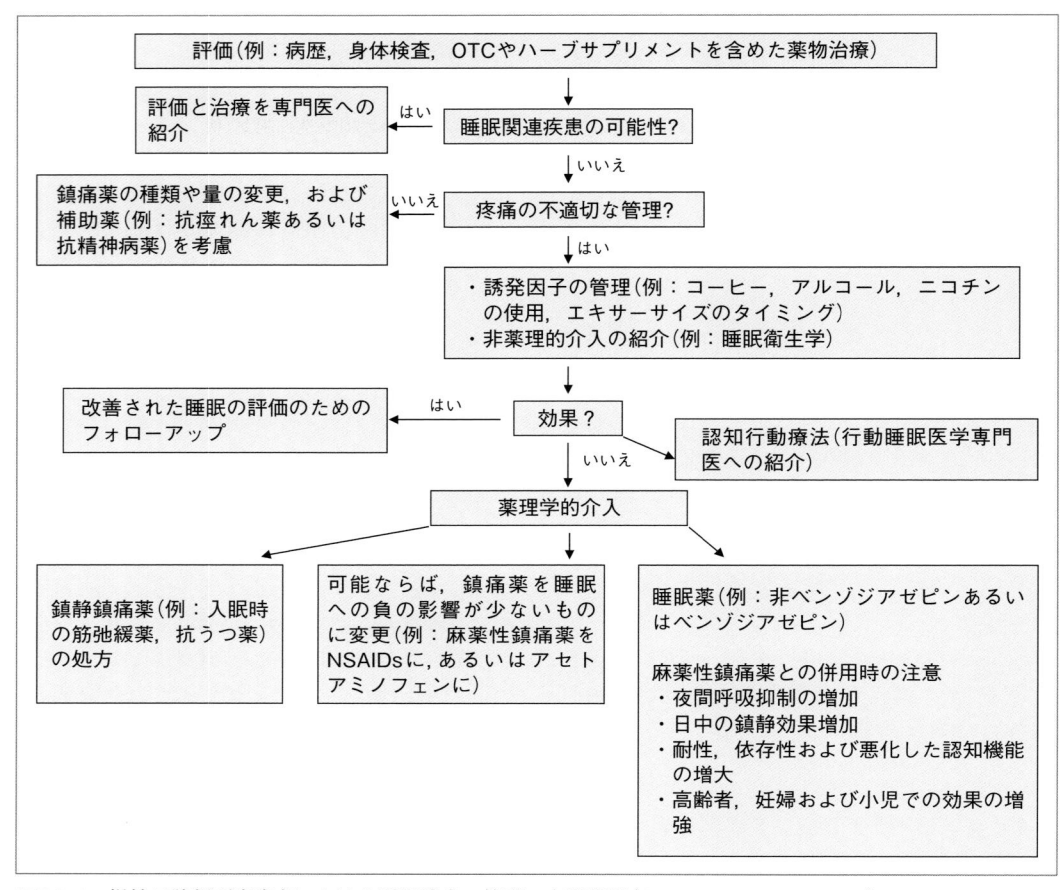

図23-1 慢性口腔顔面痛患者における睡眠障害の管理．市販薬剤（Over the counter：OTC）．

有痛患者における鎮痛薬－睡眠相互作用の管理

睡眠衛生教育と行動療法アプローチ

薬物療法の前あるいはこれに加えて，睡眠前の活動や睡眠障害への環境因子の評価がなされるべきである（図23-1）．局所および環境因子（例：好ましい湿度や室温，体を支える心地良いマットレスや枕など邪魔のない部屋の用意，および睡眠を阻害する刺激物や睡眠前の飲酒）および不眠症に対する正式な認知行動療法への紹介を考慮すべきである[30]（第24章参照）．

市販薬剤

患者が自分の睡眠を改善するために用いる手段として，処方箋なしの薬剤（訳注：市販薬剤）について患者に質問することは大切である．なぜなら，多くの患者は市販薬剤あるいはハーブサプリメントを試しているからである（表23-1）．多くのハーブを用いた睡眠補助薬は鎮痛性の鎮静特性や催眠薬を増加させる能力があり，またこれらの使用は

表23-1　一般的な市販薬剤および睡眠補助ハーブ※

睡眠補助	ほかの作用	メカニズム	可能性のある相互作用
ジフェンヒドラミン	抗ヒスタミン，抗嘔吐および鎮咳作用	抗ヒスタミンと抗コリン作用	ほかの中枢性抑制薬(例，ベンゾジアゼピンやエタノール)との併用は避けるべき
カモミル（Matricaria recutita, Chamaemelum nobeli）	不安	ベンゾジアゼピン受容体作動？	ほかの中枢性抑制薬(例，ベンゾジアゼピンやエタノール)との併用は避けるべき
イブプロフェンとジフェンヒドラミン（例，Advi PM, Wyeth Consumer Healthcare）	軽度の疼痛に関連する不眠	NSAIDに加えて抗ヒスタミンと抗コリン作用	ジフェンヒドラミンの追加については同じ相互作用が現存する潰瘍，腎機能障害あるいは高血圧を悪化あるいは誘発する
St John's wort（Hypericum perforatum）	抑うつ（うつ病）	モノアミン酸化酵素抑制？モノアミン再取り込み抑制？GABA作働性伝達の助長？	抗うつ薬とシトクロムP450との相互作用
Valerian（Valeniana officinalis）	筋痛	GABA作働性伝達の助長	ほかの中枢性抑制薬との併用は避けるべき

※データはSpinella[31]より．

止めさせるべきであり，あるいは副作用を最小にするために最小限の注意深い監視が必要である．

鎮痛薬

睡眠障害の既往を持ち，口腔顔面痛で苦しんでいる人々において，アセトアミノフェンの使用は睡眠構造に影響せず，また睡眠量を増加さえするかもしれない[2]ので，その選択は良いことである．すでに考察したように，NSAIDsはまた普通に睡眠への最小の影響を有している．NSAIDs含有の局所クリームや軟膏を用いることでNSAIDsの睡眠へのいかなる影響もさらに最小にすることが可能になるかもしれない．モルヒネのような麻薬は中等度から高度の急性および慢性の口腔顔面痛症例に対して適切な鎮痛薬として求められるであろうが，ほとんどの麻薬性鎮痛薬は睡眠構造を明確に変えてしまい，またたとえば睡眠呼吸障害(第4章記載)のような睡眠障害患者の質の悪い睡眠症状をさらに悪化させるであろう[14]．

睡眠薬併用

睡眠補助としていかなる睡眠薬を使用する前に，臨床医は一次性睡眠関連疾患，とくに睡眠呼吸障害を除外しなければならない．なぜなら多くの睡眠薬がこのような状況を悪化させるからである[30]．鎮静効果を有することが知られている鎮痛薬，たとえば，三環系抗うつ薬，骨格筋弛緩薬および抗てんかん薬は睡眠の改善と日中の眠気を最小限にするため，夕方の早期に投薬されるであろう．非ベンゾジアゼピン系睡眠薬であるゾル

表23-2　新しいベンゾジアゼピン BzRとMT受容体作動薬

薬剤	メカニズム	量(mg)	半減期(時間)	コメント
ゾルピデム	GABA_A α1 BzR 作動薬	5.00〜20.00	1.4〜4.5	睡眠維持の改善よりは不眠症の入眠に有効
ゾルピデムER	GABA_A α1 BzR 作動薬	6.25〜12.50	1.6〜5.5	原発性不眠症の高齢者患者の入眠および睡眠維持の改善
ザレプロン	GABA_A α1 BzR 作動薬	5.00〜20.00	0.5〜1.0	不眠症の入眠に有効であるが，不眠症の睡眠維持には効果がない．耐性や持ち越し効果はない．
ゾピクロン	GABA_A ω1 BzR 作動薬	3.75〜7.50	5.0	成人の一時的，短期間および慢性の不眠症治療薬で，入眠障害や夜間覚醒を含む．高齢者や慢性使用に承認
エスゾピクロン	GABA_A BzR 作動薬	1.00〜3.00	5.0〜7.0	不眠症の入眠や睡眠維持改善に有効
ラメルテオン	MT1とMT2 受容体作動薬	8.00	1.5	一時的および慢性不眠症患者の入眠潜時の短縮化と睡眠期間の増加．抑うつ患者への使用に注意．フルボキサミンとの併用は避ける

BZR：ベンゾジアゼピン受容体，MT：メラトニン．

ピデム，ゾピクロンおよびエスゾピクロン（表23-2），あるいはより効果の長いベンゾジアゼピンであるoxazepamやtamazepamは睡眠を改善し，また覚醒を減少させることが知られており，補助療法として考慮されるであろう[30]．いくつかのデータはこれらの新しい薬剤は睡眠時無呼吸を悪化する可能性が少ないであろう（ゾルピデムのような筋弛緩性ベンゾジアゼピンと比較して[32]）ことを示唆している．

もし，睡眠薬が麻薬性鎮痛薬と一緒に使用されるなら，この併用は明らかに呼吸促進を抑制するので，注意深く観察しなければならない．睡眠薬の短期治療は選択された慢性痛患者には，主観的睡眠の訴えを改善するために有益であろうが，疼痛症状を変えることを期待すべきではない．最低の治療量で睡眠薬治療を開始し，また副作用を最小限に抑えている間に睡眠を最大限になる量にゆっくりと増加することは重要なことである[33]．

ベンゾジアゼピン受容体作動薬の長期間の使用とこれらの疼痛改善の可能性を研究している臨床

研究は最近実施されているが，まだデータは存在しない．

結論

慢性の口腔顔面痛患者における睡眠障害の管理は難問を抱えており，注意深い評価，適切な診断，および薬理学的・非薬理学的介入の両者の知識が求められている．

参考文献

1. Lavigne G, Brousseau M, Kato T, et al. Experimental pain perception remains equally active over all sleep stages. Pain 2004;110:646-655.
2. Cairns BE. Alteration of sleep quality by pain medication: An overview. In: Lavigne GJ, Sessle BJ, Choinière M, Soja PJ (eds). Sleep and Pain. Seattle: IASP Press, 2007:371-390.
3. Onen SH, Alloui A, Gross A, Eschallier A, Dubray C. The effects of total sleep deprivation, selective sleep interruption and sleep recovery on pain tolerance thresholds in healthy subjects. J Sleep Res 2001;10:35-42.
4. Kundermann B, Hemmeter-Spernal J, Huber MT, Krieg JC, Lautenbacher S. Effects of total sleep deprivation in major depression: Overnight improvement of mood is accompanied by increased pain sensitivity and augmented pain complaints. Psychosom Med 2008;70:92-101.
5. Roehrs T, Hyde M, Blaisdell B, Greenwald M, Roth T. Sleep loss and REM sleep loss are hyperalgesic. Sleep 2006;29:145-151.
6. Smith MT, Edwards RR, McCann UD, Haythornthwaite JA. The effects of sleep deprivation on pain inhibition and spontaneous pain in women. Sleep 2007;30:494-505.
7. Haack M, Sanchez E, Mullington JM. Elevated inflammatory markers in response to prolonged sleep restriction are associated with increased pain experience in healthy volunteers. Sleep 2007;30:1145-1152.
8. Kundermann B, Krieg JC, Schreiber W, Lautenbacher S. The effect of sleep deprivation on pain. Pain Res Manag 2004;9:25-32.
9. Siegel J. Brain mechanisms that control sleep and waking. Naturwissenschaften 2004;91:355-365.
10. Jacobs BL, Fornal CA. An integrative role for serotonin in the central nervous system. In: Lydic R, Baghdoyan HA (eds). Handbook of Behavioral Sleep State Control: Cellular and Molecular Mechanisms. Boca Raton, FL: CRC Press, 1998:181-194.
11. Huang ZL, Urade Y, Hayaishi O. Prostaglandins and adenosine in the regulation of sleep and wakefulness. Curr Opin Pharmacol 2007;7:33-38.
12. Okura K, Lavigne GJ, Huynh N, Manzini C, Fillipini D, Montplaisir JY. Comparison of sleep variables between chronic widespread musculoskeletal pain, insomnia, periodic leg movements syndrome and control subjects in a clinical sleep medicine practice. Sleep Med 2008;9:352-361.
13. Cronin A, Keifer JC, Baghdoyan HA, Lydic R. Opioid inhibition of rapid eye movement sleep by a specific mu receptor agonist. Br J Anaesth 1995;74:188-192.
14. Shaw IR, Lavigne G, Mayer P, Choinière M. Acute intravenous administration of morphine perturbs sleep architecture in healthy pain-free young adults: A preliminary study. Sleep 2005;28:677-682.
15. Ong KS, Tan JM. Preoperative intravenous tramadol versus ketorolac for preventing postoperative pain after third molar surgery. Int J Oral Maxillofac Surg 2004;33:274-278.
16. Walder B, Tramer MR, Blois R. The effects of two single doses of tramadol on sleep: A randomized, cross-over trial in healthy volunteers. Eur J Anaesthesiol 2001;18:36-42.
17. Cronin AJ, Keifer JC, Davies MF, King TS, Bixler EO. Postoperative sleep disturbance: Influences of opioids and pain in humans. Sleep 2001;24:39-44.
18. Raymond I, Ancoli-Israel S, Choinière M. Sleep disturbances, pain and analgesia in adults hospitalized for burn injuries. Sleep Med 2004;5:551-559.
19. Walker JM, Farney RJ, Rhondeau SM, et al. Chronic opioid use is a risk factor for the development of central sleep apnea and ataxic breathing. J Clin Sleep Med 2007;3:455-461.
20. Chole R, Patil R, Degwekar S, Bhowate R. Drug treatment of trigeminal neuralgia: A systematic review of the literature. J Oral Maxillofac Surg 2007;65:40-45.
21. Staner L, Kerkhofs M, Detroux D, Leyman S, Linkowski P, Mendlewicz J. Acute, subchronic and withdrawal sleep EEG changes during treatment with paroxetine and amitriptyline: A double-blind randomized trial in major depression. Sleep 1995;18:470-477.
22. harpley AL, Williamson DJ, Attenburrow ME, Pearson G, Sargent P, Cowen PJ. The effects of paroxetine and nefazodone on sleep: A placebo controlled trial. Psychopharmacology (Berl) 1996;126:50-54.
23. Saletu B, Prause W, Anderer P, et al. Insomnia in somatoform pain disorder: Sleep laboratory studies on differences to controls and acute effects of trazodone, evaluated by the Somnolyzer 24 × 7 and the Siesta database. Neuropsychobiology 2005;51:148-163.

24. Bazil CW. Effects of antiepileptic drugs on sleep structure: Are all drugs equal? CNS Drugs 2003;17:719-728.
25. Hindmarch I, Dawson J, Stanley N. A double-blind study in healthy volunteers to assess the effects on sleep of pregabalin compared with alprazolam and placebo. Sleep 2005;28:187-193.
26. Saletu A, Parapatics S, Saletu B, et al. On the pharmacotherapy of sleep bruxism: Placebo-controlled polysomnographic and psychometric studies with clonazepam. Neuropsychobiology 2005;51:214-225.
27. Finnimore AJ, Roebuck M, Sajkov D, McEvoy RD. The effects of the GABA agonist, baclofen, on sleep and breathing. Eur Respir J 1995;8:230-234.
28. Holman AJ, Myers RR. A randomized, double-blind, placebo-controlled trial of pramipexole, a dopamine agonist, in patients with fibromyalgia receiving concomitant medications. Arthritis Rheum 2005;52:2495-2505.
29. Imamura A, Geda YE, Slowinski J, Wszolek ZK, Brown LA, Uitti RJ. Medications used to treat Parkinson's disease and the risk of gambling. Eur J Neurol 2008;15:350-354.
30. Brousseau M, Manzini C, Thie N, Lavigne G. Understanding and managing the interaction between sleep and pain: An update for the dentist. J Can Dent Assoc 2003;69:437-442.
31. Spinella M. Herbal medicines and sleep. In: Lader M, Cardinali DP, Pandi-Perumal SR (eds). Sleep and Sleep Disorders: A Neuropsychopharmacological Approach. Georgetown, TX: Landes Bioscience, 2006:297-303.
32. Berry RB, Patel PB. Effect of zolpidem on the efficacy of continuous positive airway pressure as treatment for obstructive sleep apnea. Sleep 2006;29:1052-1056.
33. Moldofsky H. Management of sleep disorders in fibromyalgia. Rheum Dis Clin North Am 2002;28:353-365.

第24章
不眠症および疼痛の非薬物管理

Nicole K. Y. Tang, DPhil
Michael T. Smith, PhD, CBSM

歯科医師が日常診察する多くの口腔顔面痛患者のなかで，70％～80％の患者が睡眠分断や頻回な覚醒を訴える．また55％～60％の患者が入眠困難と疼痛の発現に続く非安眠状態を報告する[1,2]．長期化した睡眠障害や睡眠剥奪が疼痛を悪化させ[3,4]，心理社会的機能を弱体化することに貢献し，治療結果を悪くする[5,6]ことから，これら患者の睡眠障害を効果的に管理することは絶対的に重要である．

睡眠誘導鎮痛薬（たとえばガバペンチンやプレガバリン）や新世代睡眠薬（たとえばエスゾピクロン，インディプロン，ゾルピデムといったベンゾジアゼピン受容体作動薬）の開発での最近の進歩にもかかわらず，慢性痛にともなって生じる不眠症は治療困難なままに残されている（第23章参照）．睡眠薬は通常は1か月以内の使用が推奨されるにもかかわらず，その長期使用があたりまえになっている．

慢性不眠症に用いる薬剤への特別な信頼などというものは，リスクなしではあり得ないし，多くの患者から望まれることでもない．さらに，睡眠薬の頻繁（すなわち毎晩）で長期的（すなわち6か月以上）使用の安全性と効果が，精度の高いランダム化比較試験（randomized controlled trials：RCTs）によって，将来的に満足すべき状態に確立されねばならない．ベンゾジアゼピン系と非ベンゾジアゼピン系の両者の睡眠薬とも残遺効果を持つことが知られており，これが翌日に警戒感，精神力動学的協調運動，認識行動を弱める．理解が正確であるか否かを問わず，多くの患者は薬剤へ

191

の耐性や依存性への懸念から，睡眠薬の服用に懐疑的である．投薬量の削減化が疼痛患者にとってしばしば，優先順位の高い問題になっている[7,8]．

これらの挑戦を受けて，この分野は慢性不眠症に対する非薬物療法を，たゆまず，また洗練された形に発展させてきた．この努力の結果として，不眠症に対する認知行動療法（Cognitive-behavioral therapy for insomnia：CBT-I）が，見込みのある代替治療として，過去20年の間に徐々に成熟し，原発性不眠症（原発性不眠症とはほかの睡眠関連疾患や医学的病態，あるいは精神的病態の経過中に例外的に発現したり，ほかの物質や薬物の直接的な肉体効果に由来するものではない睡眠関連疾患を示す）に対するもっとも重要な治療とみなされるまでになっている[9]．より最近では，CBT-Iが慢性痛の文脈のなかで発生する不眠症の治療にも適応され，ある程度の成功を収めている．したがって本章の目的は，読者が最近のこれらの進歩に遅れないようにし，また不眠症を併発した口腔顔面痛患者の治療に際して，歯科医師が考慮すべきいくつかの実際的な事柄に光を当てることである．

原発性不眠症に対する非薬物療法

基本的治療構成要素

不眠症に対する現在の非薬物療法は，慢性不眠症の永続化に関係する精神要因をターゲットに設計された，一定時間内に実施される構造化認知行動療法戦略からなっている．慢性痛患者についてのいくつかの研究は，条件づけされた入眠前覚醒（conditioned presleep arousal），活動性減弱，貧弱な睡眠衛生（poor sleep hygiene），精神的苦悩，それに疼痛に関連した反芻（すなわち循環思考）といった要因が，疼痛そのもの以上に不眠症の永続化における役割の多くを演じることを示している[10]．CBT-Iの典型的なものとしては以下を含む多様な治療である．

- 精神教育学的構成要素は，睡眠と睡眠に影響する要因について教育する（たとえばホメオスタシスの調節，サーカディアンリズム（概日リズム），年齢，社会的および仕事予定．
- 行動学的構成要素は，就眠時の望ましくない覚醒を最小限にし，患者の睡眠習慣を変容させて睡眠傾向と正常化を増加させるのに役立つ．
- 認知的構成要素は，睡眠に関する人々の心配や信念，とくに不安を引き起こす思考（「私は睡眠のコントロールを失おうとしている」）や安全を求める行動（たとえばコーヒー過剰摂取やベッドに長時間とどまること）といった良い睡眠を導くことにならない問題に焦点を当てようとする．

供給方式

CBT-Iの標準コースは，典型例では訓練された心理士，あるいは行動睡眠医療（behavioral sleep medicine：BSM）専門家によって8～12週に毎週行われるセッションの形で供給される．しかし，睡眠問題の性質によっては，治療の強度と強調点を個別の必要性にあわせて調整することもできる．治療は個別にあるいは小グループを対象に行われる．

個別治療戦略

8つのもっとも評価されているCBT-Iの内容と目的を表24-1に示した．このなかには（1）刺激制御療法，（2）リラクセーショントレーニング，（3）睡眠制限，（4）逆説的志向，（5）バイオフィードバック，（6）認知療法，（7）睡眠衛生教育，（8）イメージトレーニングがある．個別トレーニング戦略としては，慢性不眠症に対する効果的な個別治療としての刺激制御療法，リラクセーションおよび睡眠制限を支持するうえでのエビデンスベースがもっとも強力である[12]．個別戦略を組み合わせて用いる治療パッケージとして評価するなら，3つの独立したメタアナリシス[14～16]とアメリカ睡眠医学学会（AASM）の標準臨床委員会によって行われた2つの包括的なレビュー[12,17]が，この治療アプローチが効果的であり，慢性不眠症に悩む患者の睡眠パターンに，信頼性があり持続的な変化を作り出すということを一致して見出した．

原発性不眠症に対する非薬物療法

表24-1 CBT-Iの個々の治療要素*

治療	内容	目的	AASMの推奨度†	疼痛管理との重複‡	潜在的適応禁忌と指示への遵守事項
刺激コントロール療法	患者に(1)眠いときだけベッドに行く、(2)睡眠とセックスのためにだけ寝室を使う、(3)15〜20分で寝つけなければベッドから出る、(4)規則的な就寝-起床予定を維持する、(5)うたた寝を避けることを指示する	患者を訓練してベッド、寝室、素早い寝つきとの関係を再構築すること	標準	なし	頻繁にベッドから出るのは意志薄弱な患者であるか運動制限のある患者に実行させるのに必要があるかもしれない。
リラクセーショントレーニング	就眠時の身体的ないし認知的緊張を減弱させる技法	覚醒システムの脱力化と寝つきの促進	標準	あり	
睡眠制限	ベッドにいる時間を実際に寝ている時間にまでのみ下げる	睡眠圧を増加させ、ゆるやかな睡眠剥奪を導入することで睡眠を整理統合すること	ガイドライン	なし	逆説的興奮
逆説的志向	患者に起きることを続け寝つこうとする努力や意図をしないように指示する	眠ろうとする努力と睡眠発現を阻害する不安を減らすこと	ガイドライン	なし	当初のうち、睡眠不足は随伴している身体的ないし精神的病態を悪化させ、日中の眠気を増加させるかもしれない
バイオフィードバック	いくつかの生物学的反応に対する自己管理を増やす助けになるよう視覚ないし聴覚的フィードバックを患者に提供する	身体的覚醒を減弱させ、自己効力感を改善すること	ガイドライン	あり	
認知療法	睡眠に関する患者の数少ないのを認知に挑み、その認知をディスカッション技法での弾力的使用でより助けとなるような代替え物に置き換える	睡眠に関する歪みや信念や態度に反応した心理生理的苦悩を減らすこと	なし	あり、しかし疼痛関連思考に焦点を当てる	逆説的興奮
睡眠衛生教育	患者に、ある環境、食餌、行動要因が睡眠に潜在的な影響を持つということを教育する	睡眠を促進したり妨害する環境要因や健康関連行動についての気づきを増加させること	なし	なし	患者の身体能力に対して適切な運動や睡眠剥奪に関係した患者の情動的苦悩を減少させるよう指示する
イメージトレーニング	患者の関心を楽しいあるいは中立的なイメージに集めるために視覚化技法を用いる	睡眠前認知の想起を減少させ、あるいは注意の焦点を微細に満ちた、睡眠を妨害する思考から引き離すこと	なし	あり。リラクセーションイメージでのリラクセーションや気晴らしに焦点を当てる	

*Tang[11]からMorgenthaler[12]にある推奨レベルに変え、Turk[13]が提唱する慢性疼痛治療の確実性を有するという記述に基づく。
†標準は「一般的に受け入れられる患者ケア戦略」と定義される。ガイドラインは中等度の臨床的確実性を有すると定義される。
‡Tang[11]から許可を得て改変した。

有効性と効果

多様な構成要素からなるCBT-Iの標準コースによって獲得される平均効果量は，睡眠発現潜時が0.87〜1.05，睡眠後覚醒数が0.53〜0.83，睡眠後目を覚ますまでの時間が0.65〜1.63，総睡眠時間が0.42〜0.49，睡眠の質が0.94〜1.44であった．これら効果量は統計標準では中等度から大と言える．もっともほかの精神障害に対する認知行動療法と比較すると，CBT-Iはその治療有効性をさらに大きくする潜在力を持っている[19]．

不眠症に対する薬物療法に対抗して直接計測してみると，精神療法は急性治療期間における睡眠薬とちょうど同じ効果を持つことが判明した[16]．治療によって得られる利益の永続性に関しては，現在，CBT-Iに関連した改善が，一般的には治療後3か月から長い場合は2年維持されることが知られている[20]．最後に，CBT-Iはまた，不眠症の診断が明確でなかったり，または睡眠専門医による強力な介入（たとえば1人対1人）を用意できない場合にも，効果的であることが示された[21,22]．

慢性痛を併発した不眠症へのCBT-Iの適応

現在までのところ，口腔顔面痛を持った患者へのCBT-Iの臨床試験による有用なデータはない．慢性痛，線維筋痛症，がん患者という均一ではない慢性痛サンプルに対して，少数の質の高いRCTsがCBT-Iの適応を評価しており（表24-2），その結果は口腔顔面痛治療にこの療法を用いることを支持している．さらに，CBT-Iは大うつ病といった精神障害に関連して発現する慢性不眠症患者に有効であることが判明した[10]．多くの疼痛障害の間に存在する病因の違いを越え，このような疼痛疾患すべてが，執拗な疼痛と不眠症の高頻度の訴えを共有することで特徴づけられるという意味において，慢性口腔顔面痛と同等であると言える[28-30]．したがって，これら研究の結果を調べることで，口腔顔面痛におけるCBT-Iの有用性をエビデンスベースで推定しうるようになる．

慢性痛に対するCBT-Iの効果を，特異的に調べた初めてのRCTにおいて，Currieと共同研究者は7週間にわたるグループCBT-Iプログラムを60名の慢性痛患者に提供した[23]．その介入は睡眠教育，睡眠制限，刺激制御，リラクセーショントレーニング，睡眠衛生それに認知療法から構成されていた．治療の終盤に，CBT-Iを受けたグループは治療待機中の対照患者に比べて，有意に睡眠潜時の短縮化，睡眠後の覚醒時間の短縮化，睡眠効率の増加（全睡眠時間÷全ベッド時間×100％）それに自己申告による睡眠の質の改善を示した．これらの結果は3か月後の追跡調査でも維持されていた．しかしながら，睡眠状況の強化に疼痛と気分状態の改善が続くことはなかった．この臨床試験は，疼痛に対するCBTの効果量の推定では，中等度の効果を約束していたものの，疼痛の変化を検出できるほどは統計的な検出力がなかった．似たような所見が，Jungquistと共同研究者によって慢性背部痛患者に実施された最近の試験でも得られており，参加者は8週間のCBT-Iプログラムにより，睡眠に対しては臨床的に有意な利益を得たが，対照患者と比較して疼痛の減弱は経験しなかった[24]．

線維筋痛症患者サンプルにおいて，Edingerと共同研究者は3群（Three-arm）RCTによって睡眠衛生学単独グループ，通常ケアグループに対して睡眠教育，刺激制御，睡眠制限というCBT-Iパッケージプログラムの効果を調べた[25]．治療直後と6か月後の評価において，CBT-Iを受けたグループは通常のケアを受けたグループに比べて，当初の睡眠日記による計測のみならず，客観的に，睡眠発現潜時のアクチグラフィー推定値においても有意に大きい改善が得られた．CBT-Iはまた気分改善にも関連していた．Currieらからの所見[23]に一致しており，CBT-Iは通常ケア以上に疼痛自己評価を大きく減弱することはなかった．しかし，サブグループ分析では，睡眠衛生学グループに割り当てられた患者が，いくつかのCBT-Iの構成部分を自ら採用し，通常ケアグループよりも疼痛計測値の改善を経験したことが示された．著者らはこの予期しなかった疼痛軽減は「（線維筋痛症）の管理に有効であることが証明されている介入・・・運動練習の指導」を含めたことが原因であるとしている．

同様に，疲労に対する管理対処を含む，含まないことを問わず，乳がん生存患者に対するCBT-I治療による有効な治療結果も得られた[26,27]．とくに，この患者グループにおいては，睡眠報告に現れる治療後の改善が不安と抑うつ（うつ病）の有意な改善や全般的なQOLの改善と関連していると示していることは勇気づけられる[27]．

まとめると，疼痛関連不眠症の文献に大規模なものはないが，今あるRCTの結果からは慢性痛を持つ異なるサブグループへのCBT-Iの適応可能性が示されている．原発性不眠症患者で得られた結果に一致して，疼痛関連不眠症患者へのCBT-Iの適応は6〜12か月継続する睡眠継続性の有意な改善効果に関連している．しかしながら，疼痛および気分に関連した結果におけるCBT-Iの効果は結論にいたっておらず，このことは疼痛と不眠症の双方に苦しむ患者の必要に応じたハイブリッド治療を開発する必要性を示している．

歯科場面での不眠症の同定と管理

たいていの歯科医師は行動学的介入のトレーニングを受けることはないが，口腔顔面痛患者を治療する歯科医師は，睡眠呼吸障害，周期性四肢運動，睡眠時ブラキシズム（sleep bruxism:SB），慢性不眠症といった裏に横たわる睡眠関連疾患に気づき，管理する機会を持っている．顎関節症（temporomandibular disorders：TMD）（Smith MTの未公開データ2008）や線維筋痛症[31]患者に，睡眠呼吸障害といった原発性睡眠関連疾患が高率に発現すると文献が示唆していることから，歯科医師はそれらの患者を敏感に察知し，とくに，もし患者から過度な日中傾眠，執拗なやかましいいびき，あるいは呼吸のためにあえぎながら覚醒するといったことを聴取したなら，終夜ポリソムノグラフィー測定に患者を紹介すべきである．

いったん，睡眠時無呼吸やそのほかの隠れた睡眠関連疾患が除外されたなら，不眠症は口腔顔面痛患者治療計画のなかで重大な介入対象になりうる．一般的に，不眠症は1か月以上継続し，1週間に3晩以上入眠や睡眠維持に困難があるなら臨床的に重大であるとみなされる．時に，問題が最初は睡眠で疲労が回復しないという訴えで表わされることもある．発現当初の急性不眠症に対しては薬物療法を考慮すべきであろう（第23章参照）．

さまざまな場面で臨床に従事している歯科医師は，基本的な睡眠衛生教育戦術を用いることによって，多くの不眠症患者を効果的に救済することができるだろう．慢性不眠症に対する単一療法としての睡眠衛生についての研究は，睡眠衛生教育がしばしば不十分な管理アプローチであるということを示すが，睡眠衛生の原則について考察することは，不眠症が疼痛障害に強く影響し，侵襲的な介入を必要とするような（疼痛管理にのみ治療の焦点を当てることは，慢性の不眠症問題を解決するようには思われない）重大な問題であることに対する気づきを増加させる，重要な最初のステップになる．

Box24-1は口腔顔面痛患者へ個別に実施する睡眠衛生学の基本的な方針を強調したものである．典型例では睡眠衛生教育へのもっとも効果的なアプローチは，妥当な当初の目標として1〜2の要因を同定するという目的で，それぞれの基本方針を組み合わせて再検討することである．このアプローチは系統的であり，経過観察の通院を必要とし，患者が比較的高い実行の機会を持ち，さらにそれが発展的に拡大するであろう変化を促進する．

睡眠衛生教育が役に立たないという状況では，歯科医師は，正式に不眠症を評価し，適切な治療を決定するために，患者をBSM専門家に紹介することを強く考慮すべきである．睡眠医学領域の外にいる大部分の患者や内科医はCBT-Iの長短期的有効性に気づいていないため，専門家が患者の経過観察をしていくという可能性をはっきりと増加させ，この治療オプションについて患者を教育するうえでは，歯科医師がきわめて重要な役割を果たすことができる．

誰がCBT-Iを供給するのか？

CBT-Iの十分な供給のためには，睡眠医学ならびに認知行動療法への科学的知識と実践の双方に対する確固たる理解を備えた臨床医を必要とす

表24-2　不眠症をもつ慢性疼痛,線維筋痛症および癌患者に対するCBT-Iの有用性を評価する5件のRCTの要約

研究	サンプルサイズと被検者特性	CBT-Iパッケージ組み合わせ	治療形式
Currieら[23]	n=60 慢性,非悪性腫瘍疼痛患者 平均45歳 女性45%	CBT-Iパッケージ (対順番待ちリスト)	7週グループセッション
Jungquistら[24]*	n=28 慢性,非悪性腫瘍疼痛患者 平均49歳 女性79%	CBT-Iパッケージ (対非活動性対照群)	8週セッション
Edingerら[25]	n=47 線維筋痛症患者 平均49歳 女性96%"	CBT-I睡眠衛生教育なし (対睡眠衛生とTAU)	6週個別セッション
Fiorentinoら[26]*	n=47 乳がん生存者 平均61歳 女性100%	CBT-Iパッケージ (対TAU)	6週個別セッション
Savardら[27]	n=57 乳がん生存者 平均54歳 女性100%	CBT-Iパッケージおよび疲労管理(対順番待ち対照群)	8週グループセッション

*出版された抄録

	治療効果		
他覚的睡眠	自覚的睡眠	疼痛関連	気分関連
N/A	治療後，CBT実施者ではSOL，SE，WASO，SQ（PSQI）が順番待ち患者に比べて有意に改善した．改善は3か月後の経過観察でも維持された．	「MPI疼痛強度スコアの分析では時間にのみ有意な主効果が認められた」．CBT-I患者は対照群に比較して有意な疼痛軽減を示さなかったが，疼痛減弱における効果サイズは中等度だった．	「情動的苦悩・・・には有意な変化はなかった」
N/A	「治療後にSOL，WASO，SE，3か月後のTST，SE，6か月後のWASO，TST，SEに有意な群間差が見出された」	予備分析では疼痛結果に有意差が示唆されたが，疼痛関連結果には中等度効果サイズが観察された．	N/A
ペア-比較ではCBT-Iグループの治療後および6か月後の経過観察時平均でSOL活動記録が通常治療グループより有意に低かった	ペア-比較ではCBT-I群において，TAU群に比較して，治療後，経過観察後の平均得点でSEは高く，TWT，SOL，ISQは低かった．睡眠衛生群の平均ISQ得点はTAU群より低かった．	「睡眠衛生療法を受けた患者はTAUを受けた患者より低いBPIとMPQ得点だった」	CBT-I群の患者はTAU患者よりPOMSの低得点を示した
「CBT-I群全14名の参加者に対する治療前後のプール解析ではWASO，覚醒数，睡眠割合に有意な改善を示した」	「CBT-I前後のプール解析は・・・睡眠の質（PSQI），WASO，SE，覚醒数に有意な改善がみられた．効果は6週の経過観察でも維持されていた」	N/A	N/A
「PSGデータは対照群と比較して有意な改善がみられなかった．有意な群-時間相互作用は観察されなかった．	「治療患者は対照患者に比較して治療後の睡眠に，大きな有意差を持つ改善を示した」．このことはTSTを除くすべての睡眠変数に適応された．3，6，12か月の経過観察で効果の持続が観察された．	N/A	治療は，順番待ち対照群に比べて，不安と抑うつ（うつ病）（HAD）および生活の質（QLQ-C30＋3）での大きく有意な減少にも関連していた

N/A：未記載，SOL：睡眠発現潜時（分），SE：睡眠効率（%），WASO：就寝後覚醒までの時間（分），SQ:睡眠の質，PSQI：Pittsburgh Sleep Quality Index, MPI：Multidimensional Pain Inventory, BDI：Beck Depression Inventory, TST：全睡眠時間（時間），TAU：通常治療，TWT：全覚醒時間（分），ISQ:不眠症状質問票，BPI：Brief Pain Inventory, MPQ: McGill Pain Questionnaire, POMS：Profile of Mood States, PSG：終夜睡眠ポリソムノグラフィー，HAD：Hospital Anxiety and Depression Scale, QLQ-C30+3：The European Organization for Research and Treatment of Cancer Quality of Life Questionnaire.

Box 24-1　睡眠衛生の基本的原則1[※]

規則的な睡眠覚醒パターンと就寝前の一定した習慣行動(鎮静化)を維持する
- 睡眠の量や前夜の状態にかかわりなく毎日同じ時間に起床する(週7日)
- 夜間睡眠不足を過度な昼寝で補わない(昼寝は30分以内)
- 規則的な食事を摂り，就寝前2時間以内には大量，あるいは刺激物の多い食事を避ける
- リラックスした就眠習慣を確立する(就寝前にストレスを感じるような活動は停止すること)
- 眠れないときに15～20分以上横なったままで過ごしていない．起き出し，離れた部屋でリラックスする．眠くなって初めてベッドに戻る．この習慣を必要なかぎり繰り返す．この動作は寝室を警戒と苦悩のきっかけとすることを避ける

環境要因をコントロールする
- 朝と晩の適切な照明の明るさを確保する
- 就寝60～90分前(就寝直前ではなく)に，暖かい風呂に30分入る
- 目覚まし時計をセットし，その表示面はみえないようにしておく．夜中に目覚めている時間を知ろうとしてはいけない
- 睡眠環境を暗く，静かで，快適でわずかに涼しい状態に保つ
- バックグラウンドノイズを排除し，覚醒閾値を減少させるためにホワイトノイズマシンを使う

練習
- 規則的な運動を毎日行う
- 就寝直前の激しい運動は避ける

刺激物を制限し薬物の効果を知る
- 就寝前数時間は喫煙，ニコチン摂取を避け，また深夜には決して喫煙しない
- アルコールは代謝時に睡眠断片化するため，夜間の飲用は制限する
- カフェインの使用を少なくし，就寝前8時間はすべてのカフェイン使用(コーヒー，紅茶，ソフトドリンク，チョコレート，その他)を停止する
- 市販の睡眠薬を避け，服薬については睡眠専門家に相談する
- すべての薬物の服用時間を担当医と再検討する．と言うのは薬物が睡眠に否定的に働くかもしれず，薬物を取り替えるか違うタイミングで服用すべきかもしれないためである
- もし必要なら夜間に使用する適切な疼痛薬物を確保する

[※]SmithとHaythomthwaite[32]から許可を得て改変．

る．CBT-Iは伝統的に臨床心理士によって発展させられ供給されてきたが，歯科医師はBSMの追加的トレーニングを受けやすい位置におり，口腔顔面痛に特別に関連した不眠症の管理における専門的知識を得やすい立場にいる．不眠症に対する増加しつつある非薬物療法への要求や，信用できるBSM専門家の不足を考慮すると，患者紹介と治療過程の効率化が患者ケアの質を高めるだろ

う．管理の視点からみると，CBT-Iを多様化した治療オプションと結合することは，これが現時点では満たされてない臨床的必要性の充足を明らかに目指していることから，配当を支払うことに似ている．不眠症が抑うつ(うつ病)や不安をともなった広範な問題を反映していることを示唆する付加的な症状を示す症例の場合は，患者をメンタルヘルスの技能を持ったBSM専門家に紹介する

ことが推奨される．

現在，合衆国ではBSMトレーニングプログラムはAASMによって公認されている．AASMによるBSMの認定証は適切なトレーニングを受け，認定試験に合格した，資格あるあらゆる臨床医に開かれている．このプログラムは歯科医師，とくに睡眠時無呼吸の患者を歯科用アプライアンスによって管理している歯科医師にとって，あまり認識されていないが重要な隙間を埋める機会を与えるものかもしれない．今のところ，正式なBSM資格を備えていることが要求されてはおらず，トレーニングは既存の認定されたBSM専門家による症例審査によって受けることができる．AASMはマスターレベルの認定プログラムへとさらに発展させ，また医師レベルの認定プロセスを拡大しようとする計画を持っている．これらのプログラムに関するさらなる情報はAASMのウェブサイトから得られる[33]．

合衆国やカナダにおいてBSM専門家に患者を紹介したいとだけ考える臨床家に対しては，かれらのなかにBSM専門家がいないならば，AASM公認のセンターがBSM専門家との関係を維持する必要がある[34]．

CBT-Iの治療効果は何か，またどうしたらもっとも効率良く行えるか？

CBT-Iは不眠症の永続化に寄与する精神的因子を逆転するようにデザインされており，そのため，それなりに効果があり持続性があると証明されてきた．睡眠薬とCBT-Iの双方とも，正常な睡眠を回復するのに効果があると示されてきたが，両者とも一貫して有意に疼痛を減弱したり，疼痛患者の気分を改善することについては成功していない[23,35]．

いくつかの説明がありそうである．最初に，慢性痛を持った患者の睡眠を改善することがまた，疼痛も軽減するか，あるいは気分や日中の機能を改善するかどうかを決定するように特別にデザインされた研究はあまりない．この疑問に答えることを進めるさらなる研究が必要である．第2に，睡眠以外の結果を測定した小規模な少数の研究の中の大部分は6か月ないし未満の経過観察期間で

ある．疼痛と気分の睡眠に関連した有意な改善は効果出現まで時間がかかり，CBT-Iに関連した睡眠治療による利益はしばしば長期間に増大し，2年もの長さでの経過観察でも維持されることがある．第3に，睡眠障害は苦悩と疼痛を維持させる多くの要因のなかの1つである．CBT-Iは，疼痛管理のためのCBTと多少重なる部分を持っている（たとえばリラクセーション，表24-1参照）が，疼痛の永続化に関連する，多様にわたる基本的な精神生理学的プロセス（たとえば，悲観，過剰な用心，気分障害，安全希求行動，筋緊張，無活動）を対象にはしていない．そのため，ほかの疼痛関連要因が同時に対象とされていないかぎりでは，CBT-Iに続く疼痛のしっかりした早期改善を期待するのは現実的でないように思える．不眠症に対する治療と，随伴する疼痛への治療とのハイブリッド治療が，睡眠と疼痛の双方を治療する治療的機能を獲得できるかどうかを確認するために将来の研究が必要である．

臨床家はまた，歯科での状況に介入するうえでの適合性を最大にするためのCBT-I実施形式の適用を考慮すべきである．原発性不眠症の論文では，4名で隔週ごとのセッションが1，2，8週，毎週のやり方に比較してCBT-Iにとって最適な処方であることを示唆する証拠がある[36]．また，睡眠クリニックや一般医で行われた少人数グループでのCBT-Iが個別治療と同等の効果があると示唆する証拠もある[22,37]．もし，CBT-Iを睡眠薬と同時に提供しようとするなら，その複合治療開始に続いてCBT-I単独による治療が最良の結果を作り出すだろう[38,39]．

誰がCBT-Iに最適な候補者か？

いくつかの潜在的な適応禁忌（表24-1参照）にもかかわらず，疼痛患者群に対するCBT-I処方が疼痛を増悪化したとする報告は滅多にない[23,40]．しかし，増悪効果がないということが，中等度から重篤な慢性不眠症を治療するために発展してきたCBT-Iは，不眠症の訴えを持つあらゆる患者に適応できることを意味するものではない．治療の成功には患者側にもある程度のお約束が必要である．睡眠時無呼吸，周期性四肢運動，ナルコレプ

シーといったそのほかの睡眠関連疾患の症状を示す患者は専門家(第3章参照)の評価を受けるために睡眠クリニックに紹介すべきである．同様に，CBT-Iは，睡眠薬から大きな利益を得られる急性不眠症(1か月以内)には適応がない．これらの患者には薬物の素早い作用が，より迅速な救済になり，それによって不眠症の永続化要因が発生することを防止するだろう．

CBT-Iが患者との共同作業形式の治療であることから，不眠症の認知行動的モデルという概念を受け入れられない人や睡眠制限規制を守れない人たちは，そうでない人たちに比べて，同じ量の利益を引き出すことはなさそうである．それゆえ，介入戦略を選択するときには，患者に治療に対する好みや希望，また治療に自ら参加する能力なども考慮に入れるべきである．患者スクリーニング学習法やこのトピックに関するより詳細な考察についてはSmith and Perlis[41]を参照されたい．

結論

治療アプローチとしてCBT-Iは原発性不眠症に対する効果的な治療であるとしてのかなりの量の経験的な支持を集めてきた．疼痛に関連した不眠症に適用した場合，CBT-Iは正常な睡眠を回復することにおいては同じように成功することがわかってきた．歯科医師は，疼痛と睡眠障害の双方に苦しむ膨大な数にのぼる患者を扱う前線にいる専門家として，睡眠衛生教育を促進し，患者をBSM専門家(とくに精神病理の潜在化が疑われた場合)に紹介し，自分の臨床業務にCBT-Iの原理を組み入れるために，さらなるBSMトレーニングを行うことを考慮することが薦められる．このことは不眠症を持った歯科患者の治療においてCBT-Iの個別化を進め，患者ケアの全般的な質を向上させることに貢献するだろう．

謝辞

Nicole Tang は National Institute of Health Research (Department of Health)，連合王国のPostdoctoral Awardからの資金供給を受けた．Michael Smith は National Institute of Health，合衆国から資金供給を受けた．

参考文献

1. Kanli A, Dural S, Demirel F. Sleep disorders in chronic orofacial pain patients. Pain Clin 2004;16:293-298.
2. Riley JL, Benson MB, Gremillion HA, et al. Sleep disturbance in orofacial pain patients: Pain-related or emotional distress? Cranio 2001;19:106-113.
3. Hakkionen S, Alloui A, Gross A, Eschallier A, Dubray C. The effects of total sleep deprivation, selective sleep interruption and sleep recovery on pain tolerance thresholds in healthy subjects. J Sleep Res 2001;10:35-42.
4. Smith MT, Edwards RR, McCann UD, Haythornthwaite JA. The effects of sleep deprivation on pain inhibition and spontaneous pain in women. Sleep 2007;30:494-505.
5. Fricton JR, Oslen T. Predictors of outcome for treatment of temporomandibular disorders. J Orofac Pain 1996;12:116-123.
6. Yatani H, Studts J, Cordova M, Carlson CR, Okeson JP. Comparison of sleep quality and clinical and psychologic characteristics in patients with temporomandibular disorders. J Orofac Pain 2002;16:221-228.
7. Vincent N, Lionberg C. Treatment preference and patient satisfaction in chronic insomnia. Sleep 2001;24:411-417.
8. Casarett D, Karlawish J, Sankar P, Hirschman K, Asch DA. Designing pain research from the patient's perspective: What trial end points are important to patients with chronic pain? Pain Med 2001;2:309-316.
9. Jacobs GD, Pace-Schott EF, Stickgold R, Otto MW. Cognitive-behavior therapy and pharmacotherapy for insomnia. Arch Intern Med 2004;164:1888-1896.

10. Manber R, Edinger JD, Gress JL, San Pedro-Salcedo MG, Kuo TF, Kalista T. Cognitive behavioral therapy for insomnia enhances depression outcome in patients with comorbid major depressive disorder and insomnia. Sleep 2008;31:489-495.
11. Tang NKY. Insomnia co-occurring with chronic pain: Clinical features, interaction, assessments and possible interventions. Rev Pain 2008;2:2-7.
12. Morgenthaler T, Kramer M, Alessi C, et al. Practice parameters for the psychological and behavioral treatment of insomnia: An update. An American Academy of Sleep Medicine Report. Sleep 2006;29:1415-1419.
13. Turk DC. A cognitive-behavioral perspective on treatment of chronic pain patients. In: Turk DC, Gatchel RJ (eds). Psychological Approaches to Pain Management: A Practitioner's Handbook, ed 2. New York: Guilford; 2002:138-158.
14. Morin CM, Culbert JP, Schwartz SM. Nonpharmacological interventions for insomnia: A meta-analysis of treatment efficacy. Am J Psychiatry 1994;151:1172-1180.
15. Murtagh DRR, Greenwood KM. Identifying effective psychological treatments for insomnia: A meta-analysis. J Consult Clin Psychol 1995;63:79-89.
16. Smith MT, Perlis ML, Park A, et al. Comparative meta-analysis of pharmacotherapy and behavior therapy for persistent insomnia. Am J Psychiatry 2002;159:5-11.
17. Morin CM, Hauri P, Espie CA, Spielman AJ, Buysse DJ, Bootzin RR. Nonpharmacologic treatment of chronic insomnia: An American Academy of Sleep Medicine review. Sleep 1999;22:1134-1156.
18. Cohen J. Statistical Power Analysis for the Behavioral Sciences, ed 2. Hillsdale, NJ: Lawrence Erlbaum, 1988.
19. Harvey AG, Tang NKY. Cognitive behaviour therapy for primary insomnia: Can we rest yet? Sleep Med Rev 2003;7:237-262.
20. Morin CM, Colecchi C, Stone J, Sood R, Brink D. Behavioral and pharmacological therapies for late-life insomnia: A randomized controlled trial. JAMA 1999;281:991-999.
21. Edinger JD, Sampson WS. A primary care "friendly" cognitive behavioral insomnia therapy. Sleep 2003;26:177-182.
22. Espie CA, MacMahon KMA, Kelly H, et al. Randomized clinical effectiveness trial of nurse-administered small-group cognitive behavior therapy for persistent insomnia in general practice. Sleep 2007;30:574-584.
23. Currie SR, Wilson KG, Pontefract AJ, de Laplante L. Cognitive-behavioral treatment of insomnia secondary to chronic pain. J Consult Clin Psychol 2000;68:407-416.
24. Jungquist C, Pigeon W, Matteson-Rubsy S, O'Brien HE, Perlis M. Cognitive behavioral therapy for insomnia in chronic pain patients [abstract]. Sleep 2008;31(suppl): A300.
25. Edinger JD, Wohlgemuth WK, Krystal AD, Rice JR. Behavioral insomnia therapy for fibromyalgia patients: A randomized clinical trial. Arch Intern Med 2006;165:2527-2535.
26. Fiorentino L, McQuaid J, Liu L, et al. Cognitive behavioral therapy for insomnia in breast cancer survivors: A randomized controlled crossover study [abstract]. Sleep 2008;31(suppl): A295
27. Savard J, Simard S, Ivers H, Morin CM. Randomized study on the efficacy of cognitive-behavioral therapy for insomnia secondary to breast cancer. 1. Sleep and psychological effects. J Clinic Oncol 2005;23:6083-6096.
28. Davidson JR, MacLean AW, Brundage MD, Schulze K. Sleep disturbance in cancer patients. Soc Sci Med 2002;54:1309-1321.
29. Tang NKY, Wright KJ, Salkovskis PM. Prevalence and correlates of clinical insomnia co-occurring with chronic back pain. J Sleep Res 2007;16:85-95.
30. White KP, Speechley M, Harth M, Ostbye T. The London Fibromyalgia Epidemiology Study: Comparing the demographic and clinical characteristics in 100 random community cases of fibromyalgia versus controls. J Rheumatol 1999;26:1577-1585.
31. Jennum P, Drewes AM, Andreasen A, Nielsen KD. Sleep and other symptoms in primary fibromyalgia and in healthy controls. J Rheumatol 1993;20:1756-1759.
32. Smith MT, Haythornthwaite JA. How do sleep disturbance and chronic pain inter-relate? Insights from the longitudinal and cognitive-behavioral clinical trials literature. Sleep Med Rev 2004;8:119-132.
33. American Academy of Sleep Medicine. AASM Accredited BSM training programs [webpage]. Available at http://www.aasmnet.org/BSMTraining.aspx.
34. American Academy of Sleep Medicine. Sleep centers [website]. Available at http://www.sleepcenters.org.
35. DeNucci DJ, Sobiski C, Dionne RA. Triazolam improves sleep but fails to alter pain in TMD patients. J Orofac Pain 1998;12:116-123.

36. Edinger JD, Wohlgemuth WK, Radtke RA, Coffman CJ, Carney CE. Dose-response effects of cognitive-behavioral insomnia therapy: A randomized clinical trial. Sleep 2006;30:203-212.
37. Verbeek IH, Konings GM, Aldenkamp AP, Declerck AC, Klip EC. Cognitive behavioral treatment in clinically referred chronic insomniacs: Group versus individual treatment. Behav Sleep Med 2006;4:135-151.
38. Morin CM. Combined therapeutics for insomnia: Should our first approach be behavioral or pharmacological? Sleep Med 2006;7:S15-S19.
39. Vallieres A, Morin CM, Guay B. Sequential combinations of drug and cognitive behavioral therapy for chronic insomnia: An exploratory study. Behav Res Ther 2005;43:1611-1630.
40. Smith MT, Huang ML, Manber R. Cognitive behavior therapy for chronic insomnia occurring within the context of medical and psychiatric disorders. Clin Psychol Rev 2005;25:559-592.
41. Smith MT, Perlis ML. Who is a candidate for cognitive-behavioral therapy for insomnia? Health Psychol 2006;25:15-19.

おわりに

科学と臨床の先端

近年，睡眠呼吸障害，睡眠時ブラキシズム（Sleep bruxism：SB），睡眠と口腔顔面痛，頭蓋顔面形態，全身健康状態の相互作用に関して，一般の人々の認識が高まってきている．このため，歯科医師はより広範囲の健康問題について熟知している必要がある．医師と連携することで，歯科医師がしばしば睡眠関連疾患を持っていそうな患者を発見することがある．歯科医師は，オーラルアプライアンスの作製と患者への適用という経験を有しており，また，顎位，口腔粘膜，頭蓋顔面形態，歯の移動，咀嚼筋痛などを適正に評価する能力を有している．このため歯科医師は，この分野におけるいくつかの治療を行うのに適した職種である．

睡眠呼吸障害

　睡眠関連呼吸障害の最善の治療法を選択するためには，どのタイプの障害であるかについての正確な診断が必須である．治療を始める前に，どのような睡眠関連疾患（第3章参照）のリスクがあるのかを臨床的に評価し，終夜睡眠検査によって睡眠呼吸障害の存在を確認する必要がある．閉塞性睡眠時無呼吸（obstructive sleep apnea：OSA）は，高血圧，代謝機能障害，心臓血管疾患，認知障害，交通事故（第6章参照）などと関連があるとされている．ポリソムノグラフィー検査は確定診断のためにもっとも一般的に用いられる検査である（第7章参照）．

　携帯型睡眠検査は，OSAの患者の障害の確認には役立つものの，検査法としては限界があることも指摘されている．測定装置としての，あるいは治療効果の評価法としての携帯型モニターの価値については，さらなる検証が必要である．静的，動的画像技術は，覚醒時や睡眠時の上気道の構造や機能を検査するのに使われている．舌や軟口蓋に加えて，咽頭側壁は上気道のサイズに影響される．頭蓋顔面形態とOSAの因果関係は未だ証明されていないが，上気道閉塞をまねく口腔咽頭の発育に関する成長因子や発育異常は，障害の成立に貢献していると思われる．CTやMRIなどの先進的画像診断法は患者の評価に役立つが，実際に睡眠時の気道閉塞部位を捉えるのは非常に難しい（第8章参照）．これらの検査法のいずれもが，ポリソムノグラフィー検査によって得られる情報に優っていることは証明されていない．

　睡眠呼吸障害における治療オプションと治療結果は，年々改善している（第9章，10章参照）．ランダム化比較対照試験において，オーラルアプライアンスは軽度〜中程度のOSA治療の第1選択として使用

おわりに

されることが示されている．睡眠研究でオーラルアプライアンスの適切な効果が確認されているので，経鼻的持続陽圧呼吸療法（Continuous positive airway pressure：CPAP）に耐えられない患者やオーラルアプライアンスを好む患者は，オーラルアプライアンスの使用に適している．副作用は通常ひどいものではなく，一時的なものであるが，装置に慣れる時間に影響する．咬合の変化は，とくに長期にわたる使用で認められるため，注意して管理しなければならない．

今後，オーラルアプライアンスのタイプ，デザイン，下顎の前方移動量の違いによる有効性を比較した研究がなされるべきである．それぞれのオーラルアプライアンスについて適応症，合併症率，治療の失敗の理由を明確にしなければならない．実際の作用機序が十分に解明されなければ，より効果的な装置は開発できない．治療結果の予測因子を評価するための前向き研究が必要である．また，オーラルアプライアンスの効果を高め，慣れるための時間を短くできるような適切な治療プロトコルを確立するための研究が必要である．

経鼻的持続陽圧呼吸療法（CPAP）は，依然としてOSAの効果的な治療法の中心的存在である．しかし，コンプライアンスを改善するための効果的な解決法を見出すために，さらなる研究が求められている．患者によっては，オーラルアプライアンスはCPAPほど有効ではないかもしれない．とくに，重度の低酸素血症や病的肥満の患者にはあまり有効でない．有効なのは，どちらかというとより若く，より痩せている患者で，軽度～中度のOSAの場合である．オーラルアプライアンスは，慣れるための期間が必要であるため，重度のそして症状が強いOSA患者への第1選択としては好んで用いられない．

たとえば，センサー，ボールまたはチューブ付きTシャツ，特殊な枕などを用いた体位の改善のような新たな治療の有効性を立証する研究も行われてきている．今後は，これらの治療がどのような患者に有効なのかを検証する研究が必要である．加えて，CPAPとオーラルアプライアンスの併用療法や，補助治療についても検証されなければならない．

睡眠時ブラキシズム（SB）

SBの原因は不明であるが，行動的要因および生理的要因の両方が含まれると考えられている（第12章，第15章参照）．これまでに確認されたリスクファクターに関する知見がSBの防止，あるいは改善に役立つかどうかを検証する必要がある．現在までに，簡便で信頼性があり，かつ診断の妥当性が高く，費用対効果も高い検査法はない（第14章参照）．SBの正確な病態生理は解明されていないが，これまでの調査によると，顎運動やグラインディングは，睡眠中に繰り返し起こる短時間の覚醒の後に起こるといわれている．SBも睡眠呼吸障害と同様に，遺伝的要素があるかもしれない．

臨床に携わる歯科医師は，睡眠呼吸障害患者のなかには，一般的なオクルーザルスプリントを用いると症状が悪化する患者がいることを知っておく必要がある（第17章参照）．成人の睡眠時ブラキシズムの最適な治療法を決定する前に，歯科医師は，睡眠時ブラキシズムによるダメージ，治療による副作用，禁忌についてよく考えるべきである．小児の睡眠時ブラキシズムについては，リスクファクター，病態生理，治療の結果に関する知識やエビデンスがないので，現在のところ十分な治療は行われていない（第16章，第17章章参照）．

睡眠と疼痛の相互作用

口腔顔面痛患者はしばしば，不十分な睡眠時間と頻繁に起こる中途覚醒を訴える．また，睡眠呼吸障害はかなり多くの顎関節症（temporomandibular disorders：TMD）患者にみられる．TMDはほかの特発性

疼痛障害，とくに線維筋痛症や頭痛障害のある患者に認められる．オピオイド系，モノアミン作動系，免疫系，メラトニン系は睡眠不足によって影響を受ける．慢性的な疼痛につながる要因は多様であり，十分には解明されていない（第18章〜第21章参照）．急性あるいは慢性の疼痛や睡眠障害，あるいはその両方に悩まされている患者の治療には，睡眠関連疾患，疼痛，鎮痛の3つの理解が必要である．

　口腔顔面痛と睡眠障害の治療は複雑であり，注意深い評価，適切な診断，薬物療法はもちろん行動療法や理学療法などの非薬物療法についての知識が必要である（第22章〜第24章参照）．睡眠に影響を与えるような副作用のない鎮痛薬の開発はとくに必要である（例：オピオイドの使用はOSAに有害な場合がある）．薬理的な治療だけでなく，情報提供やカウンセリングのような睡眠管理治療も口腔顔面痛患者に対して行われるべきである．また，口腔顔面痛の評価項目のなかに睡眠の質の判定も含めるべきである．

　認知行動療法は初期の不眠症への新しい第1選択となる治療である．疼痛や睡眠障害に悩む多数の患者に携わる最前線の臨床家として，歯科医師は睡眠衛生教育を実施したり，患者を行動睡眠医療の専門家に紹介したりする必要がある．また，行動睡眠療法に関する訓練を受けるべきである（第24参照）．

サマリー

　睡眠歯科医学の分野は比較的新しく，過去10年で大きな研究成果や臨床的な進歩を遂げた．しかし，これまでのエビデンスの多くは，コホート研究やメカニズム的な実験研究から得られたものであり，それらの研究にはサンプルサイズが小さい，選択バイアスが存在する，コントロール群がないといった多くの欠点がある．現在知られているリスクファクターの影響を考慮し，十分なサンプルサイズを持った縦断的なランダム化比較対照試験によって，これらの問題は解決されるであろう．

　多くの歯科医師が睡眠歯科医学の訓練を受けるにつれて，また一般の人々や医療従事者が歯科により多くを求めるにつれて，睡眠関連疾患の患者への専門的治療が拡大し，改善され続けるであろう．睡眠医療に携わる歯科医師は，睡眠呼吸障害患者がわずか数日間，十分に熟睡できただけで深く計り知れない感謝の意を表することにしばしば驚かされる．患者のQOLを大幅に改善できることは，学際領域で働く医療従事者にとって，非常に報いのある経験である．

（古谷野　潔：訳）

Alan A. Lowe, DMD, PhD, FRCD(C), FACD
Professor and Chair
Division of Orthodontics
Department of Oral Health Sciences
Faculty of Dentistry
University of British Columbia
Vancouver, British Columbia, Canada

索引

あ

アクティブセオリー……………………………13
悪夢………………………………3、27、104
アスピリン……………………………162、163
圧力均衡……………………………………43
アデノイド口蓋扁桃摘出術…………87、88、127、139
アデノイド切除(術)………………………75、85
アデノシン…………………………………15
アプライアンス………81、111、112、129、135、136
アメリカ睡眠医学学会(AASM)……23、31、37、95、
　　110、111、192、193、199
アレルギー性浮腫………………………………139
アロディニア……………………………143、169

い

息詰まり……22、23、24、25、28、29、37、54、136、
　　177
異常嚥下と息詰まり………………………………28
胃食道逆流症(gastroesophageal reflux disease：
　　GERD)……………………3、25、29、102、104、111
一次性求心線維…………………………………146
遺伝子型……………………………151、152、153、170
遺伝的要因……………………………118、122、152
いびき……3、8、21、22、23、24、25、26、29、
　　30、37、44、53、54、55、56、57、58、73、74、
　　75、77、79、80、82、87、88、99、100、102、
　　106、127、129、133、136、171、179、195
イブプロフェン………………………162、163、184、187
イメージトレーニング………………………192、193
インターロイキン－1(IL-1)………………………158
インターロイキン－6(IL-6)…………………158、161
咽頭開大筋……………………………42、44、45

う

うたた寝…………………………………………193
唸り……………………………………………23、26
うめき声……………………………26、27、117

え

ウルトラディアンサイクル………………………176
ウルトラディアンリズム……………………6、7、8
運動過多を呈する口腔顔面運動異常症……………105
運動減少を呈する口腔顔面運動異常症………105、106

え

エスゾピクロン……………………………188、191
エプワース眠気尺度……………………22、24、29、54
嚥下……23、26、28、29、41、101、102、104、105、
　　106、114、117、178
炎症性疼痛……………………………152、168、169、170
炎症マーカー……………………157、158、161、162、163、164
炎症マーカーと睡眠…………………………………158
炎症マーカーと疼痛…………………………………157

お

オーラルアプライアンス……21、22、24、29、38、
　　61、62、65、66、69、71、73、74、77、79、80、
　　81、82、89、113、128、129、134、203、204
オーラルアプライアンスの選択……………………81
オーラルアプライアンスの調節……………………81
オキシメトリー………………………………………58
オクルーザルアプライアンス……………134、135、136、138
オトガイ舌筋…………………………44、74、75
オトガイ舌骨筋………………………………………44
オピオイド系……………………156、157、159、205
オピオイド受容体……………………………184、185
オメガ3脂肪酸………………………………………163
オレキシン…………………………12、13、14、121
音響反射法……………………………42、61、62、64

か

開胸手術後の疼痛………………………………150、151
咳嗽………29、102、103、104、113、114、117、178
外来もしくは睡眠検査室でのモニタリング………128
下咽頭……………………………………41、42、74、75
下顎後退症……………………………22、25、43、85、89

下顎骨切り……………………………………75
下顎前方保持装置（Mandibular repositioning appliances：MRA）……21、29、48、65、74、77、103、136
下顎の前方移動………………74、81、82、89、204
顎関節症（Temporomandibular disorders：TMD）……21、81、135、145、146、147、158、170、175、176、178、179、185、195、204
顎関節症（TMD）と睡眠時ブラキシズム……………171
顎関節症（TMD）に随伴する病態……………………178
顎顔面ミオクローヌス………22、26、27、28、95、104
顎顔面ミオクローヌスと（または）歯のタッピング…………………………………………………………27
顎筋の収縮………………………………26、118
学際的アプローチ…………………………80、82
顎整形治療にともなう歯・顔面の変化………87
覚醒……3、4、5、6、7、8、11、12、13、14、15、16、17、22、23、25、26、27、29、49、57、73、98、99、106、119、121、122、138、157、158、169、170、176、184、188、191、192、195、204
覚醒時ブラキシズム…………………95、96、125、137
覚醒状態……8、11、12、15、18、28、62、65、66、68、77、96、120、121、122、184
下行抑制メカニズム……………………………183
画像検査……………………………………58、64
カタスレニア…………………………………26
過度の日中傾眠……24、25、37、38、47、54、55、58
ガバペンチン…………………………………185、191
過眠症…………………………………………23
カルバマゼピン………………………………185

き

気管切開術……………………………………75
キス様の大きな音……………………………27
基礎疼痛感受性………………………………150
気道外組織圧…………………………………43
気道開存……43、102、126、127、136、139、140
気道抵抗……………………………………86、136
気道内陰圧…………………………………42、44
逆説睡眠…………………………6、11、24、176
逆説的志向…………………………………192、193
脚橋被蓋核群…………………………………12
胸骨舌骨筋……………………………………44
局部性疼痛症候群……………………………149
筋弛緩薬………………129、134、163、185、186、187
緊張型頭痛……………………29、109、170、172、178

筋電図……6、11、16、18、27、98、105、112、114、135、171、177

く

グリア細胞……………………………17、147、158
グルタミン酸…………………………………12
クレンチング……95、96、99、109、110、111、112、114、125、128、134、135
クロナゼパム………………122、129、134、137、139、185
クロニジン……………………122、134、137、139
群発頭痛……………………………………29、172、179

け

携帯型筋電図測定（記録）システム…………113、114
携帯型睡眠検査………………………………58、203
経鼻内視鏡検査………………………61、62、65、77
血液脳関門……………………………………17
結節乳頭体核……………………………………12、14
研究用診断基準（Research Diagnostic Criteria：RDC）……………………………………………178
限局性ジストニア……………………………137
原発性不眠症に対する非薬物療法……………192
減量……………………38、48、61、65、66、73、74

こ

コーンビームCT……………………………66、90
抗うつ薬…………………………28、128、185、186、187
咬合からのアプローチ………………………135
口蓋帆張筋……………………………………44
口顎ジストニア………………………105、106、137
口顎ミオクローヌス…………………………104
口腔スプリント………………………22、103、107
口腔咽頭（部）……27、41、42、55、56、77、81、85、89、203
口腔咽頭部の気道……………………………85、89
口腔顔面運動……………101、102、103、104、105、106
口腔顔面運動異常症……………………95、101、106
口腔顔面ジスキネジア………………………105
口腔顔面痛……21、22、26、29、96、105、134、135、138、140、146、167、168、170、171、172、173、175、177、178、179、180、184、185、186、187、189、191、192、194、195、198、203、205
口腔顔面痛機構………………………………168
口腔顔面痛と睡眠障害（の関連）………167、170、205
口腔灼熱症候群…………………………170、171
口腔灼熱症候群と持続特発性口腔顔面痛………171
口腔内アプライアンス………………110、111、112
恒常性のプロセス……………………………5

207

索引

向精神薬……………………………………99、106
抗精神病薬………………105、106、127、128、186
咬爪癖………………………………………127
抗てんかん薬……………………………185、187
高炭酸ガス血症……………………35、37、38、39
喉頭痙れん………………………………24、26
行動睡眠医療………………………………192、205
行動療法と心理学的療法………………………138
広範性侵害抑制調節（DNIC）……………………149
咬耗……23、26、95、96、104、105、107、109、110、
　　111、112、113、122、125、128、129、133、138、
　　139
呼吸器治療の専門家………………………………21
呼吸障害……3、7、8、21、23、25、44、85、86、
　　87、129、130、136
呼吸障害指数……………………………28、57、79
呼吸振幅……………………………………126
呼吸制御中枢…………………………………44
呼吸促進……………………………………188
ゴクゴク音……………………………………26
コルチゾール…………………………………157、180
コンピュータ断層撮影（CT）……42、61、63、66、68、
　　69、77

さ

サーカディアンサイクル…………………………176
サーカディアンリズム（概日リズム）……5、6、14、
　　15、157、192
サイトカイン…………………………………157、158
雑音関連の訴え…………………………………24
ザレプロン……………………………………188
三環系抗うつ薬………………………122、185、187
三叉神経痛……………………………169、172、185
酸素飽和度…………………………37、39、53、57、58

し

歯科場面での不眠症の同定と管理…………………195
磁気共鳴画像検査法（MRI）………42、61、66、77、90
シクロオキシゲナーゼ………………158、162、184
刺激制御療法…………………………………192
視床核群………………………………………12
視床下部－下垂体系……………………………121
視床下部－下垂体－副腎系（HPA系）……156、157、179
視床下部－副腎系………………………118、121、123
持続特発性口腔顔面痛……………………170、171
持続陽圧呼吸療法（Continuous positive airway
　　pressure：CPAP）……21、38、47、61、71、72、
　　79、204

歯痛……………………………………………171
質問票……24、55、56、57、88、96、97、109、110、
　　115、121、122
質問票と臨床的予知モデル………………………56
市販薬剤………………………………………186、187
ジフェンヒドラミン……………………………187
脂肪酸…………………………………………163
しゃっくり……………………………………102、103
周期性四肢運動……8、21、22、23、28、29、58、
　　104、128、161、173、178、179、195、199
周期性四肢運動異常症（障害）……25、104、107、113、
　　114、115
手術後の睡眠…………………………………164
腫瘍壊死（ファクター-α）…………………………158
上咽頭（部）………………………………………77、81
上顎急速拡大…………………………………87、88、89
上顎の拡大……………………………………87、89
上顎の後退……………………………………88
上顎の前方移動…………………………………88、89
上気道……24、25、35、41、42、43、44、45、58、
　　61、62、63、64、65、66、67、68、69、71、72、
　　74、75、77、78、88、89、203
上気道開存……………………………………42、103
上気道手術……………………………………69、71、74
上気道抵抗症候群………………………36、37、129、133、136
上気道の画像検査法……………………………62、63
上気道の構造と機能……………………………41、42
上気道の閉塞………………………35、42、65、72、89
上下顎骨前方移動術……………………………75
上行性賦活系…………………………………17
状態依存性上気道画像検査………………………67、69
小児のいびき…………………………………87
小児のSBに対する考え方………………………138
小児のグラインディング………………………139
小児の睡眠時ブラキシズム………………125、205
徐波（デルタ波）………………………………5、6、16
徐波睡眠……11、12、15、17、162、164、176、178、
　　183、185
自律神経障害…………………………………178
侵害受容器………………………146、147、162、169
侵害受容三叉神経性抑制…………………………135
侵害受容性疼痛………………………161、164、168、169
侵害受容ならびに疼痛に対する上行性下行性影響
　　……………………………………………147
心筋梗塞……………………………………4、25
神経細胞活動…………………………………17
神経化学………………………………………121、126
神経化学的変化…………………………………99、184

神経行動機能…………………………47、49、50、71
身体表現性疼痛性障害………………………………185
心血管疾患………… 4、37、45、49、50、51、56、73
心的外傷後ストレス障害……………………… 99、171
心理的症状と顎関節症（TMD）……………………179

す

睡眠衛生…… 9、21、95、128、129、134、138、173、194、195、196、198
睡眠衛生教育……186、192、193、195、196、200、205
睡眠衛星教育と行動療法アプローチ ………………186
睡眠－覚醒サイクル ……………………………………4
睡眠覚醒パターンの成長変化………………………… 8
睡眠関連運動異常症……21、23、27、28、95、99、104、113
睡眠関連喉頭痙れん…………………………………26
睡眠関連疾患…… 3、7、9、21、23、24、58、101、103、104、106、107、111、112、113、114、115、128、161、162、164、170、171、173、175、177、179、186、187、192、195、200、203、205
睡眠関連疾患の鑑別診断………………………21、30
睡眠関連疾患の口腔顔面運動 ………………………103
睡眠関連疾患の国際分類……………… 23、35、95
睡眠関連疾患の分類 ………………………3、21、179
睡眠関連低換気（症）………………… 35、36、38、39
睡眠関連てんかん……22、23、26、27、29、104、114
睡眠構造……………………7、171、178、184、185、187
睡眠行動療法…………………………………………138
睡眠効率……………………………… 7、8、194、197
睡眠呼吸障害……21、22、23、24、26、27、29、30、53、58、63、66、67、69、80、85、87、88、98、99、103、104、113、114、127、128、133、134、136、139、140、171、172、173、178、179、180、187、195、203、204、205
睡眠時X線透視検査……………………………………65
睡眠歯科医学………………………………… 3、81、205
睡眠時間…… 3、4、6、8、15、22、23、39、58、82、161、163、176、177、179、184、185、194、197、204
睡眠時周期性下肢運動………………………………107
睡眠時の運動異常と口腔顔面の徴候 ………………105
睡眠時の通常の生理的口腔顔面運動 ………………101
睡眠時の哺乳様音……………………………………27
睡眠時の口腔運動活動………………………………117
睡眠時の哺乳様音とキス様の大きな音………………27

睡眠時ブラキシズム（Sleep bruxism：SB）…… 8、21、22、23、25、27、28、87、95、101、109、117、119、125、133、171、177、195、203、204
睡眠時ブラキシズム（SB）の機序 …………………119
睡眠時ブラキシズム（SB）のスコア化と重症度基準
　………………………………………………………128
睡眠時無呼吸低呼吸（症候群）…… 8、21、23、24、25、26、133、136、137、139、176、177、203
睡眠周期……………………………… 7、15、16、119、184
睡眠障害…… 7、23、49、106、129、155、157、162、164、167、170、171、172、175、176、177、178、179、180、183、184、186、187、189、191、199、200、205
睡眠随伴症……23、25、28、95、102、103、104、184
睡眠制限………………………… 162、192、193、194、200
睡眠制限療法…………………………………………138
睡眠断片化…… 7、8、49、53、54、57、80、102、157、183、198
睡眠段階…… 4、6、7、8、15、16、17、24、25、27、29、37、57、58、73、102、103、106、114、119、138、162、170、176、178、183
睡眠中の覚醒反応……………………………… 119、121
睡眠中の覚醒反応および自律神経活性化 …………119
睡眠中の口腔顔面運動異常症 ………………………106
睡眠中の神経細胞活動…………………………………17
睡眠調節にかかわる脳部位…………………………12
睡眠と健康………………………………………………4
睡眠と顎関節症（TMD）……………………………176
睡眠と疼痛の相互作用……………… 155、183、204
睡眠の機能的役割………………………………………18
睡眠の記録………………………………………………7
睡眠の記録と睡眠覚醒…………………………………7
睡眠の恒常性…………………………………………14
睡眠の恒常性とサーカディアンリズム（概日リズム）制御……………………………………………………14
睡眠の質…… 3、7、9、12、29、55、65、137、138、155、161、162、164、170、171、172、173、175、176、177、178、179、185、194、197、205
睡眠の電気生理学的要因……………………………15
睡眠の不安定性…………………………………………8
睡眠の薬理学…………………………………………184
睡眠剥奪…… 4、8、18、155、157、159、161、162、170、171、176、179、183、191、193
睡眠負債…………………………………………… 5、8
睡眠不足と疼痛に対する影響………………………161
睡眠不足と疼痛の重要性……………………………164
睡眠不足と疼痛の相互作用……………155、161、163

睡眠薬……163、186、187、188、191、192、194、198、199、200
睡眠薬併用……………………………………187
スタビライゼーション型スプリント……………135
頭痛……21、22、23、24、25、26、29、55、95、110、112、125、127、128、129、133、136、140、146、149、150、155、157、159、162、163、172、177、179、180、205
頭痛と口腔顔面痛………………………………172
ストレス……18、25、27、49、98、99、100、117、118、121、122、123、126、133、134、138、156、157、164、171、179、180、198
スリープパートナー（睡眠同伴者）……7、24、25、26、27、28、29、54、72、82、110、113、115、136、177

せ

生化学的回復……………………………………4、9
静的睡眠………………………………………11、15
青斑核………………………………………12、13、14
摂食行動…………………………………………4、104
舌前方保持装置（Tongue-retaining devices：TRD）……………………………………………………77
セロトニン……12、13、44、98、99、105、106、118、121、122、127、134、136、147、152、157、163、184、185
セロトニン作動系………………………………157
線維筋痛症……21、23、24、29、145、147、149、150、157、170、177、178、179、180、194、195、196
遷延痛………………………………146、150、152
遷延痛の機序……………………………………146
喘鳴音…………………………………………26、29
漸進的筋弛緩法…………………………………138
セントラルセンシティビティシンドローム……145、170

そ

相動型……………………………………118、122
咀嚼筋筋電図測定（記録）システム……………113
ゾピクロン………………………………………188
ゾルピデム…………………………………188、191

た

体位療法……………………………………………73
体内時計……………………………………………8
ダイナミックCT…………………………………66
ダイナミックCTとコーンビームCT（CBCT）………66

大脳皮質ニューロン…………………………12、17
ダウン症（症候群）……………………25、53、96、125
唾液の分泌過多………………………………26、29
唾液の分泌過多と異常嚥下とゴクゴク音………26
ため息………………………………102、103、104、113
断片化した睡眠…………………………………185

ち

チェーン・ストークス呼吸……………25、36、38
致死性家族性不眠症………………………………18
チック…………………………22、24、26、27、105、106
遅発性ジスキネジア……………………………106
注意欠陥多動性障害…………………23、126、127、138
中継ニューロン……………………………………12
中心性肥満……………………………47、48、49、55
中枢性睡眠時無呼吸…………………24、35、36、58、68
中枢の感作………………………………………147、169
中枢性パターン・ジェネレーター……………120
長期神経行動機能の帰結…………………………49
長期心血管系の帰結………………………………47
鎮痙薬……………………………………163、185
鎮痙薬および筋弛緩薬…………………………185
鎮痛薬…………………164、183、184、185、186、187、205
鎮痛薬の睡眠への影響…………………………184

つ

痛覚過敏……………………149、164、169、170、183、184
強い日中傾眠………………………………53、54

て

低換気（症候群）…………………25、35、38、133、136
低緊張……………………………………………7、17
低呼吸（症候群）……8、24、37、38、57、72、73、77、103
低酸素症……………………………………………49
定量感覚検査（QST）……146、149、150、151、152、155
テトラヒドロビオプテリン……………………152
デュアルブロックアプライアンス………………81

と

ドーパミン……13、44、99、105、106、117、118、121、122、126、134、136、138、184、185
頭蓋顔面および口腔咽頭の解剖…………………55
頭蓋顔面形態異常（顎顔面形態異常）……44、86、88、89
頭蓋顔面の成長発育と頭蓋顔面形態に及ぼす機能の影響……………………………………………………85

頭蓋頚部角……………………………85、87
糖質コルチコイド………………………157
疼痛関連の状態…………………………24、29
疼痛と睡眠………3、133、157、164、167、179、183
疼痛にかかわる遺伝子…………………151
疼痛の神経生物学的機構………………170
疼痛の評価………………………148、150、163
疼痛のメカニズム………………………168
糖尿病……………………4、48、51、56、72、169
頭部X線規格撮影………………61、62、81
頭部固定装置……………………………61
特発性疼痛性障害………………………184
時計遺伝子………………………………5
トラマドル………………………………185

な
ナッシング………………………………96

に
日中傾眠……3、23、24、25、37、38、47、53、54、55、57、73、77、79、99、100、106、129、179、195
ニューロパシー性疼痛……………168、169、170
認知行動療法……73、138、164、173、186、192、194、195、205
認知障害……………………45、50、147、203
認知療法……………………………192、193、194

ね
寝言……23、24、26、27、102、103、104、113、114、117、127、128、178
ネファゾドン……………………………185
眠気……25、29、47、48、50、54、55、71、73、122、136、137、162、177、184、185、193

の
脳波……5、6、7、8、9、12、15、16、17、18、114、119
ノルエピネフリン……13、44、118、121、122、126、127、157、163
ノンレム(non-REM：non-rapid eye movement, 非急速眼球運動)睡眠……6、7、8、11、12、15、16、17、18、102、103、104、106、119、120、122、126、158、170、176、178
ノンレム睡眠相…………………………176

は
パーキンソン病………………28、105、106、122、185

ハーブを用いた睡眠補助薬……………186
バイオフィードバック……114、134、138、192、193
背外側被蓋核群…………………………12
パッシブセオリー………………………13
歯のグラインディング………96、125、126、128、129
歯の咬耗……23、109、110、111、113、122、125、128、133
歯のタッピング……22、23、26、27、28、29、95
歯のタッピングと知覚の訴え…………29
ハビットリバーサル法…………………138
パラタルアプライアンス………………135
バレット食道……………………………29

ひ
鼻咽頭(部)………………………42、85、88
光干渉断層撮影法………………61、62、65
鼻腔の拡大………………………………88、89
微小覚醒……………54、102、103、106、114、119
非ステロイド性抗炎症薬……………158、162、184
ピッツバーグ睡眠質問票………………177
鼻閉………………………25、55、73、87、88、127
肥満……4、24、25、36、38、39、43、44、45、47、49、53、55、57、58、63、72、73、74、87、88、168、179、205

ふ
不安……25、29、55、96、98、99、100、111、117、121、123、127、129、138、140、176、177、179、180、192、193、195、197、198
ファンクショナルペイン………………168、170
賦活睡眠………………………………24、176
腹外側視索前野…………………………14
副腎皮質刺激ホルモン…………………6、157
副腎皮質刺激ホルモン放出ホルモン…157
不十分な睡眠………………………161、162、163
不眠症……3、18、21、22、23、24、25、38、50、102、104、128、138、146、157、159、161、162、164、171、173、176、177、179、185、186、188、191、192、194、195、196、198、199、200、205
不眠症に対する認知行動療法…………192
ブラキシズム……3、8、21、22、27、28、95、96、106、113、114、119、121、122、123、125、127、126、128、129、133、136、137、138、139、171、177
プラミペキソール………………………185
フリップフロップスイッチモデル……14
プレガバリン………………………163、185、191

プロスタグランジン……146、157、162、163、169、184
プロセスC……………………………………5、6、15
プロセスS………………………………………5、15

へ

閉塞性睡眠時無呼吸（Obstructive sleep apnea：OSA）……3、23、24、35、36、37、41、42、44、47、53、61、71、77、85、99、103、128、136、139、171、177、203
閉塞性睡眠時無呼吸（OSA）の因果関係……………88
閉塞性睡眠時無呼吸（OSA）の重症度……37、48、55、57、73、82
閉塞性睡眠時無呼吸（OSA）の診断……53、56、57、58、72
閉塞性睡眠時無呼吸（OSA）における解剖学的因子……………………………………………………42
閉塞性睡眠時無呼吸（OSA）における非解剖学的要因……………………………………………………44
閉塞性睡眠時無呼吸（OSA）に関連する歯・顎面形態……………………………………………………86
閉塞性睡眠時無呼吸（OSA）に対する病態生理学的機能と疫学的危険因子………………………………44
併存疾患…………………………………………………96
片頭痛………………………29、129、150、172、178
片側顔面痙縮…………………………………105、106
ベンゾジアゼピン受容体作動薬……………188、191
扁桃切除（術）……………………………………………75

ほ

紡錘波……………………………………………6、17
保存療法………………………………………73、74
ボツリヌス菌………………………………………137
ボツリヌストキシン注射………………………135、137
ボディマスインデックス（Body mass index：BMI）……………………………………………23、55、57
ポリソムノグラフィー……11、23、27、37、38、39、50、57、58、88、96、105、110、112、113、114、126、128、129、137、139、171、176、177、195、197、203

ま

末梢性感作……………………………………146、147
末梢性ならびに中枢性の感作……………………146
麻薬性鎮痛薬………………164、184、186、187、188

慢性痛……5、8、21、104、145、146、147、149、150、151、152、155、157、163、164、168、171、175、176、179、180、183、184、185、188、191、192、194、195、199
慢性痛患者における中枢神経の感覚過敏の科学的根拠……………………………………………………149
慢性痛を併発した不眠症へのCBT-Iの適応………194
慢性疲労症候群……………………………………178

み

ミオクローヌス……………………23、28、104、114
未就学児…………………………………………………8
ミュラー手技……………………………………62、65

む

無呼吸……24、37、38、53、54、55、57、58、63、64、65、68、72、73、77、87、103、178
無呼吸低呼吸……7、8、25、38、57、99、103、115、128、178
無呼吸低呼吸指数（Apnea-hypopnea index：AHI）……………………………………24、37、57、72、77
胸やけ……………………………………………29、104

め

メタボリックシンドローム……………48、49、51、72
メラトニン…………………6、13、15、159、163、188
メラトニン凝集ホルモン…………………………12
メラトニン系……………………………156、159、205
免疫機能と睡眠……………………………4、18、157
免疫系……………………………156、157、158、159、205

も

モノアミン系……………………………14、156、157
モノブロックアプライアンス……………………81
モルヒネ………………………156、184、185、187

や

夜驚症………………………23、25、27、28、103、104
薬物による口腔顔面運動異常症………………106
薬物療法……38、71、74、95、122、129、134、136、137、140、163、164、170、173、186、194、195、205

ゆ

有痛患者における鎮痛薬―睡眠相互作用の管理……………………………………………………186
夢………………………4、7、11、16、17、27、28、102

索引

よ
幼児……………………………………23、25、28
抑うつ（うつ病）……4、51、55、121、146、158、162、176、177、178、179、180、184、187、195、198
予知モデル………………………………………56

ら
ラメルテオン…………………………………188

り
律動性（リズム性）咀嚼筋活動…………101、117、125
リラクセーショントレーニング………192、193、194
臨界閉鎖圧………………………………………42
臨床検査…………………25、55、109、110、115、126

れ
レストレスレッグズ症候群……………28、104、107
レボドパ………………………………106、122、134
レム（REM：rapid eye movement, 急速眼球運動）睡眠……4、6、7、8、11、12、15、16、17、18、22、23、25、26、27、29、39、95、102、103、104、119、122、126、156、158、170、176、178、184、185
レム睡眠行動異常症………22、23、25、27、103、104
レム睡眠行動障害……………………………7、95
レム睡眠中の夢…………………………………4
レム睡眠の脳波…………………………………8
レム睡眠の剥奪…………………………156、170
レム睡眠の剥奪による疼痛過敏化効果…………156
レム睡眠への移行………………………………17、184

わ
ワインドアップ現象……………………………149

英字

C
CAP（Cyclic alternating pattern）……………8、119
C線維……………………………………146、148

G
GCHI（GTP シクロヒドロラーゼⅠ）……………152
GTP シクロヒドロラーゼⅠ……………………152

K
K複合……………………………………………6、16

N
n-3 脂肪酸………………………………………163

P
Pre-Botzinger complex…………………………44

S
St John's wort…………………………………187

X
X線透視検査……………………………………62、65

その他
β-エンドルフィン……………………………159
γアミノ酪酸………………12、121、159、170、184

歯科医師のための睡眠医学
その実践的概要

2010年12月10日　第1版第1刷発行

編　　集	Gilles J. Lavigne／Peter A. Cistulli／Michael T. Smith
監　　訳	古谷野　潔
発 行 人	佐々木　一高
発 行 所	クインテッセンス出版株式会社
	東京都文京区本郷3丁目2番6号　〒113-0033
	クイントハウスビル　電話　(03)5842-2270(代表)
	(03)5842-2272(営業部)
	(03)5842-2279(書籍編集部)
	web page address　http://www.quint-j.co.jp/
印刷・製本	大日本印刷株式会社

©2010　クインテッセンス出版株式会社　　禁無断転載・複写
Printed in Japan　　　　　　　　　　　　　落丁本・乱丁本はお取り替えします
　　　　　　　　　　　　　　　　　　　　　ISBN978-4-7812-0174-0 C3047

定価は表紙に表示してあります